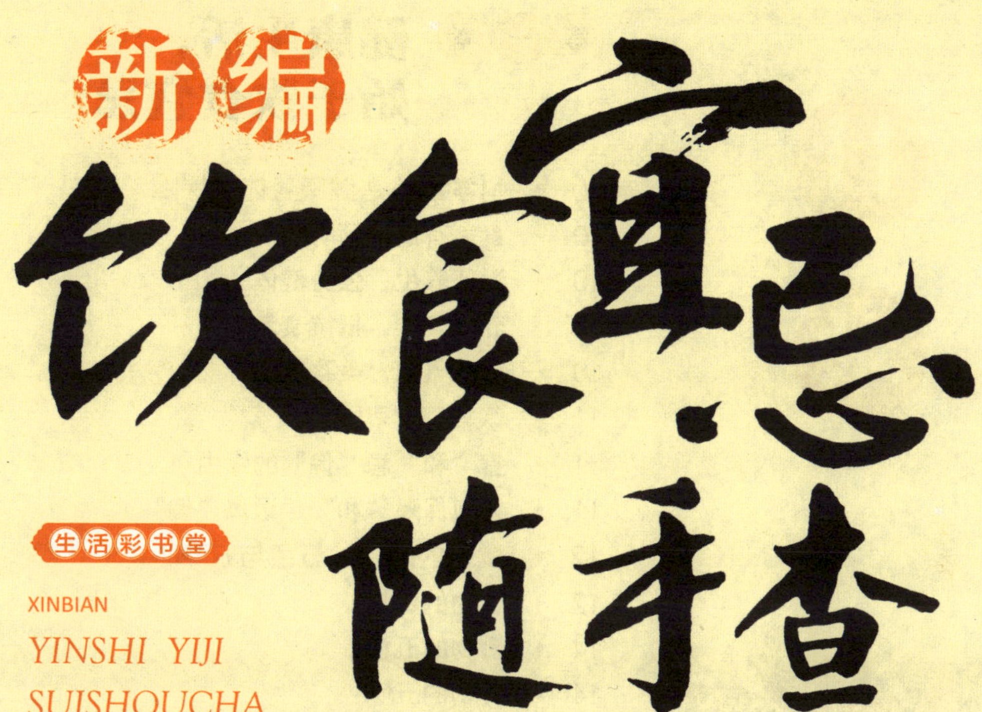

《生活彩书堂》编委会◎编著

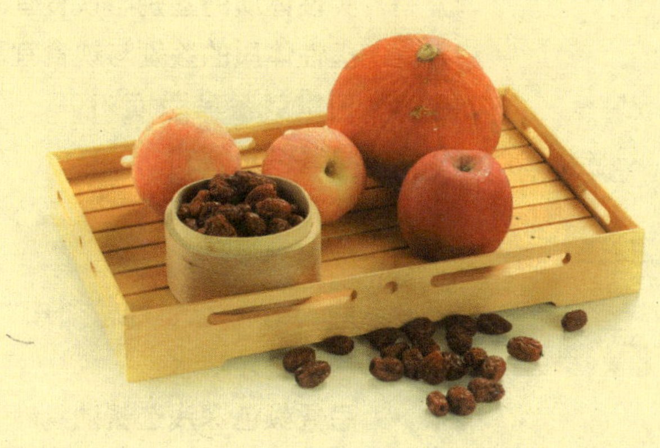

中国纺织出版社

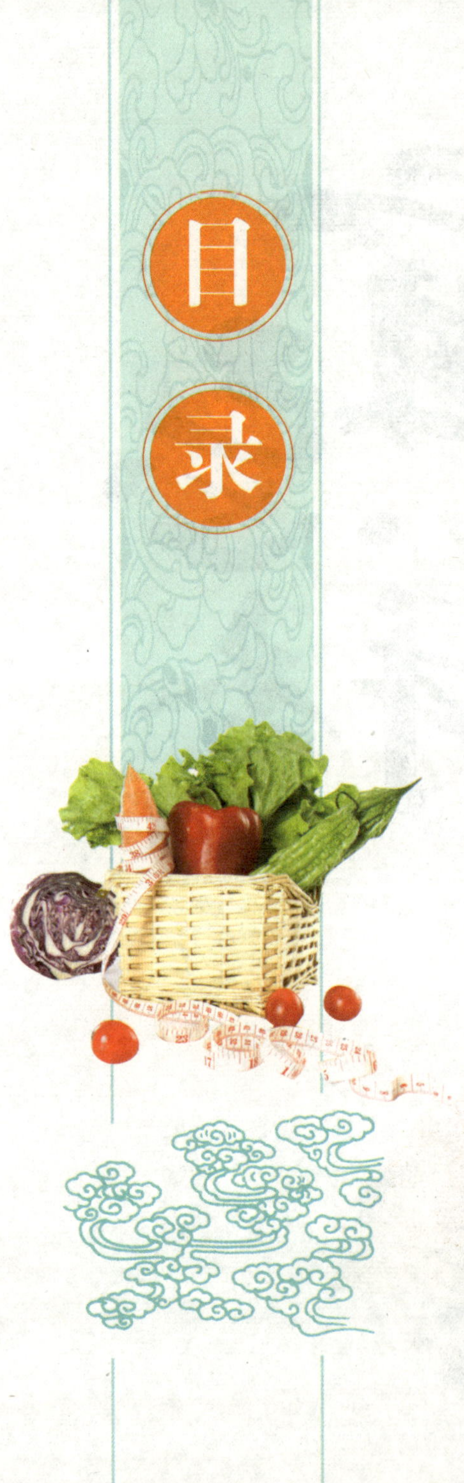

第一章 健康生活，始于饮食宜忌

第二章 119种常见食物之饮食宜忌

第三章 27种常见药物之搭配宜忌

第四章 33种常见病之饮食宜忌

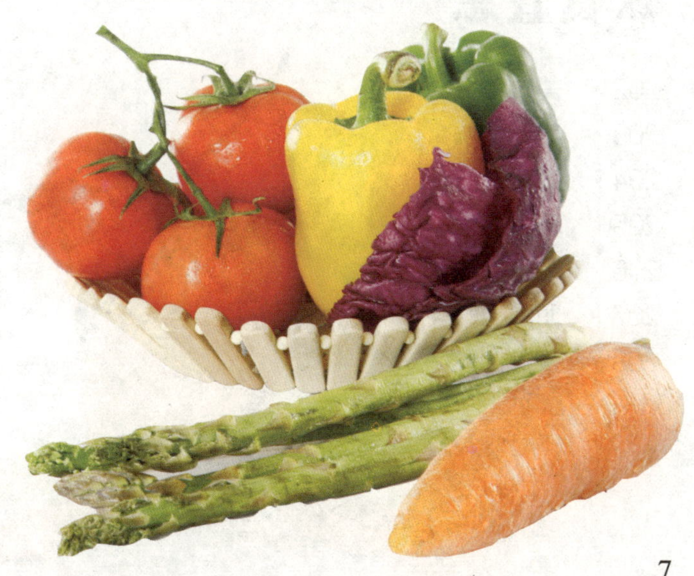

第五章

10大族群之饮食宜忌速查

第六章

女性专用之饮食宜忌

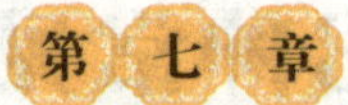

第七章

四季养生保健宜忌须知

说明：本书中的“饮食宜忌”栏目为广义上的饮食宜忌，内容包括采买技巧、贮藏方法、烹调窍门、食用禁忌等内容，旨在为读者提供更为科学、丰富的知识。

另外，本书中所讲到的相宜食物或相克食物，均指在一定条件下的“宜”与“克”，如有疑惑请遵医嘱。

本书中提到的复方、中成药、西药内容仅供参考，需要根据身体情况在专业医生的指导下使用。

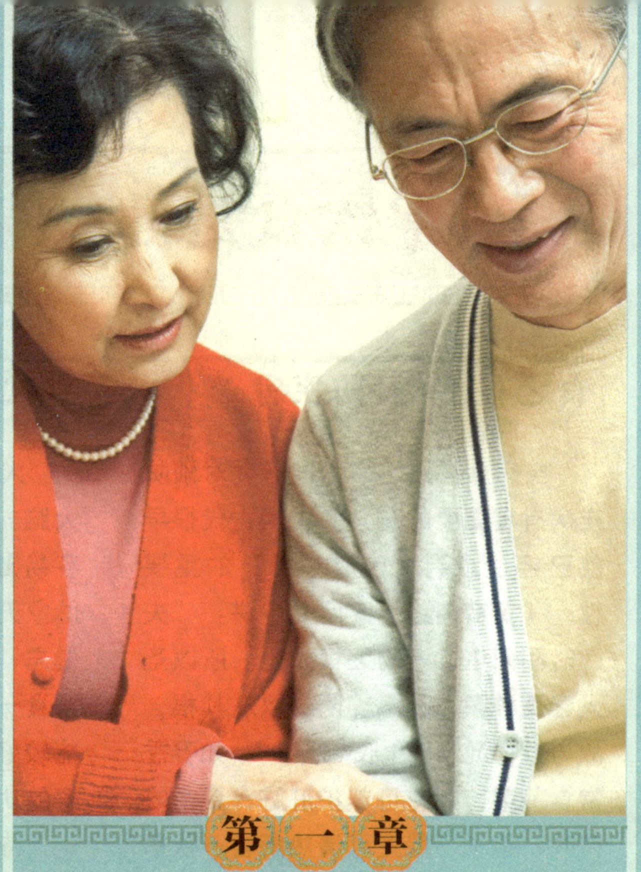

第一章

健康生活，始于饮食宜忌

『民以食为天』，中国人的传统饮食宜忌观，是几千年来人民大众经过长时间的生活实践和历代医家的医疗临床实践，逐渐总结发展而形成的，具有科学的指导意义，在当代同样适用。健康生活，饮食为先，饮食自然要考虑到宜忌搭配问题。

科学饮食是健康身体的保障

食之有道，预防疾病

疾病重在预防，合理膳食对预防疾病有着重要的意义。中国古代很早就已经注意到“因时顺养”的重要性，《黄帝内经·素问》中讲：“夫四时阴阳者，万物之根本也。所以圣人春夏养阳，秋冬养阴，以从其根，故与万物沉浮于生长之门。”如春季常食菠菜、菊花可养护肝脏；夏季吃荷叶、莲子、绿豆可清热解暑；秋季吃沙参、玉竹可利脾养胃；冬季吃姜可提高抗寒能力。

滋补养生，强身健体

食疗养生重在滋补与调理，特别是儿童、中老年人、孕产妇及体弱多病者更需要日常的饮食调理，掌握饮食过程中的“宜”与“忌”，吃对食物才能不生病。比如，可以根据这些人群的年龄特点、体质特征，用食疗来进行调理与养生，从而达到强身健体、调理阴阳的目的。再比如，虚性体质的人选择一些补益食物对症调理，并坚持长期服用，通过阴阳气血的调和，也会收到意想不到的效果。

养心安神，抵抗衰老

人的精神、意识、思维活动都受大脑支配，当心脏功能失常时，人就容易出现心气不足、血液流动缓慢、脉象无力、面色苍白、血压低、恍惚健忘、失眠多梦、神不守舍等病症，常食一些具有养心安神功效的食物就能较好地改善这些症状，达到延年益寿的功效。

特别值得注意的是，具有延年益寿作用的膳食大多需要一些中草药的配合来制作成药膳，以达到提高免疫力、抵抗衰老、健康长寿的目的。人参、枸杞子等就是不错的选择。

但是，如果掌控不好中药的量，不懂各类中药和食材如何搭配，不了解饮食中的禁忌，也会对健康不利。

调和气血，美容养颜

美容养颜是很多女性追求食疗养生的目的之一。中医认为，美丽容颜与人体的五脏六腑、气、血、津液等都有着密切的联系。因此，要想达到美容养颜的目的，就必须从内部调理入手。

饮食宜“和”忌“偏”

宜“和”忌“偏”的缘由

饮食养生中讲的宜“和”即指五味调和，忌“偏”是指食物种类要多样化。所谓五味调和，即苦、甘、辛、咸、酸五味摄入均衡，只有这样才能使骨髓正直、筋脉柔和、气血流通、毛孔固密，由此人体的健康方可得到保证，体格才能强壮，也能活得长寿。如果长期偏食某味，会破坏营养的平衡，造成营养缺乏，引起疾病。食物种类多样化，是指不要偏味、偏食。这是因为如果多吃咸味，会使血液凝涩不畅而使肤色发生变化；多吃苦味，会使皮肤干枯无光泽，毛发脱落；多吃辣味，会使筋脉拘急，指甲干枯无光；多吃酸味，会使肌肉变厚皱缩，嘴唇外翻；多吃甘味，会使骨骼疼痛，头发脱落。这些都是偏嗜五味对人体造成的伤害。因此，避免偏食、偏嗜，才能够防止某些食物食用过多而在体内大量堆积，导致营养过剩或某些营养物质缺乏。

如何保障“和”、远离“偏”

要想使身体“和”，就必须有良好的饮食习惯：要以谷物、豆类为主食，各种肉类、蔬菜为副食，同时补充瓜果类食品。这是一个低热量、低动物脂肪、多蔬菜、多水果，以植物淀粉为主的饮食结构，符合低脂、低盐、高钾、高纤维、营养成分均衡的要求，是人体营养需求的基本模式。

现代人的日常生活饮食要比古时更为丰富，有学者研究出科学饮食结构模型“中国居民平衡膳食宝塔”，我们在以后的饮食中可以借鉴并尝试去改变不良的饮食习惯。

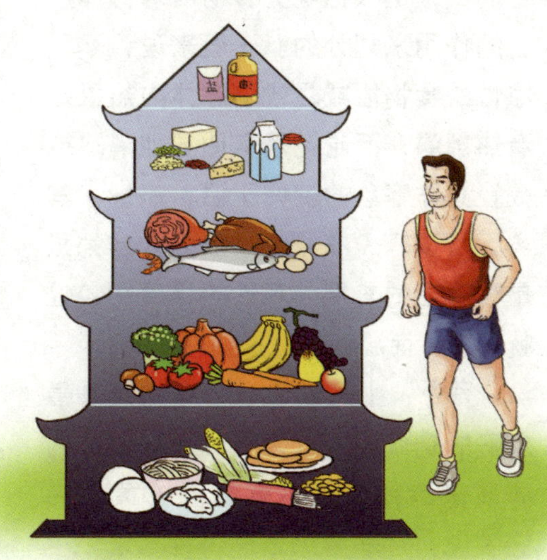

→“膳食宝塔”各层位置和面积的不同反映了各类食物在膳食中的地位和应占的比重。

食物的四性、五色与五味

中医理论认为，每种食物都有其特定的性味归经，不同的性味归经对身体的作用和功效不同。所以，什么情况下该吃什么食物是有讲究的，只有掌握了食物的四性和五味，才能做到“想吃就吃”、“越吃越健康”。

食物的四性

食物的四性是指寒、凉、温、热四种属性，寒热偏性不明显的食物则归于平性，但习惯上仍称为四性。食物的四性是根据吃完食物后对身体产生的作用来划分的。一般来说，寒、凉性的食物能减轻或消除体内热象，清热解渴；而吃完后有明显地消除或减轻身体寒象的就归于温、热性。其实，所谓寒、凉、温、热的区分都只是程度上的差别，寒性的程度比较轻就归凉，而温、热也是如此。

另外，中医理论认为食物有改善疾病的功效，所以人们可根据自己的体质来选择合适的食物。《黄帝内经》说：“寒者热之，热者寒之。”即凡是患寒性疾病的人应该多食用性质温、热的食物；凡是患热性疾病的人应该多食用寒、凉的食物。

常见寒性食物一览表

种类	代表食物
调味品类	盐、面酱、酱油
蔬菜类	莲藕、马齿苋、折耳根、芦荟、绿豆芽、苦瓜、空心菜、荸荠
水果类	香蕉、柿子、哈密瓜、西瓜、杨桃、桑葚、甜瓜、猕猴桃
蛋类	松花蛋
水产类	蛤蜊、乌鱼、章鱼、螃蟹、田螺、牡蛎

常见凉性食物一览表

种类	代表食物
五谷类	小米、小麦、大麦、荞麦
蔬菜类	芹菜、冬瓜、黄花菜、油菜、金针菇、茭白、苋菜、莴笋、竹笋、茄子、西红柿、生菜、菠菜、白萝卜、丝瓜、黄瓜、西蓝花
水果类	草莓、芒果、苹果、梨、枇杷、橙子、柑橘、火龙果
蛋类	鸭蛋
肉类	鸭肉

常见温性食物一览表

种类	代表食物
五谷类	紫米、糯米、高粱
调味品类	红糖、植物油、醋、花椒、茴香、料酒
蔬菜类	韭菜、蒜薹、青蒜、洋葱、香菜、南瓜
水果类	桃
蛋类	鹅蛋
肉类	羊肉、羊骨、羊髓、牛髓、蚕蛹、鸡肉
水产类	带鱼、虾、海参

常见热性食物一览表

种类	代表食物
调味品类	辣椒、胡椒、肉桂、咖喱粉
水果类	樱桃、榴莲
干果类	花生（油炸）

常见平性食物一览表

种类	代表食物
五谷类	玉米、粳米、黑米、燕麦、黑芝麻
豆类	黑豆、黄豆、扁豆、豌豆、红豆、蚕豆
调味品类	白糖、冰糖、味精
蔬菜类	山药、芋头、胡萝卜、四季豆、土豆、大白菜、茼蒿、芜菁
水果类	椰子、葡萄
蛋类	鸡蛋、鸽蛋、鹌鹑蛋
肉类	猪肉、乌鸡
菌菇类	蘑菇、银耳、黑木耳
水产类	鲫鱼、鲤鱼、泥鳅、鱿鱼、甲鱼、海蜇、干贝

食物的五色

传统中医认为，五行分别对应着体内的五种器官， 即木为肝、火为心、土为脾、金为肺、水为肾。就饮食保健方面而言，五色（即青、赤、黄、白、黑）食物分别对应五行（即木、火、土、金、水），因此对人体的五脏有不同的滋补作用。而现代中医认为，五色对应五脏的理论也并非绝对，如绿豆对应五行为木，对应体内器官应为肝，而实际上，绿豆主要归心、胃两经。但脏腑之间是相互联系的，因此，必须均衡摄取。

食物的五味

食物的五味即辛、甘、酸、苦、咸，主要靠味觉器官辨别，此外，还包括淡味与涩味。不过，淡味常附于甘味，涩味多附于酸味，一般仍称为五味。

◎**辛：**辛味即辣味，能散能行。可发散风寒、行气活血，其对应器官为肺，可缓和肌肉疼痛及关节病、偏头痛等。

◎**甘：**甘味即甜味，有补益身体、调和脾胃的作用，其对应器官为脾。代表性食物为糯米、荞麦、豌豆等。

◎**酸：**酸味能收能涩，常用于辅助治疗虚汗外泻、泻痢不止、遗精、带下等症，有生津开胃、收敛止汗等作用，对应器官为肝。

◎**苦：**苦味能燥能泄，还有清热、泻火、生津液的作用，对应器官为心。

◎**咸：**咸味能软能下，有温补肝肾的功效，对应器官为肾。

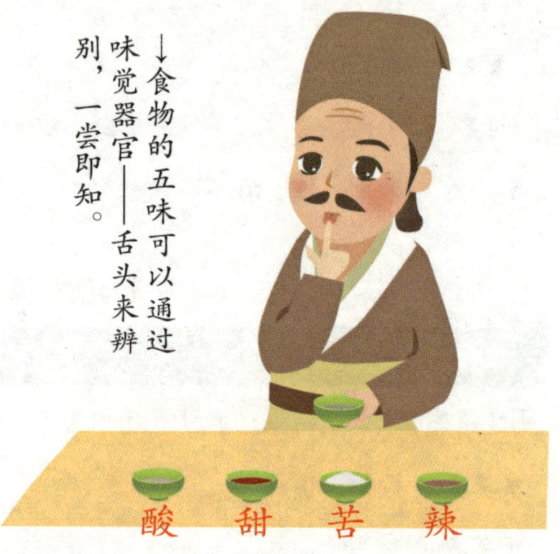

↓食物的五味可以通过味觉器官——舌头来辨别，一尝即知。

五味与五脏的对应关系

《黄帝内经》中将五味与五脏都划归为五行，每一味都有相应的五行属性，也都有相应的五脏归属，《素问·阴阳应象大论》中有这样的归纳："木生酸，酸生肝"，"火生苦，苦生心"，"土生甘，甘生脾"，"金生辛，辛生肺"，"水生咸，咸生肾"。

五脏对五味各有偏嗜，例如，肝血虚者应多食酸味食物，酸能补肝；脾气虚者应多食甘味食物，甘能补脾；心火旺盛者应多食苦味食物，可以泻火；肺有虚寒者应多食辛味食物，辛能宣肺祛寒；肾虚者应适当增加咸味食物，咸能滋肾。其对应关系参见下表：

五色	五味	五脏	五行	五腑	四季
青	酸	肝	木	胆	春
赤	苦	心	火	小肠	夏
黄	甘	脾	土	胃	仲夏
白	辛	肺	金	大肠	秋
黑	咸	肾	水	膀胱	冬

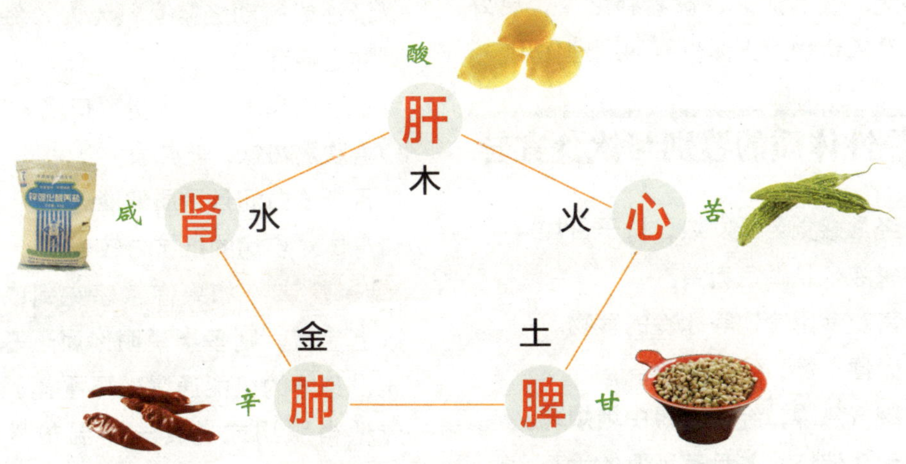

五味、五脏、五行的对应关系图

五味是如何品尝出来的

人们品尝食物时，只要嚼一嚼，或用舌头舔一舔，就可以分辨出五味。这是由于人的舌头表面分布着丝状乳头、菌状乳头和轮廓乳头。其中菌状乳头和轮廓乳头中埋藏着一些奇特的结构，由明细胞、暗细胞和基细胞组成，这就是味蕾，味蕾是人体的味觉器官，它能帮助我们分辨出食物的味道。

不同的部位对味觉的感受程度也不相同。其中，舌尖对甜味最为敏感，舌根对苦味最为敏感，舌尖及两侧前半部分对咸味最为敏感，舌的两侧后半部分对酸味最敏感。而辣味则比较特殊，主要是使舌头产生灼热的感觉，再结合人的嗅觉才能够分辨出来。

四种常见体质之饮食宜忌须知

中医对照食物的性味，把人体也粗略分为热、寒、虚、实四种体质。在进行食疗前，如果能够对自己的体质特征有充分的了解，就能有针对性的选择食物，做到“热者寒之、寒者热之、实者泄之、虚者补之”，更好地发挥食物对人体机能的调理作用。

热性体质的鉴别与饮食宜忌

◎经常感觉全身发热，口干舌燥。

◎尿液少且颜色赤黄。

◎喜欢食用冷饮等冰冷的食物。

◎大便干燥，经常便秘。

◎脾气急躁，经常无缘由地烦躁。

◎舌头偏红，并且有厚厚的舌苔。

◎女性生理周期常提前。

◎怕热，喜欢吹凉风。

专家建议 如果你常感觉到或出现以上症状，则多半说明你属于热性体质，身体的机能较为亢奋。因此应当服用或进食一些寒、凉性的中药和食物，以减轻燥热症状。如黄连、黄檗、黄芩、知母、鱼腥草、龙胆草等中药；莲藕、马齿苋、芦荟、海带、紫菜、香蕉、柿子、哈密瓜、西瓜、杨桃、桑葚等食物。

寒性体质的鉴别与饮食宜忌

◎怕冷、怕吹风，常感觉手脚冰凉。

◎精神虚弱，脸色苍白。

◎经常腹泻，尿多而色淡。

◎说话或行动经常有气无力，经常感到神乏疲劳。

◎不喜欢喝水，很少觉得口渴。

◎喜欢喝热饮，吃热食。

◎舌苔多白润且舌质偏淡。

◎身体对疾病的抵抗力较差。

专家建议 如果你常感觉到或出现以上症状，则多半说明你属于寒性体质，身体的机能通常较不平衡，因此应适当服用或进食一些温热性的中药和食物，以改善身体机能、增强活力。如炮附子、干姜、肉桂等中药；羊肉、韭菜、蒜薹、青蒜、板栗等食物。

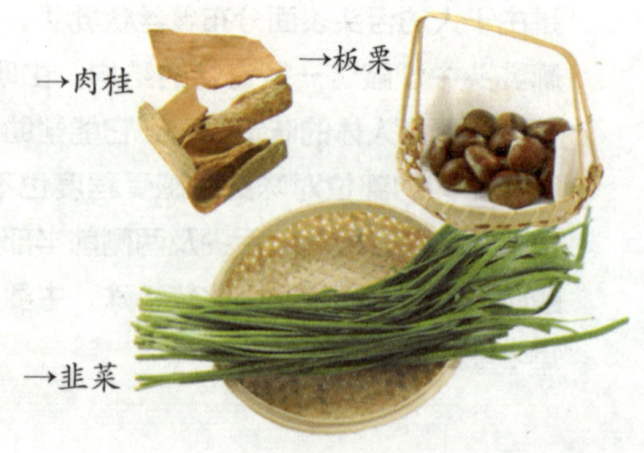

实性体质的鉴别与饮食宜忌

◎活动量大，体力充沛。

◎身强体健，肌肉壮硕。

◎说话中气十足，声音洪亮。

◎大便秘结且经常腹胀。

◎尿量不多且颜色偏黄。

◎身体抵抗力较强，经常觉得体热，不喜欢穿太厚的衣服。

◎舌苔白且厚多，偶尔会有口臭。

专家建议 如果你常感觉到或出现以上症状，则多半说明你属于实性体质，排毒功能较差，体内易积热，应适当进食一些凉性、泻性的中药与食物，以清凉、消炎、排毒。如芹菜、桑葚、薄荷、豆腐、芦笋、香蕉、西瓜、薏米、大白菜、莲藕、冬瓜、梨、白萝卜、芦荟、菠萝等。

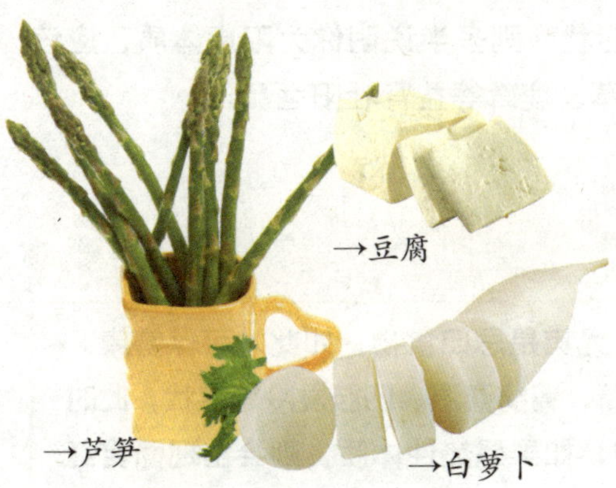
→豆腐
→芦笋
→白萝卜

虚性体质的鉴别与饮食宜忌

虚性体质又可分为气虚、血虚、阴虚、阳虚四种。进补之前，应先了解自己的体质是阴虚、阳虚、气虚还是血虚，以便做到对症食疗。

气虚体质

◎容易疲劳，四肢无力。

◎头晕，容易出汗。

◎说话气短。

◎不喜欢活动。

◎食欲不振，容易腹胀。

→人参

专家建议 如果你常感觉到或出现以上症状，则多半说明你属于气虚体质，应该适当服用人参、党参、黄芪、白术、淮山、红枣等中药。

阴虚体质

◎经常口渴，爱喝冷饮。

◎小便色黄，容易便秘。

◎易失眠，常头晕眼花。

◎皮肤干燥。

◎手心、足心易发热、出汗。

◎口干舌燥，干咳少痰。

◎面红、盗汗。

◎男性频繁发生遗精。

专家建议 如果你常感觉到或出现以上症状，则多半说明你属于阴虚体质，应该服用沙参、玉竹、麦门冬、黄精、银耳、西洋参、百合等滋阴之品。

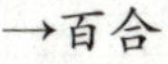
→百合

血虚体质

◎脸色苍白，面无血色。

◎易头晕眼花。

◎唇色淡，指甲白。

◎女性月经期间血量少且颜色淡。

◎容易心悸、失眠。

◎手足麻，血压偏低。

专家建议 如果你常感觉到或出现以上症状，则多半说明你属于血虚体质，应该服用当归、枸杞子、阿胶、桂圆肉、熟地黄、何首乌等补血之品。

阳虚体质

◎怕冷、畏寒，四肢冰冷。

◎说话有气无力。

◎容易腹泻。

◎排尿频繁。

◎经常感觉腰酸背痛，行动无力。

◎嗜睡，精神疲倦。

◎女性月经期间血量多，白带清稀、有异味。

◎男性阳痿。

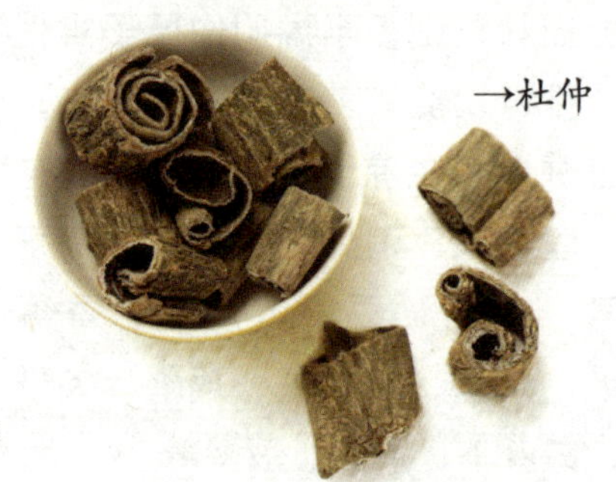
→杜仲

专家建议 如果你常感觉到或出现以上症状，则多半说明你为阳虚体质，应该服用肉桂、肉苁蓉、杜仲、核桃、冬虫夏草、鹿茸等益肾壮阳之品。

不同体质者的忌口食物

体质因素是饮食中需要特别考虑的，尤其是忌口食物，如此才可保健康。如果是阳虚体质，则有形体虚寒、大便溏薄、胃痛喜温、四肢发冷等症状，此时西瓜、雪梨、香蕉等凉性食物为忌口食物；如果是热性体质，则会出现面目红赤、发热口渴、失眠心烦、痔疮下血等症状，此时姜、胡椒、白酒、大蒜等热性食物为忌口食物；患有荨麻疹、各种皮炎、湿疹的人，一切刺激性的食物都可能成为“发物”，应当忌口；有哮喘病的人，在哮喘发作期间，蛋类、牛奶、鱼虾等高蛋白食物均可能是加重病情的“发物”，应当忌口。

日常就餐禁忌须知

早餐禁忌须知

忌早餐常吃油条

不少人早餐喜食油条。其实，常吃油条并不好。因为制作油条时，必须加入一定量的明矾和纯碱，而明矾是一种含铝的无机物，常吃油条会增加人体内铝的含量。虽然人体内的铝大部分可经消化道和肾脏排出体外，但有少部分在脑、脾、肾、肌肉、骨骼中蓄积。大脑中铝含量升高，会造成未老先衰、痴呆、智力障碍等。摄铝过多还会干扰钙、磷代谢，引起肾蛋白酶活性下降。每天吃4根油条，铝的摄入量增加40毫克，日积月累数目就会十分惊人。因此，油条不宜常吃、多吃，尤其是老年人。

忌早餐常吃大饼

不少家庭早餐习惯吃大饼、泡饭咸菜、稀粥馒头等。其缺点是食物体积大，吃不下很多，供给身体的热能不足。为了满足上午工作中身体的需要，早餐食物中除了含有足够的热能外，还应含有一定的优质蛋白质，这些营养多储存在牛奶、鸡蛋、肉制品等食物中。这点往往容易被人们忽略。蛋白质能维持大脑的兴奋性，可以使人在工作中精力充沛。因此，为了刺激人的食欲，早餐食品应做到多样化，要经常改变花色品种。不应经年累月总是单调的几种食品，同时要注意干稀搭配。

忌早餐只吃干食

清晨，人的胃肠功能尚未由夜间的抑制状态恢复到兴奋状态，消化功能弱，此时光吃干食不利消化。同时，人通过一夜睡眠，消耗不少水分，应及时补充。因此，早餐宜干稀食品搭配食用或只进稀食。

↓早餐不宜只吃干食，可搭配牛奶、粥等稀食，利于营养的消化吸收。

忌不吃早餐

不吃早餐对健康极为不利，其害处表现在：大脑细胞得不到充足的血糖供应，记忆力和反应能力明显下降。经常不吃早餐的人容易肥胖，患糖尿病和心血管病的危险也显著增加，且不吃早餐的人易患胆结石。营养学家提出早餐要讲究营养、卫生、花样和便捷，马虎不得。

晚餐禁忌须知

忌晚餐过于丰盛

不少家庭将丰盛的膳食集中到晚餐，中国人也习惯于把交际、应酬、宴请放在晚上，这样就容易造成晚餐过饱。晚餐过饱是引发肥胖、高脂血症、糖尿病、高血压、心脑血管疾病的主要因素之一，也是形成尿结石、大肠癌、急性胰腺炎的重要原因之一。应该提倡晚餐以清淡饮食为主。

忌晚餐十分饱

不少科学家用动物实验证实，敞开吃饱的实验组动物寿命远远低于定量供应只吃八分饱实验组动物的寿命。现在人们的生活水平提高了，物质供应丰富了，远离了饥饿，但不少人还习惯于餐餐皆饱，顿顿充足。饱餐就像一辆汽车，天天满载，次次超载，车辆的各个部件磨损严重，使用寿命肯定缩短，应开10年的车可能只开5年就报废了。世界各地的长寿老人，各有各的养生之道，但吃饭八分饱的养身之道是共同的。

就餐禁忌须知

忌饭后一杯茶

有人习惯饭后一杯茶，认为茶能去油腻、助消化。其实不然，茶水入胃会冲淡胃液，妨碍消化。而且茶水中的鞣酸易与蛋白质结合成不易被消化的凝固物，影响蛋白质的消化与吸收。

忌饭后一支烟

中国人常有“饭后一支烟，赛过活神仙”的说法。但医学研究发现，饭后吸1支烟，其中毒量大于平时吸10支烟，因为吃饭后的胃肠蠕动加强，血液循环加快，人体吸收烟雾的能力也大大加强。

忌饭后立即运动

中国流行“饭后百步走，活到九十九”这句俗语，但并不科学，尤其对老年人更是如此。饭后是胃肠消化吸收营养物质的时候，需要较多的供血来促进其蠕动。如果饭后立即运动会减少消化道血液供应，影响消化吸收，不利于身体健康，而且餐后胃内充满食物，重量增加，如果立即活动，易导致胃下垂或者腹部不适、腹痛、呕吐等。正确的方法是饭后半小时到1小时以后再活动为妥，并且不能进行剧烈的运动。

忌刚吃饱就洗澡

“吃饱洗澡，有助消化”的习惯是没有科学根据的。饱餐后洗澡，尤其是洗热水澡，会使皮肤血管扩张，使皮肤及四肢的血液循环加快，这样消化道的血流量就会相对减少，消化液分泌亦会降低，消化功能反而会受到影响。

忌进餐时喝饮料

时下在饭桌上边喝饮料边吃饭的现象十分普遍，这对健康有害无益。食物的消化吸收需通过胃酸、胃蛋白酶来完成，若饭前或餐中喝饮料，会冲淡、减弱消化力，降低食欲。

忌吃菜不喝菜汤

许多人爱吃青菜，却不爱喝菜汤。事实上，烧菜时大部分维生素和营养物质都会溶解在菜汤里。

以维生素C为例，小白菜炒好后，维生素C有70%溶解在汤里；新鲜豌豆放在水里煮沸3分钟，维生素C有50%溶在汤里。

忌吃东西太快

吃东西过快是一种非常不好的习惯。吃东西是生命所必需，也是一种享受。食物在嘴里多停留一些时间，细嚼慢咽，就可以品尝出各种滋味。细嚼慢咽还可以促使消化液分泌，食物与唾液充分混合，促进消化，增强食欲；还会使食物变得细小，有利于进一步消化和吸收。而吃东西过快的人，不但浪费了食物中的营养素，还会引起消化不良及慢性胃肠疾病。

忌边进餐边做其他事

许多人有边吃饭边看书、边看电视或边聊天的习惯，殊不知这样不仅影响食物的消化吸收，更主要的是使机体的神经调节功能降低，神经反应迟钝，机体抵抗力降低，易患各种疾病。

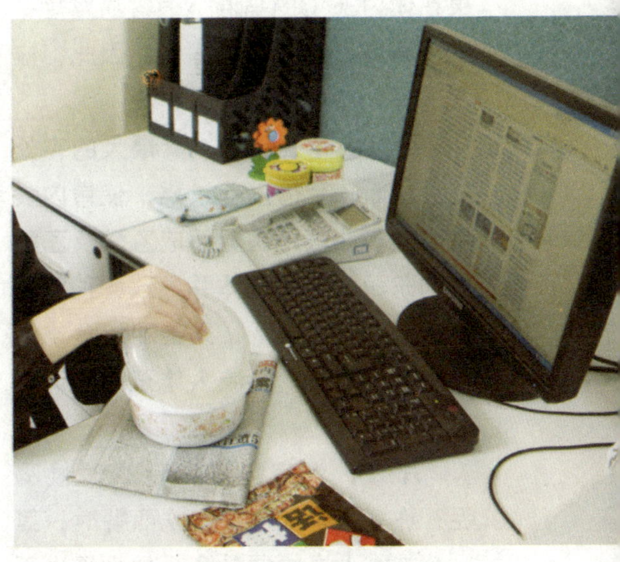

忌蹲着吃饭

我国北方有很多人喜欢蹲着吃饭，尤其是体质偏瘦者。蹲着吃饭时腹部受到挤压，不但胃肠不能正常蠕动，而且会使胃肠中的气体不能上下通畅，造成腹部不舒服，影响食物的消化、吸收。蹲的时间长了，腹部和下肢受压迫，全身血液循环不畅，下肢发麻，血液回流受阻，就会减弱胃肠的消化能力，显然这是不利于健康的。另外，蹲着吃饭，尘土落到饭菜上去，很不卫生。学者研究证实，用餐姿势以站姿最佳，坐姿次之，蹲姿最差。

忌进餐吃喝没顺序

如果进餐时先吃饭菜再吃水果，消化较慢的淀粉、蛋白质就会阻塞消化较快的水果，多种食物搅和在胃里，将使正常的消化过程受阻。而水果在体内36℃的高温下很容易腐烂并产生毒素，从而影响健康。因此，应在进餐1小时后吃水果。

而饭后吃些甜点，其最大的害处是会中断、阻碍消化过程，使胃内食物腐烂，并被细菌分解成乙醇及乙酸类的东西，产生气体并导致各种肠胃疾病。而饭后喝汤，则会冲淡食物消化所需的胃酸，影响人体正常的消化过程。

那么，汤究竟该在什么时候喝呢？许多人都知道，在吃西餐时，第一个被端上桌的便是汤，并且量也不太多，仅仅一小碗而已。这种餐前先喝汤的做法才符合卫生要求。餐前先喝适量的汤，既有暖胃的作用，又能垫垫肚子，不至于狼吞虎咽，吃得太急，又一下子吃得太多。

忌在餐桌上教训孩子

有些人习惯于在餐桌上教训孩子，边吃边训。带着不愉快的情绪就餐，中枢神经受到不同程度的抑制，交感神经过度兴奋，使得各种消化腺分泌减少，胃肠蠕动失调，食管、贲门、幽门等括约肌强烈收缩。这都会引起食欲锐减，甚至恶心、呕吐和其他消化功能紊乱等症状。因此，在餐桌上不要谈论不愉快的事情。

忌边吃饭边大声说笑

食物进入食管，是先经牙齿咀嚼、粉碎以后，由舌头卷向硬腭、软腭，再推送到咽。同时，软腭和腭垂（俗称小舌头）高举，咽门肌肉收缩，使鼻腔通咽处暂时关闭，咽门放大，因此食物不会进入鼻腔和喉头，而是进入食管。

另外，在吞咽食物时，呼吸动作也暂时停止。如果吃饭时大声说笑，呼吸和吞咽动作同时进行，这样，就容易使食物进入气管或鼻腔，引发呛、咳、打喷嚏、流泪等现象。如果鱼刺、碎骨进入气道，对人体的危害就更大了。

忌吃饭时偏侧咀嚼

偏侧咀嚼是指吃东西时总喜欢用一侧牙齿来咀嚼食物。这是一种很不好的饮食习惯，它对身体健康有很大危害。如果只用一侧牙齿咀嚼，就等于只有一半牙齿发挥功能，食物得不到充分咀嚼就被咽下去，这样必然会增加胃的负担，久而久之就易患胃病。咀嚼动作对口腔器官也有许多益处。如在咀嚼时，食物不断被牙齿研磨、压挤，从牙面上滑下，又被舌头推送到牙面上来，这样反复移动能起到揩拭牙齿的清洁作用。医学上称之为“自洁作用”。由于咀嚼时要用力，会促进咀嚼器官的发育。如果只用一侧咀嚼，不用的一侧肌肉、骨骼缺乏锻炼，日久甚至会萎缩；不用的一侧牙齿上还会沉积牙石污垢，甚至形成龋齿，时间久了，牙周组织也会萎缩，使牙齿松动。从外观上看，咀嚼一侧面形会显得丰满，另一侧差些，形成“偏脸”。

忌饭前吃大蒜

大蒜中含大蒜素，有强烈的辣味。饭前空腹时吃大蒜不但没有开胃作用，反而会对胃壁、肠道有刺激作用，易引起腹痛。因此，饭前空腹不宜吃大蒜。

忌常吃快餐食品

在当今快节奏、强竞争、高效率的情况下，方便面、盒饭、火腿肠、汉堡包等快餐食品更显方便、快捷、省时的特色。然而长期食用快餐食品客易导致“快餐综合征”。表现为头晕、眼花、乏力、目眩、口腔溃疡、食欲下降、恶心、呕吐等。据调查，长期食用方便食品的人群中有60%的人营养不良，54%的人患有缺铁性贫血，23%的人患有维生素B_2缺乏症，16%的人缺锌。另外，方便食品中多加入防腐剂和食品添加剂，摄入过多对身体健康不利。

忌常吃开水泡饭、汤泡饭

北方人喜吃汤泡饭，南方人喜欢吃开水泡饭。不论是汤泡饭还是开水泡饭，时间久了，都会使消化功能降低，引起胃痛、胃病、食欲不振、消化不良等。开水或汤和饭混在一起吃，形成半流体状，咀嚼时间缩短，唾液分泌量亦减少，食物在口腔中不等嚼烂就连同汤或开水一起进入胃里去了。这不仅使人“食不知味”，而且对舌头上的味觉神经没刺激，胃和胰腺等产生的消化液就不多，还被汤或开水冲淡，使食物不能充分消化吸收，时间久了就会引起胃病。

忌吃捞饭

西南地区的人们爱吃捞饭。捞饭是先把米加水煮到半熟，捞出来，放在屉上再蒸，煮米的汤弃之不用。从保存营养的角度看，捞饭是不科学的。溶在米汤里的一些营养素，也就失去了。如果吃捞饭的话，就应该喝些米汤。同样的道理，煮面条、煮饺子的汤，也应该利用起来。

日常饮食习惯禁忌须知

忌口渴才喝水

口渴，表明身体已经缺水。口渴后才喝水，像田地龟裂了才灌溉一样，是亡羊补牢的消极措施。人体的所有代谢全部在“水”中进行，缺水就会引起代谢障碍。成年人除一日三餐外，还应补充1500毫升～2000毫升温开水。最好是在饭前喝水。清晨起床后也应喝水。

忌凭颜色深浅选酱油

人们习惯地认为酱油的颜色越红、越深，质量越好，营养价值越高，其实这是一种误解。

酱油的颜色是由所含的色素决定的。酱油中的糖类物质同蛋白质中的氨基酸经化学反应后可聚合生成一种黑色素，这种色素可使酱油呈现浅棕黑色。在酱油生产过程中再加入一定量的焦糖，酱油的颜色就大大加深了。酱油在烹调过程中起着使菜肴着色和调味的双重作用。现在多采用高温发酵工艺来加深酱油的颜色。这样虽能获得深色效果，但酱油中所含的糖类物质和氨基酸会降低。既影响了风味，又降低了营养价值，同时还不利于长期保存。酱油品质的好坏，不能以颜色的深浅而定。

忌频繁嚼口香糖

餐后咀嚼口香糖有清洁口腔的作用。但如果长时间、反复咀嚼口香糖会使口腔长期受刺激，从而使消化液持续、过多分泌。尤其是空腹时，会使胃黏膜受到损害，对于溃疡病病人危害更甚。反复咀嚼口香糖，还会吞入大量气体，使人感到腹中胀气。孩子若反复咀嚼口香糖，使咀嚼肌持续处于紧张状态，会引起夜间磨牙、睡眠不佳等。口香糖里的添加剂如石蜡对儿童健康无益。专家建议一天咀嚼口香糖次数在5次以内，每次不超过15分钟。且不要空腹及睡前咀嚼口香糖。孩子最好不要吃口香糖。

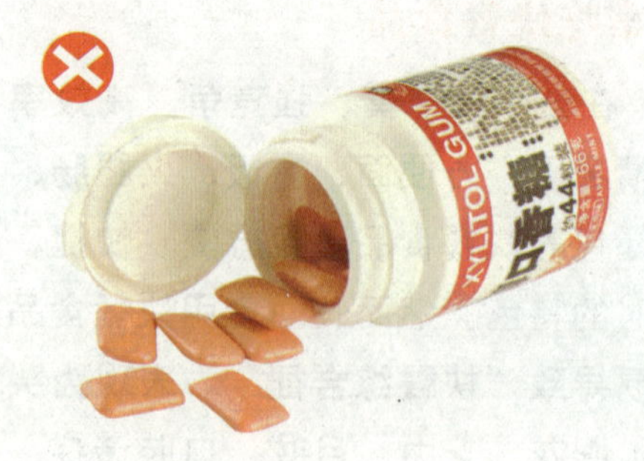

忌大量生吃蔬菜

蔬菜富含维生素、矿物质以及多糖和生物碱等活性物质。有的人以为营养物质在加热时会受到破坏，因此喜爱生吃。但是生吃蔬菜是有条件的，并不是所有的蔬菜都可以生吃的，那些新鲜、没有受污染、本身无毒、口感好的蔬菜才可以生吃。目前我国大多数蔬菜生长在有污染的环境中，使用了并未完全无害化的人、畜粪便及垃圾作肥料，还喷洒多种农药，在这样的环境下生长的蔬菜会受到多种细菌、病毒、寄生虫及化学物质的污染，生吃可能致病。

另外，大多数蔬菜烧煮后味道更佳，营养更容易吸收，如胡萝卜素只有和油脂一起加工才易被人吸收。烧熟后蔬菜体积明显缩小，虽然烧煮时会损失一点营养素，但吃的量明显增加，实际营养素的摄入量并不少于生吃蔬菜。有的蔬菜生吃口味不佳，如圆白菜、大白菜；有的蔬菜生吃有毒，如扁豆、豇豆、刀豆等。所以，生吃蔬菜是有条件、有选择的。

忌用果汁代替水果

现在许多家庭都购置了榨汁机，有的家庭水果基本都是榨成汁后再喝，认为这样方便省事，还能根据个人喜好添加调味品，如蜂蜜、冰糖等。其实，除了某些病人或牙齿不好的老年人外，水果最好不要榨汁喝。因为榨汁过程中，需要将果皮去掉，而果皮中含有大量的纤维素，如果只喝水果汁，就会减少人体对纤维素的摄取量。

忌长期饮用纯净水

许多人都将纯净水定格为“绿色食品”，而纯净水并非是人们想象中的“绿色食品”，它是一种没有任何营养价值的水。这是因为纯净水在生产过程中，采用了多层过滤技术，将细菌和有害物质滤去的同时，自然水中的养分和矿物质也一并被排除掉了。营养学理论认为，水中含有一定量的矿物质，能稳定水的结构。一旦将水中的矿物质去掉，水分子会形成凝聚态，形成比自然水分子

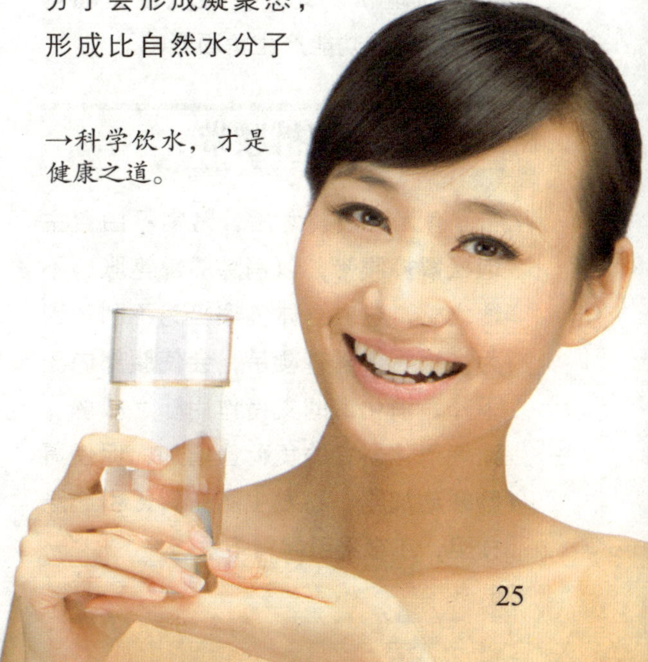

→科学饮水，才是健康之道。

团大得多的水分子团，这种纯净水分子团，穿透人体细胞膜的能力大大降低，不能将水中的营养成分顺利地运送到细胞中，也就无法将细胞代谢出来的物质运送到细胞外，造成细胞内外的营养失衡，破坏人体的免疫力，损害健康状况。总的来说，常喝纯净水对健康无益。

忌过量饮用咖啡

适量饮用咖啡不会影响人体健康，反倒是一种很好的提神饮料，几乎没有副作用。不过，凡事都需有个度，一旦超过了这个限制，就会对人体造成一定的伤害，饮用咖啡也如此。过量饮用咖啡，就容易造成神经过敏，引发焦虑，引起手心冒汗、心悸、耳鸣等症状，甚至会引发高血压和骨质疏松。此外，摄取过量咖啡因，会对性功能产生负面影响。

忌饭后松解裤腰带

有人在饭餐之后，常常不由自主地松解裤腰带，以消除腹部饱胀、不适之感，这对身体健康极为不利。因为，饭后松解裤腰带，会使腹部内压下降，消化道的支持作用随之减弱，致使消化器官的负荷量增加，促使胃肠蠕动加剧，易发生肠扭转，引起肠梗阻，还容易引起胃下垂。

忌吃有虫眼的菜

很多人在选购蔬菜时，以为有虫眼的菜没有施过农药，吃了放心。其实这种想法是错误的。目前，除了个别现代化种植基地外，各种蔬菜、水果、粮食等都离不开农药，如杀虫剂、助长剂、除草剂、生长激素、防腐剂等。因为对不同的蔬菜害虫要使用不同的杀虫剂，不同的害虫都会咬出虫眼，所以有虫眼的蔬菜不一定表示没有施过农药。目前，对于购买来的有虫眼的菜和没有虫眼的菜一样，都要注意用去除农药的方法清洗后，才能加工烹调。

忌多吃油炸食品

许多人爱吃油炸食品，认为油炸食品香酥，营养又耐饥。其实不然，从营养和食品卫生角度来看，油炸食品不能吃得过多。能量摄入超过人体消耗，多余能量会转化为脂肪在人体内储存，引起肥胖。食品经高温油炸后，营养素损失很多，尤其是维生素。如油条中，面粉的维生素B_1全部损失，维生素B_2损失一半。炸里脊肉时，肉中维生素B_1损失43%，维生素B_2损失38%。

另外，炸过食物的油反复使用，会产生一些有毒物质，危害健康，尤其在炸焦的情况下，蛋白质和脂肪会变性产生致癌的丙烯苯并芘等致癌物质。大量食用油炸食品，可能增加患结肠癌、乳腺癌的危险性。因此，油炸食品少吃为宜。

忌用蛇胆调酒

餐桌上的蛇胆，都是从蛇腹中现取的。鲜蛇胆虽含有促进消化的成分，但含有许多由肝脏分泌的有毒物质，也可能有多种寄生虫。如盲目吞服鲜蛇胆，或者食用白酒调制的蛇胆，极易损伤机体器官，破坏正常代谢，甚至会诱发肝、肾功能衰竭。因此，蛇胆调酒还是不试为好。

忌多吃臭豆腐

臭豆腐有特殊的风味，不少人喜爱吃。制作臭豆腐要通过发酵而成。在发酵过程中，有可能会被肉毒梭菌污染。人们吃了被肉毒梭菌污染的臭豆腐，轻者出现全身乏力、头晕、头痛、食欲不振，重则视力模糊，甚至失明。另外，在臭豆腐发酵过程中，蛋白质被分解成挥发性盐基氮和硫化氢等腐败物，多吃不利于健康。

忌多吃咸菜

江南一带人爱吃咸菜。咸菜味道鲜美，但不可吃得太多，以免对人体健康造成损害。新鲜蔬菜都含有一定量的无毒的硝酸盐，一般情况下，盐腌后4小时亚硝酸盐开始明显增加，14天～20天达到高峰，此后又逐渐下降。因此，要么吃4小时内暴腌的咸菜，要么吃腌30天以上的。亚硝酸盐会跟人体内的血红蛋白发生作用，使正常的血红蛋白变成高铁血红蛋白，它跟氧结合后不易分离，失去携氧到各组织的功能，从而造成组织缺氧，引起头昏、头痛、呼吸困难、嘴唇发紫、面色苍白、四肢抽搐等中毒症状。另外，亚硝酸盐也是致癌物质，经常食用含有亚硝酸盐的食物会增加患食管癌、胃癌、肠癌的概率。同时，因咸菜中含盐量高，大量食用对人体也有害。因此，莫吃咸菜过量。

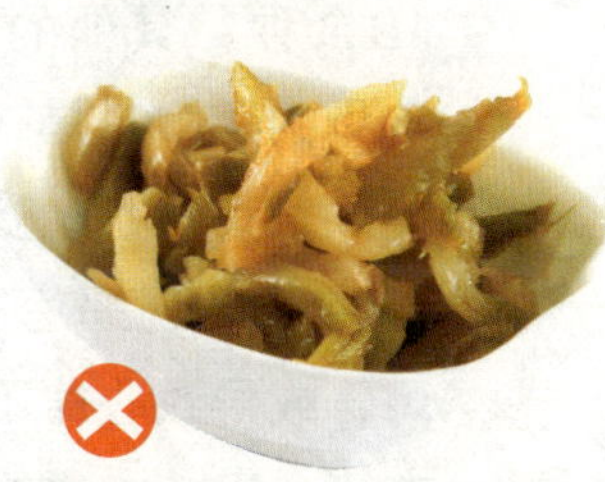

忌多吃烟熏食品

熏鱼、熏肉、熏火腿、熏红肠等烟熏食品有一种特有的香味，它含水量少，干燥，不利于细菌生长，不易变质。熏制食品一般用木材作熏制剂，熏制烟中含氮氧化物，它可以与鱼或肉中由氨基酸转化成的仲胺起反应，形成N亚硝基化合物，具有一定致癌毒性，可诱发不同部位多器官的肿瘤。小剂量长期服用还会产生以纤维增殖为特征的肝硬变，并在此基础上发展为肝癌。另外，熏制食物时烟中含有致癌物质苯并芘，也有很强的毒性。因此，烟熏制品不能多吃。

忌吃非药用鲜花

在吃过山珍海味、野味、野菜之后，吃鲜花又成了时尚。但不是所有的鲜花都可以吃的。经实践证实，可以安全食用的鲜花有100多种，真正可上餐桌的只有月季、兰花、玫瑰、梅花、牡丹、芙蓉、康乃馨、白玉兰、荷花、茉莉、百合、桂花、菊花、芍药、金银花、雪莲、紫荆等10余种，其他的品种可能有毒。最常见的毒鲜花是一串红、马蹄莲、虞美人、夹竹桃、曼陀罗等。吃鲜花中毒，会出现恶心、呕吐、腹痛、腹泻，或导致心律不齐、血压下降、休克等。因此，在没弄清该鲜花是否有毒前，切勿品尝。

忌嗜吃巧克力

巧克力由糖及油脂等原料加工制成，有一定营养，味香甜、厚醇，很多人爱吃，尤其是儿童。但巧克力吃得过多，会不利于健康。

首先，巧克力含有较高比例的糖与脂肪，是一种补充能量的辅助食品，但蛋白质、维生素的含量极少，巧克力不能满足人体对蛋白质等多种营养的需要。其次，巧克力含脂肪多，食用后容易产生饱胀感，吃得太多就会影响食欲，妨碍正餐的进食。巧克力含糖高，多吃极易引起龋齿。因此，巧克力不宜吃得过多。

忌嗜吃甜食

甜食如果吃得过多，一是影响食欲，减少其他富含蛋白质、维生素、无机盐等营养食物的进食，使各类营养得不到及时补充而导致营养不良或营养缺乏症；二是常吃甜食，如果不及时刷牙漱口，会增加口腔酸度，滋生嗜酸杆菌，使牙齿腐蚀脱钙而发生龋齿。

我国少年儿童的龋齿发病率高达百分之七八十，这和吃糖过多、不注意口腔卫生有密切关系；三是平常吃糖过多，容易使胃“反酸”，久之可导致胃炎。过多的糖进入人体后，还会造成人体必需的无机盐——铬的缺乏。铬缺乏，将会引起血胆固醇含量增高，从而增加心血管疾病的发病机会。铬缺乏，还会导致糖尿病。

忌生吃酱油

酱油是以豆饼、麸皮、黄豆等为原料，通过发酵，再经高温消毒后制成的调味食品。酱油是一种富含营养的调味品。按说酱油不经加热也可以食用。但是由于在生产、贮存、运输、销售等过程中，常因卫生条件不良而造成酱油被污染，甚至混入肠道传染病的致病菌。科学实验证实，伤寒杆菌在酱油中能生存29天，痢疾杆菌能生存2天。有很多人不经加热就把酱油用于凉拌菜，大多会致病，所以酱油最好加热食用。另外，市场上销售的瓶装宴会酱油、蘑菇酱油、虾子酱油，由于密封性好，污染可能少，不必加热也可以吃。

忌多吃保健食品

保健食品是不同于一般食品，又有别于药品的一类特殊食品，具有特定的保健功能，如调节免疫、调节血糖、促进排铅、调节血脂、抗疲劳、促进生长发育、补充某些维生素或矿物质等营养素等。

保健食品只适宜于特定人群调节机体的需要，不以治疗疾病为目的。生理功能良好的人食用保健食品就没有必要，有时反而有损于健康。例如血糖正常的人不必食用调节血糖保健食品；儿童不宜服用延缓衰老的保健食品；老年人不宜食用促进生长发育的保健食品；一些强化营养素的保健食品，只适宜于营养素缺少需要补充的人群食用，如果随便食用会造成人体营养素过剩而影响健康。因此，服用保健食品应有针对性，并非人人能吃，多多益善，更不是老少皆宜。

忌一味吃低脂食物

美国斯坦福大学内分泌专家杰拉尔德·雷文博士指出，肥胖者少吃脂肪是对的，但体重正常的人为预防心脏病而食用低脂食品，则可能招

→体重正常的人不能一味吃蔬菜、水果等低脂、低热食物。

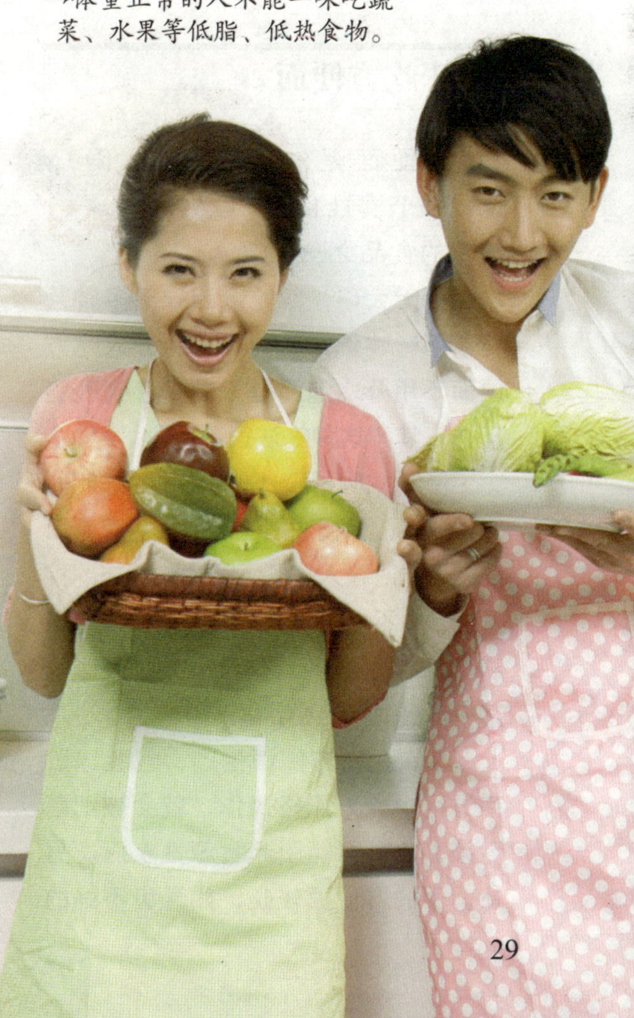

致“胰岛素分泌过多综合征”乘虚而入。以蔬菜、水果等低脂肪食品取代肉类与奶制品，会导致糖类摄入量过高，促使人体分泌更多的胰岛素，从而使体内发生一连串有害变化，如血液中的好胆固醇——高密度脂蛋白胆固醇降低，三酰甘油含量升高，血压上升，血糖浓度增加，从而损伤血管，诱发心脏病、卒中、糖尿病等病症。因此，对健康人群来说，应保证脂肪食品的合理摄入，不能一味地只吃低脂食物。

忌干吃方便面

方便面是现代快节奏社会常吃的食品之一，偶尔尝尝无大碍，常吃会因缺乏多种营养素而影响健康。而且有部分人吃方便面不用开水泡而是干嚼，感到既脆又香，其实这种吃法很不科学。

首先，方便面一般用棕榈油炸制。在常温下，棕榈油以固态形式包裹着面条，干吃时，人体既不能消化固态的棕榈油，也不能消化其中的面条，以致虽然吃了方便面，但基本上不能消化吸收其中本已很少的营养素。

其次，在方便面生产、包装、贮存过程中如未严格操作，就会被细菌污染，食后可能引起食源性疾病。另外，干的方便面较硬，如牙齿不好的人，或是儿童，极易损伤牙齿和食管口腔黏膜。所以，不宜干吃方便面。

忌把卷筒纸当餐巾纸

有的居民在家庭中常常把卷筒卫生纸当做餐巾纸使用，这是极不卫生的。卷筒纸一般是用含有大量细菌的废旧书籍、报纸等打浆制成的，尽管经过消毒，但仍会有相当部分的致病菌残留在里面。如果没有特殊要求，允许每百克纸有不超过600个的细菌。但实际上把卷筒纸当做餐巾纸使用，大量细菌会进入人体内，无形之中摄入了许多有害物质，对身体健康是十分不利的。所以，千万不要图省事、贪便宜，把卷筒纸当做餐巾纸使用。

忌用白纸包食品

洁白的纸看上去干净卫生，让人感到舒服。在购买零星散装食品时，营业员用一张洁白的纸衬垫好给您送上，大多数顾客都会感到放心，而如果这张纸是淡黄色的，或许您就会皱眉头了。

其实这是个误区。用草浆、木浆、棉浆等天然材料制造的纸张都是淡黄色的。为了满足人们的感官要求及不同纸张各种用途的需要，有时会对纸张进行加白。现在最常用的加白方法是使用荧光增白剂，它是一种可以吸收紫外线而反射出蓝白磷光的化学染料。但荧光增白剂同时还有一些对人体有害的作用。荧光增白剂可以通过消化道、呼吸道、皮肤进入人体，与蛋白质结合，使细胞发生变性。它还会积聚在人体的肝、肾等重要器官，有致癌的潜在危害。人体分解荧光增白剂只能通过肝脏的解毒作用，从而加重了肝脏的负担。

当食品接触含有荧光增白剂的纸张时，增白剂会粘到食品上，随之进入人体。虽然它不会引起人的急性中毒，但慢性的、远期的危害不容忽视。因此，用天然的、带有淡黄色的纸包垫食品比白纸更安全。

忌食品冷藏温度越低越好

现在基本上家家户户都有冰箱，用冰箱冷藏成为家庭防止食品腐败变质的常用方法。冷藏可延长食品保存期限的原理有两个方面。

一是冷藏可以降低食品中细菌的繁殖速度，使绝大多数细菌处于“休眠”的不繁殖状态；但低温对于一些嗜冷菌的抑制作用不大，它们在0℃以下，甚至在－10℃也会繁殖，故而不能认为冷藏后的食品不会坏。二是低温可降低食品中酶的活性及化学反应速度，一般而言，温度每下降10℃，食品中的化学反应速度可降低90%～95%；但冷藏温度并非越低越好，有的食品，如绝大多数的蔬菜和水果在低温下会被冻坏。要保证冷藏食品的质量，并且要注意食品与原料、半成品要分开存放。

选择合适的温度可以有效地延长保存时间，不同食品冷藏时的合适温度及保存期限。

忌熟食冷藏过久后食用

熟食所含营养成分及水分较高，它容易受细菌的污染而腐败变质。一般细菌的生长温度为10℃～60℃，适宜温度是20℃～40℃。而细菌繁殖一代一般只要7～20分钟。细菌达到一定的数量，即可引起食物变质，食品变质不一定有异味。熟食在冰箱内储存时，只能减慢细菌的生长和繁殖速速度，但不能杀灭细菌。尽管熟食在冰箱内储存的温度低于10℃，但本身可能带有的嗜冷微生物仍会继续生长繁殖，且放置时间越长，细菌数量会越多，对质量的影响越大。食品在低温条件下，本身的化学反应也只会减慢而不会停止。

所以，熟食在冰箱中储存的时间不能过长，一般不要超过24小时，隔天熟食需经彻底加热后才可食用。

忌选肉色太红的腌腊制品

腌腊制品是将禽、鱼、肉等用食盐或酱油及其他辅料腌制后经阴干、烘焙或烟熏制成的，既是一种风味独特的食品，也能破坏菌体原生质，使微生物停止繁殖以致死亡，达到延长保质期的目的。为了改善腌腊制品的色泽，抑制微生物繁殖，增加风味，目前所用的腌制剂除了食盐外，还加用了由硝酸盐和亚硝酸盐等制成的混合盐。

亚硝酸盐是目前最常用的发色剂，在肉制品中除起发色作用外，还有抑菌作用，尤其对肉毒梭状芽孢杆菌最有效，另外还有赋香作用，这些都是其他化学物质所不能取代的。然而，亚硝酸盐用量过大时，其残留部分可使机体血红蛋白的携氧能力丧失，从而引起中毒。

另外，亚硝酸盐还可与仲胺结合，形成致癌的亚硝胺，故应严格控制用量。由此可见，腌腊制品肉色并不是越红越好。

忌吃颜色发红的汤圆

做汤圆的糯米面或黏米面存放的时间较长，做出的汤圆会发红，颜色的改变说明米面已被一种叫做“酵米面黄杆菌”的病菌所污染，不能再食用，否则会中毒。

忌不洗锅连续炒菜

在连续炒几个菜时，有的人在炒完一个菜后，将菜盛起，再将锅中的水烧干，加入新油接着炒下一个菜。其实这种做法是极不科学的。

炒了一个菜后，锅中及锅壁总会留有少量的食物、余油及纤维素等，如果不及时洗掉接着炒下个菜，这些残留物在锅里受热烧干，高温不但破坏了残存的营养素，而且会使它们发生质变，转变成苯并芘等致癌物及其他毒物。在炒下一个菜时，就会把这些毒物包含了进去，对健康造成潜在危害。

正确的方法是，每炒一个菜都要把锅洗干净后再炒下一个菜。这样做，不但可避免产生致癌物，而且可防止串味，使每个菜都保持自己特有的色、香、味。

忌用搪瓷制品煮食

搪瓷制品都是在铁制品的外表镀上珐琅制成的。珐琅里面含有对人体有害的珐琅铅和铅化物，为了保证安全，最好不要用搪瓷制品煮食物，也不要用来盛酸性食品。

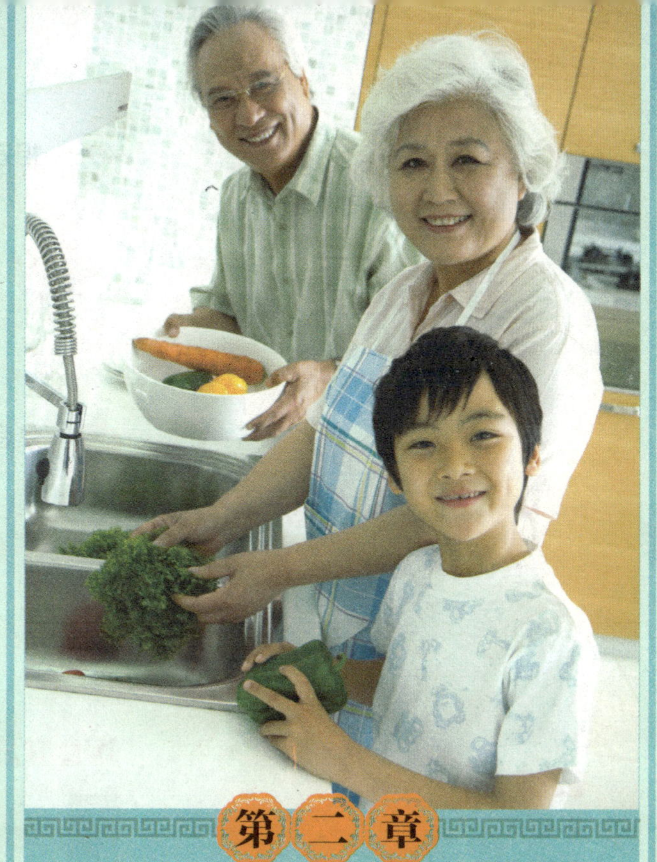

第二章

119种常见食物之饮食宜忌

人们生存、生活离不开食物，但是现代人往往因为忙碌，忽略了食物的适当选择，因而在大快朵颐的同时，使身体受到了极大的负面影响。哪些食物搭配更利于人体健康？哪些食物搭配暗藏损害健康的『杀机』？这一章将为您一一解答。

五谷杂粮类

黄 豆

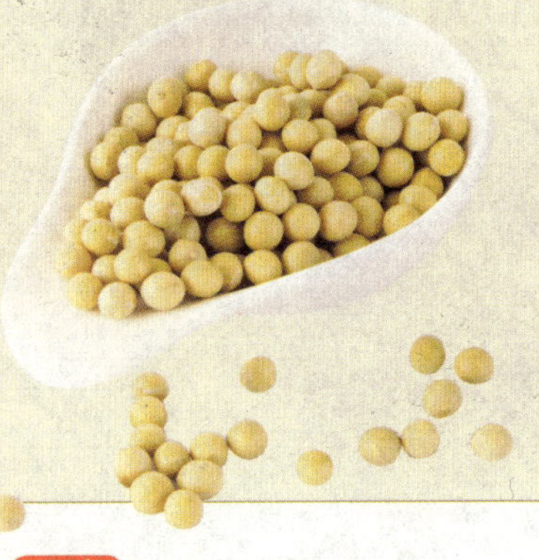

又名

黄大豆

性味归经

性平，味甘，无毒，归脾、胃经

营养成分

蛋白质、卵磷脂、亚油酸、亚麻酸

功效解码

抗癌防癌/降低胆固醇

适用人群

更年期女性、高血压患者、骨质疏松的老年人、骨骼发育不全的幼儿

禁忌人群

胃肠道疾病、肾病患者

相宜搭配

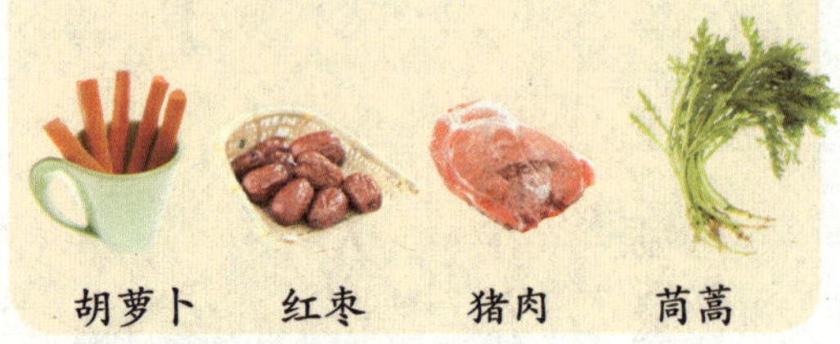

禁忌搭配

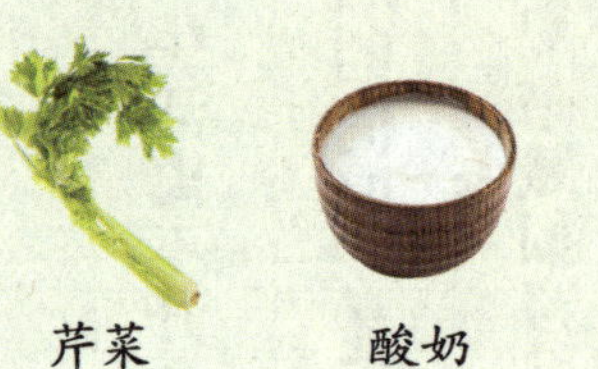

饮食宜忌

宜

- 黄豆以颗粒饱满、大小一致、颜色均匀、无霉烂者为最佳。
- 黄豆在贮藏前宜先晒干，再用塑料袋装好后置于干燥阴凉处保存。

忌

- 黄豆不宜生吃，易引发腹泻。

干炒黄豆不利健康

因为干炒黄豆不仅会妨碍人体对蛋白质的吸收，而且干炒时其含有的胰蛋酶抑制物、尿酶及血球凝集素等有害因子不能被分解。如果将黄豆炒得外焦内生，吃后还容易引起恶心、呕吐、腹泻等。正确做法是将黄豆浸泡后再炒食。

红豆

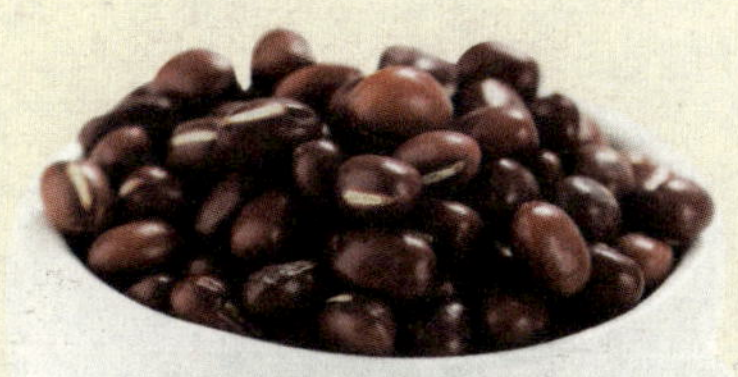

又名

赤豆、赤小豆、红小豆

性味归经

性平，味甘，归心、小肠、肾、膀胱经

营养成分

膳食纤维、皂角苷、烟酸

功效解码

解酒利尿/解毒抗癌

适用人群

高血压、心脏病以及肝脏疾病患者

禁忌人群

消化不良、腹泻、腹胀患者

相宜搭配

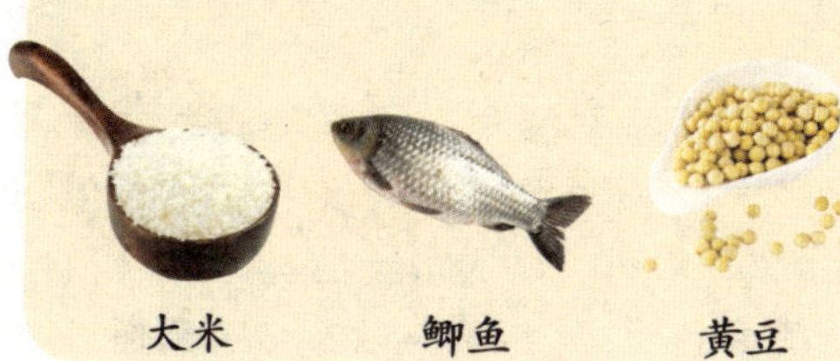

大米　鲫鱼　黄豆

禁忌搭配

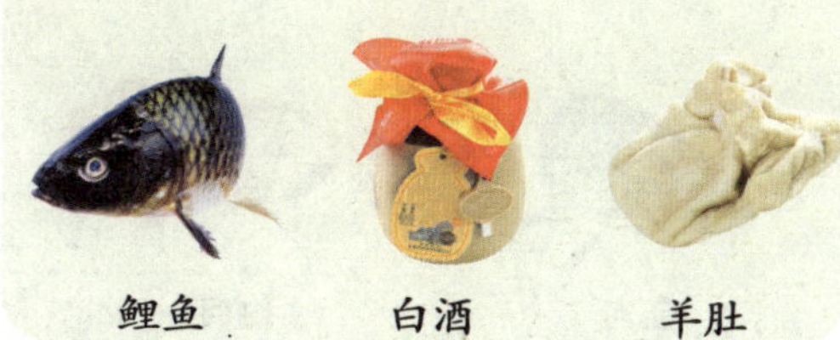

鲤鱼　白酒　羊肚

饮食宜忌

宜

- 选购红豆时，以豆粒完整、大小均匀、颜色深红、紧实薄皮者为佳。红豆颜色愈深，铁质含量愈高，营养价值愈好。
- 红豆宜加盐煮食。许多人在食用红豆时都喜欢加入一些糖，以增加口感，但是吃过量易产生腹胀等不适感，所以在煮红豆时不妨加入少许精盐，可起到“软坚消积”的作用，有助于排出体内废气。

忌

- 红豆中的色素与铁结合后会变黑，因此不宜用铁锅烹调。
- 购买时如发现红豆已经发芽，不宜购买，因为这样的红豆营养成分和口感都发生了一定的变化，不利于人体健康。

绿 豆

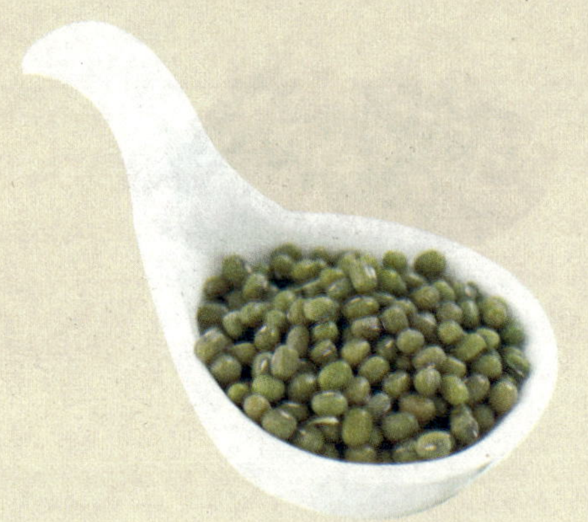

又名

青小豆

性味归经

性凉，味甘，归心、胃经

营养成分

蛋白质、钙、磷、多种维生素

功效解码

解毒清热/止渴利尿

适用人群

高温环境工作的人、有毒环境下工作或接触有毒物质的人、中暑者

禁忌人群

体质虚弱者以及寒症患者

相宜搭配

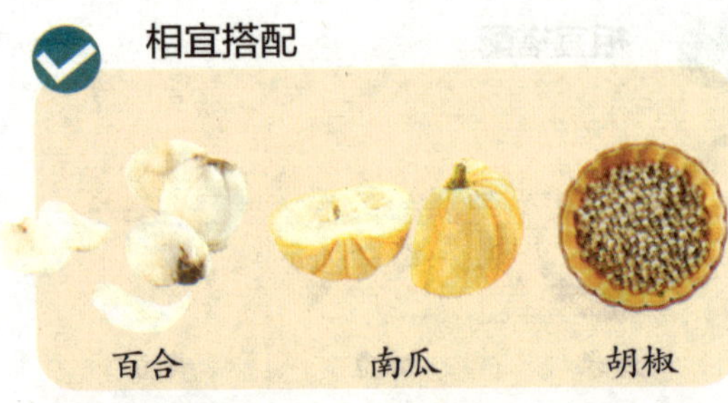

禁忌搭配

鱼肉　狗肉

饮食宜忌

宜

- 绿豆一定要煮熟，因为未煮熟透的绿豆腥味强烈，食后易恶心、呕吐。
- 煮绿豆时有一个小技巧，可快速煮至酥烂：先将绿豆泡入沸水中焖20分钟后撇去上面的浮壳，再煮15分钟，绿豆就开花酥烂，加冰糖即成碧绿可人的绿豆汤。

忌

- 绿豆不宜煮得过烂，以免有机酸和维生素遭到破坏、降低清热解毒的功效。
- 服药时特别是服温补药时不宜吃绿豆食品，以免降低药效。
- 绿豆最好不要用铁锅煮。因为容易导致绿豆发生氧化、变黑。
- 绿豆忌加碱食用。碱会破坏绿豆中的维生素，降低其营养价值。

玉 米

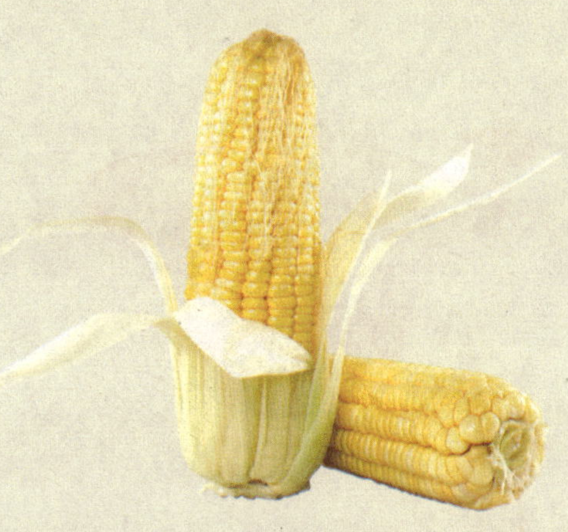

又名

苞谷、棒子、玉蜀黍

性味归经

性平，味甘，归胃、大肠经

营养成分

膳食纤维、维生素E、亚油酸、蛋白质

功效解码

降压降糖/美容护肤/健脾开胃

适用人群

高血压、便秘、结肠癌患者

禁忌人群

遗尿、皮肤病患者

相宜搭配

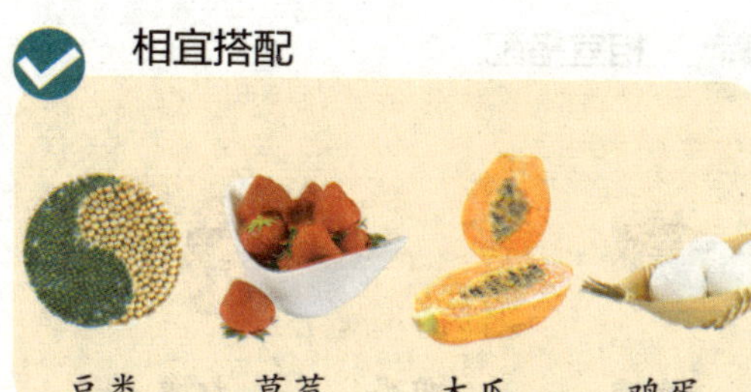

豆类　草莓　木瓜　鸡蛋

禁忌搭配

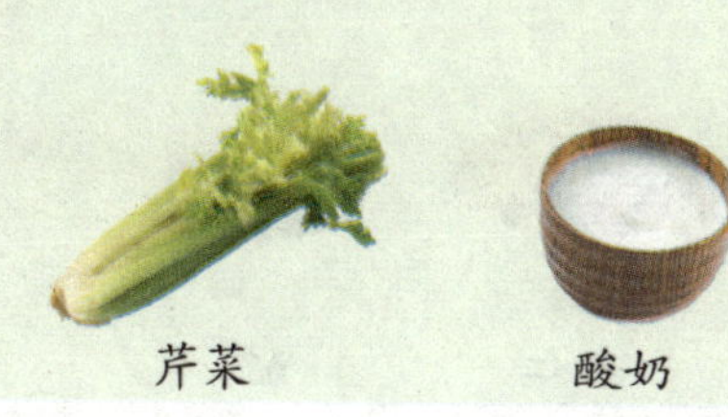

芹菜　酸奶

饮食宜忌

宜

- 保存新鲜玉米时宜除去玉米皮和玉米须，洗净沥干水，装入保鲜袋后再放入冰箱中冷藏。
- 熟玉米比生玉米吃起来更有营养。虽然其损失了一部分维生素C，但却获得了更具营养价值的抗氧化剂，同时还会释放一种酚类化合物，这种物质对癌症等顽疾具有一定的疗效。
- 煮玉米可先将皮洗干净垫在锅底，再把玉米放在上面加水同煮，这样更鲜嫩味美。

忌

- 玉米发霉后会产生致癌物质，所以绝对不能食用。
- 食用玉米切忌咀嚼不足。其粗纤维含量较高，咀嚼不足，易导致消化不良。

小 米

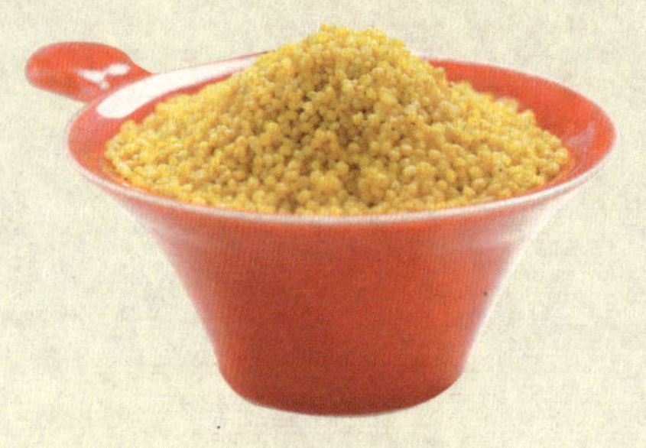

又名

粟米

性味归经

性微寒，味甘，无毒，归胃经

营养成分

维生素B_1、维生素B_{12}、蛋白质、多种矿物质

功效解码

健胃除湿/和胃安眠/滋养肾气

适用人群

生育女性、老年人、便秘患者、体质虚弱者

禁忌人群

气滞、素体虚寒、小便清长者

相宜搭配

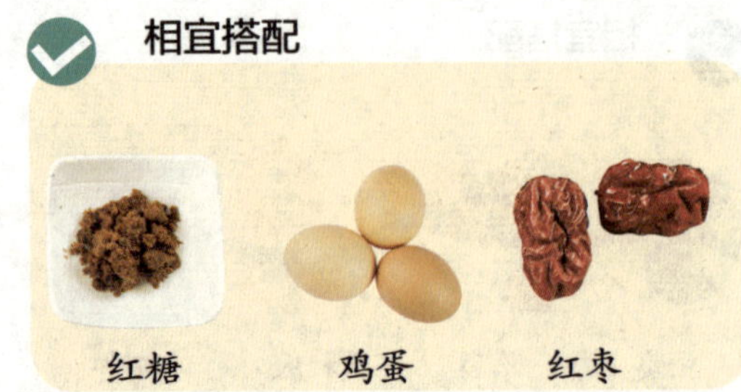

红糖　鸡蛋　红枣

禁忌搭配

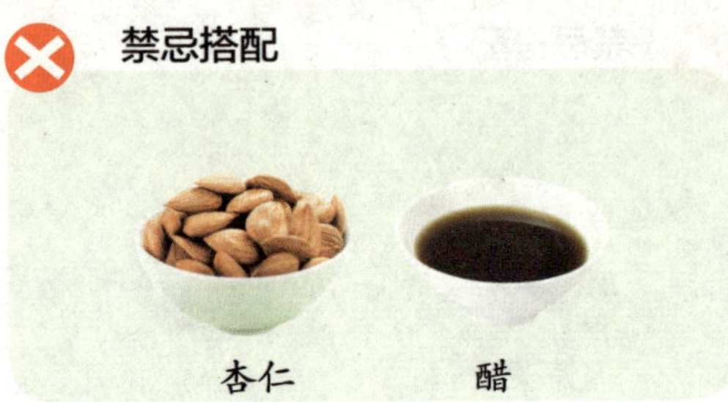

杏仁　醋

饮食宜忌

宜

通常情况下，将小米放在阴凉、干燥、通风较好的地方存放为宜，储藏前水分过大时，不能暴晒，可将其阴干。

忌

小米营养虽好，但它的氨基酸组成并不理想，赖氨酸过低而亮氨酸又过高，所以产妇不能完全以小米为主食，应注意搭配其他谷物，以免缺乏其他营养。

小米煮粥不可过于稀薄，否则不利于小米中营养素的溶出；而且过于稀薄的小米粥，口感也不太好。

淘洗小米时切忌过于用力或频繁，因为小米外层的米糠中也含有较多的营养物质，淘洗次数过多会导致营养素的流失。

相宜搭配

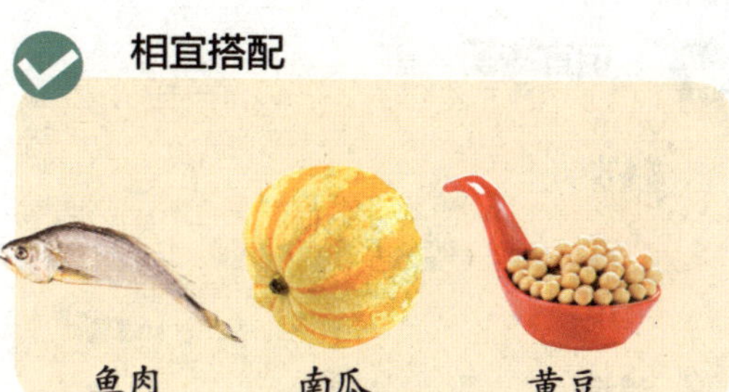

禁忌搭配

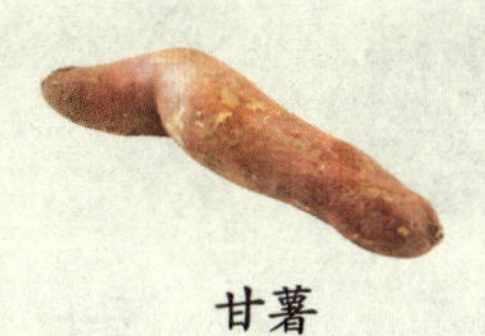

饮食宜忌

宜

- 在煮糙米之前，宜将糙米淘洗后用冷水浸泡过夜，然后连同浸泡水一起煮。
- 糙米的营养价值很高，但是它的口感较差，质地紧密，煮起来比较费时，因此需耐心煲煮。
- 由于糙米口感不佳，煮起来也比较费时，且营养成分会因加热而损失，所以糙米宜与白米搭配食用。
- 糙米富含多种营养素，可有效改善皱纹、青春痘等皮肤问题，与咖啡搭配食用，可提神醒脑、美容养颜。

忌

- 一般情况下，糙米一次不宜食用过多，以免引发消化不良。

糙 米

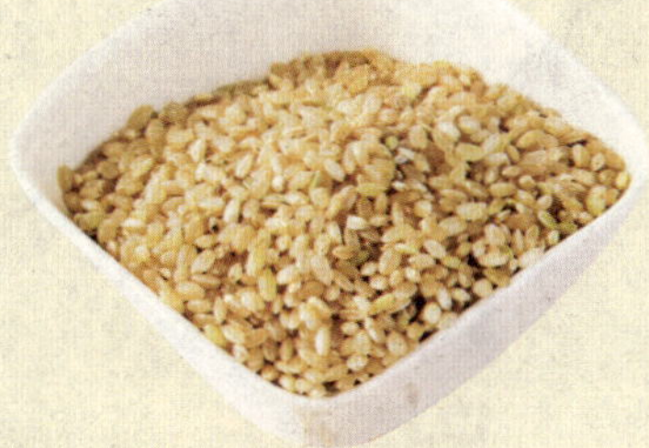

又名

玄米

性味归经

性平，味甘，无毒，归脾、胃经

营养成分

膳食纤维、B族维生素、微量元素

功效解码

益气和中/除湿气/整肠利便

适用人群

肥胖、胃肠功能障碍、贫血、便秘患者

禁忌人群

孕妇、小儿、老年人

大米

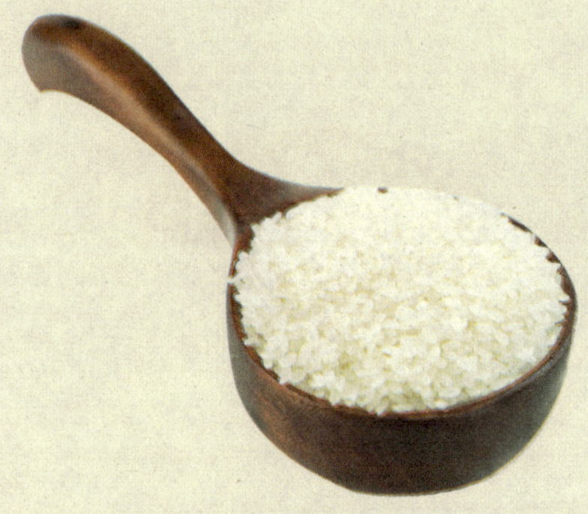

又名

粳米

性味归经

性平，味甘，无毒，归脾、胃经

营养成分

淀粉、脂肪、蛋白质、维生素B_1

功效解码

健脾养胃/补中益气

适用人群

男女老少皆宜

禁忌人群

肾衰竭患者

相宜搭配

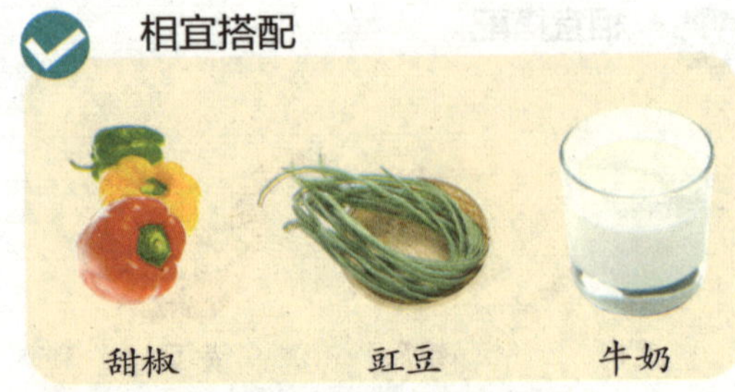

甜椒　豇豆　牛奶

禁忌搭配

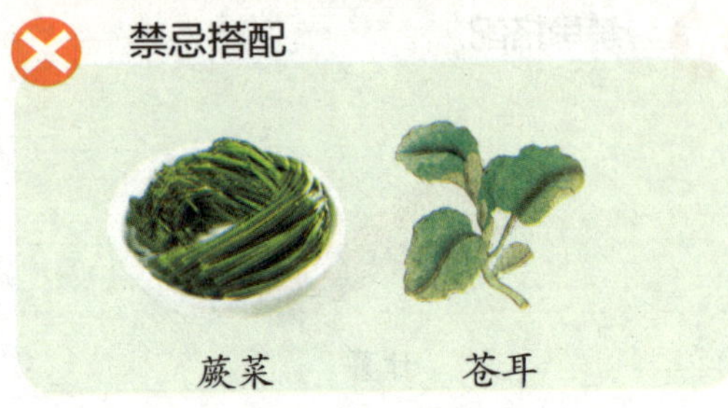

蕨菜　苍耳

饮食宜忌

宜

- 为保持大米的新鲜品质与食用的可口性，应注意减少储存时间，并放于阴凉干燥处。如果在短时间里吃不完，可以用双层塑料袋装好，再将袋口密封好放入冰箱冷藏保管。
- 奶水不足时，妈妈可用大米汤来辅助喂养婴儿。
- 煮米粥时还可加入一些具有食疗作用的特殊食材，如姜、红枣、杏仁，对某些症状的辅助治疗效果更佳。

忌

- 用大米煮粥时不宜放碱，因为碱会破坏大米中的维生素B_1。
- 大米淘洗次数不宜过多，也不宜搓洗，以免营养素流失。

燕 麦

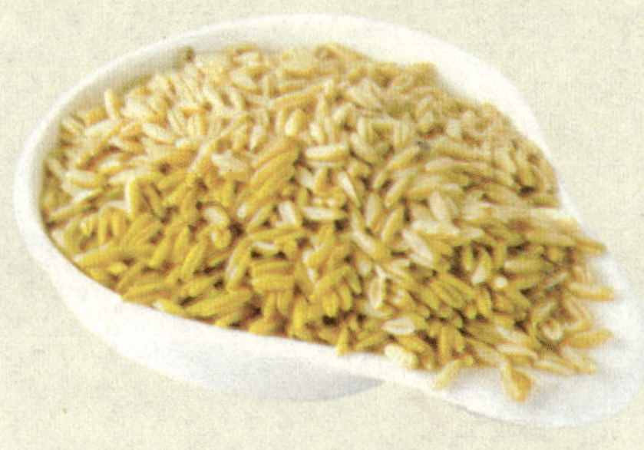

又名

莜麦、油麦、玉麦

性味归经

性平，味甘，归肝、肾经

营养成分

膳食纤维、维生素B_1、维生素B_2

功效解码

活血补气/补益脾胃

适用人群

脂肪肝、糖尿病、水肿、便秘患者以及老年人

禁忌人群

胃痉挛、胃部胀气、胃痛患者

相宜搭配

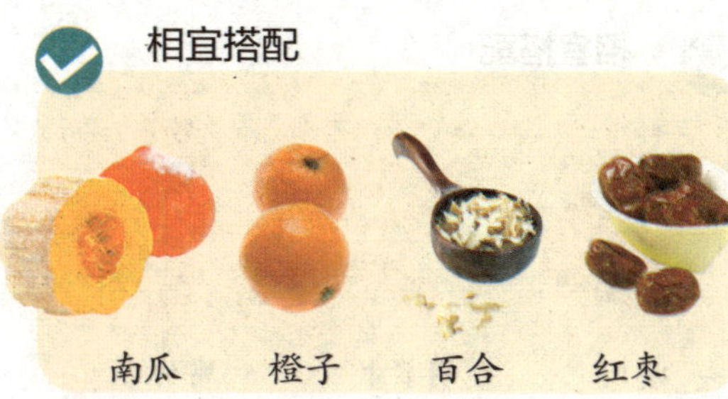

南瓜　橙子　百合　红枣

 禁忌搭配

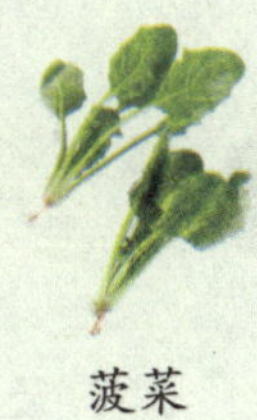

菠菜

饮食宜忌

宜

- 燕麦宜密封后放在干燥阴凉处保存。
- 对于刚开始食用燕麦的人来说，宜先吃一些燕麦片、燕麦粉等加工品，然后在平时煲汤或煮粥的白米中加入少量整粒的燕麦烹煮食用。

忌

- 燕麦不宜长时间高温烹煮，否则会破坏维生素，影响营养吸收。
- 燕麦含有丰富的膳食纤维，因此一次不宜吃得过多，否则容易造成胃痉挛或胀气。推荐量每次25克，每日不超过50克。
- 燕麦与菠菜不宜同食，如果蔬菜未经汆烫即与燕麦同食，燕麦中的钙与菠菜中的草酸结合，会生成阻碍钙质吸收的草酸钙。

薏米

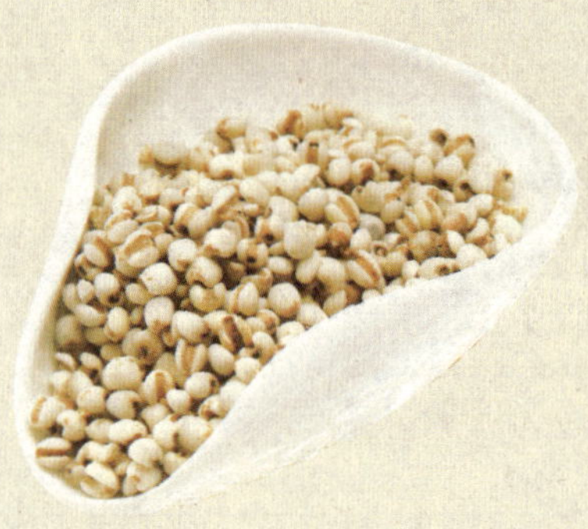

又名

薏仁、苡仁、薏苡仁

性味归经

性凉，味甘、淡，归脾、胃、肺经

营养成分

蛋白质、碳水化合物、氨基酸、B族维生素

功效解码

健脾/祛湿/止泻/排脓

适用人群

肥胖所引起的高血压、冠心病患者以及贫血患者

禁忌人群

孕妇以及少汗、便秘者

相宜搭配

瘦肉　胡萝卜　腐竹

禁忌搭配

海带　菠菜

饮食宜忌

宜

- 薏米受潮后容易发霉和生虫，所以应置于干燥、通风处保存。
- 薏米在煮软或炒熟后食用，更有助于人体对其营养物质的吸收，能够有效缓解疲劳，而且在补充能量的同时还不会增加过多的热量或脂肪。
- 薏米比较难以煮熟，所以在煮之前先用温水浸泡2个小时，待其充足吸收水分后，再与其他谷类食物一同入锅，便很容易煮烂。

忌

- 薏米有祛湿作用，怀孕女性和经期女性切忌食用；体质虚寒者不宜长期食用。
- 不宜食用过多。薏米所含的糖类黏性较高，所以吃太多可能会妨碍消化。

芝麻

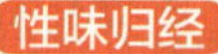

性味归经

性平，味甘，归肝、肾、肺经

功效解码

润肠通便/补肺益气/助脾长肌

适用人群

咳喘、痢疾患者

禁忌人群

肠胃病患者

饮食宜忌

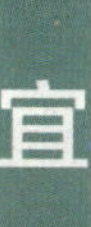

宜

- 芝麻可炒食、煮食、磨酱、榨油、做糕饼糖果的配料等。
- 芝麻仁外有一层硬膜，碾碎后食用其营养才能充分吸收。

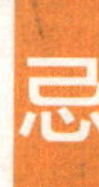

忌

- 炒芝麻，食后易引发牙疼、口疮、出血等症，须慎食。
- 芝麻油脂含量大，不宜多食。

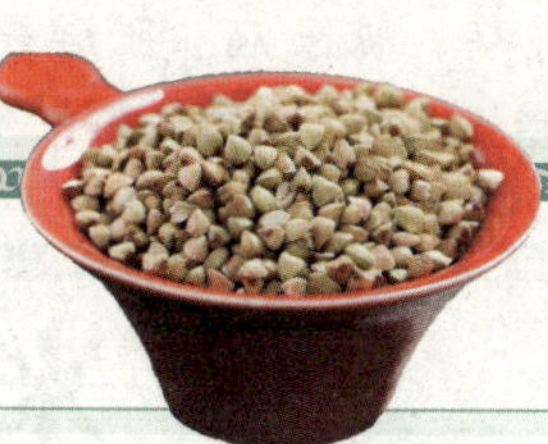

荞麦

性味归经

性凉，味甘，归脾、胃、大肠经

功效解码

下气利肠/清热解毒/降压降脂

适用人群

糖尿病、高血压、高脂血症患者

禁忌人群

脾胃虚寒者、经常腹泻者

饮食宜忌

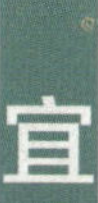

宜

- 为了不破坏荞麦中的营养成分，购买后，最好将其放在容器中密封，并存放于阴凉干燥处。

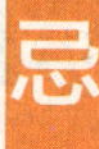

忌

- 荞麦一次不宜食用太多，否则易造成消化不良。
- 荞麦忌与肥肉同食。荞麦性寒，不易消化，而多脂的肥肉，亦属于难以消化的食物，如果与荞麦同食会引起消化不良，无法实现营养的全面吸收。

糯米

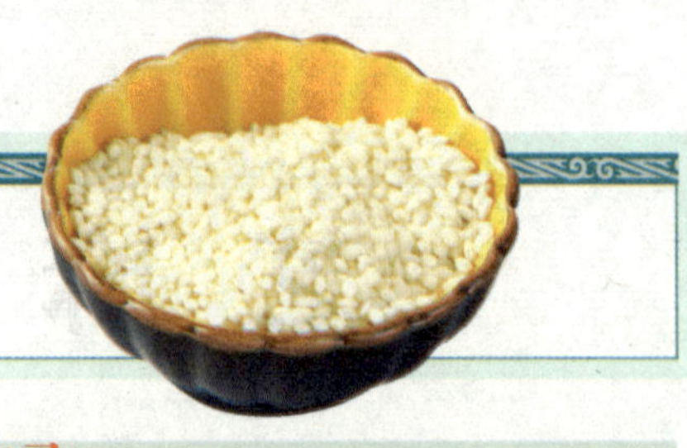

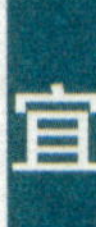

性味归经

性温，味甘，归脾、胃、肺经

功效解码

补中益气/益气固表

适用人群

咳喘、痢疾患者

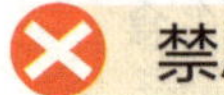

禁忌人群

肠胃病、糖尿病、肥胖或肾病、高脂血症等慢性病患者

饮食宜忌

宜

- 购买糯米时，宜选择乳白或蜡白色、不透明的，以及形状为长椭圆形，硬度较小的。
- 糯米食品宜加热后食用。

忌

- 糯米性黏滞，难于消化，一次不宜食用过多。

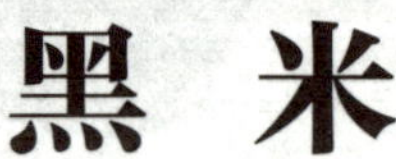

黑米

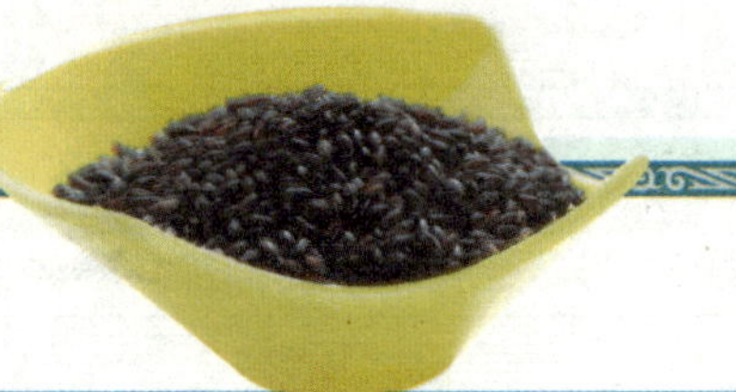

性味归经

性平，味甘，无毒，归脾、胃经

功效解码

滋阴补肾/健脾暖肝/明目活血

适用人群

产妇、年少须发早白者

禁忌人群

身热燥者、脾胃虚弱的小儿

饮食宜忌

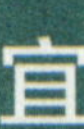

宜

- 黑米宜挑选有光泽、碎米少、无杂质、气味清香者。
- 煮粥时，夏季要将黑米用水浸泡一昼夜，冬季则须浸泡两昼夜。淘洗次数要少，泡米的水要与米同煮，以保存营养成分。

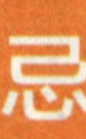

忌

- 未煮烂的黑米不宜食用，尤其不适合消化不良者食用。

苦瓜

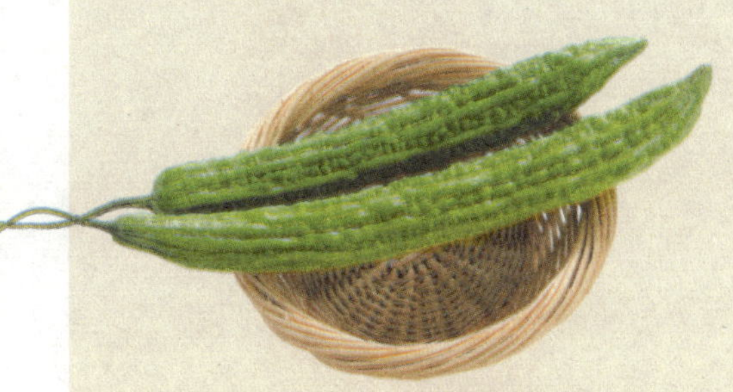

又名

癞瓜、锦荔枝、凉瓜

性味归经

性寒，味苦，归脾、胃、心、肝经

营养成分

膳食纤维、苦瓜苷、钾

功效解码

清热祛火/解毒明目/补气益精/止渴消暑

适用人群

糖尿病患者、中暑发热者

禁忌人群

脾胃虚寒者、孕妇、体质虚寒的女性

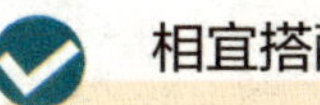

相宜搭配

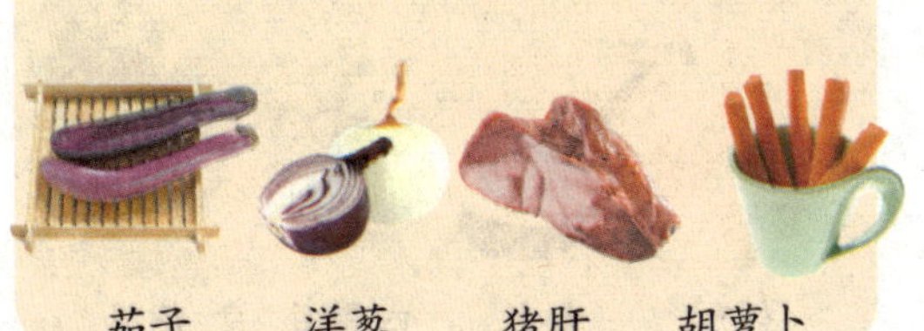

禁忌搭配

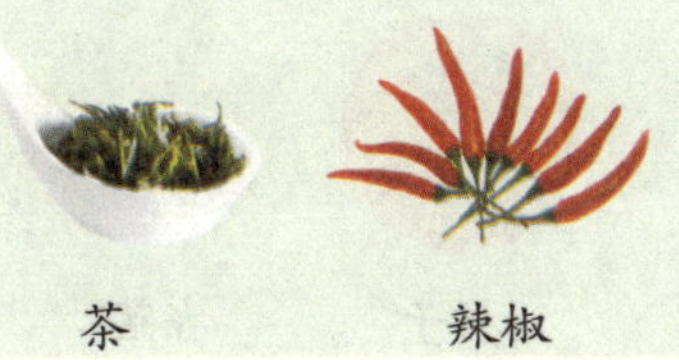

饮食宜忌

宜

- 苦瓜以表面颗粒大者为最佳，颗粒越大、越饱满，表明瓜肉越厚，苦瓜质量越好，反之则差。
- 苦瓜表面呈凹凸状，特别容易残留农药，清洗时宜先泡水。
- 苦瓜有青、白两种，青色较苦，适合凉拌或做蔬菜沙拉；白色的苦味较淡，适合小炒或煮汤。
- 苦瓜不耐久存，在常温下的通风处一般可存放1~2天。

忌

- 苦瓜忌加热过久，以免营养素大量流失。
- 苦瓜籽有毒，不宜吃。苦瓜有一定的降低体内血糖的作用，空腹食用苦瓜容易导致低血糖，不利于人体健康。

土豆

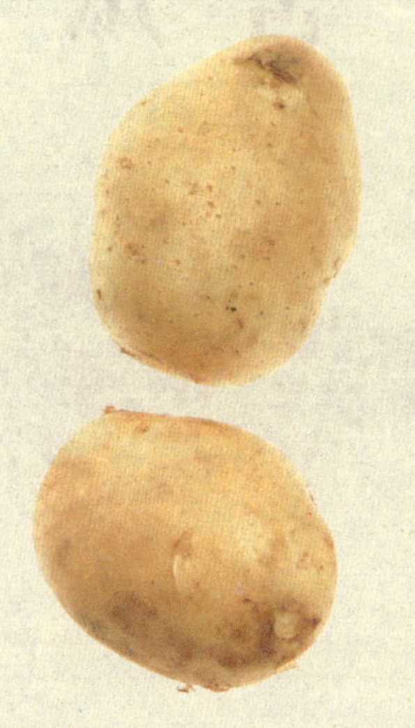

又名

马铃薯、洋芋、洋番薯

性味归经

性平，味甘，归胃、大肠经

营养成分

膳食纤维、蛋白质、淀粉

功效解码

健脾养胃/益气和中

适用人群

高血压、高脂血症、脾虚纳少、关节疼痛患者

禁忌人群

孕妇、脾胃虚寒易腹泻者、糖尿病患者

相宜搭配

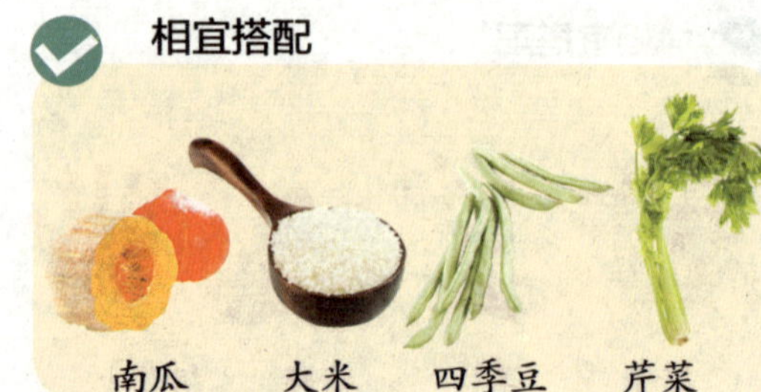

南瓜　大米　四季豆　芹菜

禁忌搭配

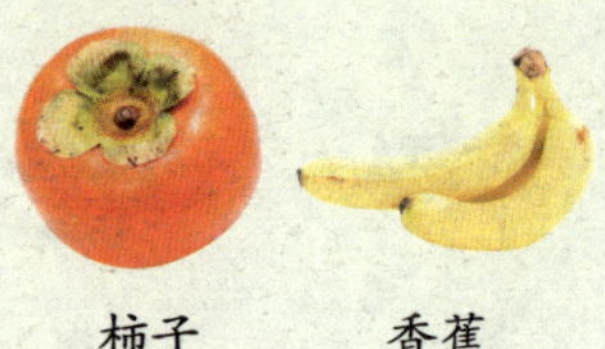

柿子　香蕉

饮食宜忌

宜

- 切好的土豆片、土豆丝宜放入水中浸泡，去掉多余的淀粉以便于烹调，但不要泡得太久，以免水溶性维生素流失。
- 土豆常温保存即可，存放时间过长则容易发芽。可将它与苹果摆放在一起，苹果会释放乙烯气体，这种气体虽会促使蔬果老化，却可抑制土豆发芽。
- 土豆适宜与鸡肉等肉类搭配同食，互为补充，营养更全面。

忌

- 凡腐烂、霉烂、皮色发青或发芽较多的土豆一律不能食用，以免龙葵素中毒。
- 土豆忌去皮太厚，要越薄越好，因为土豆皮中含有较丰富的营养物质。

白菜

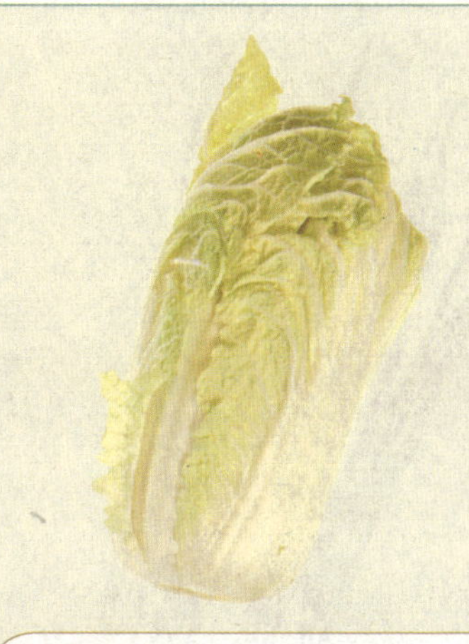

又名

大白菜、绍菜、胶菜

性味归经

性平、微寒，味甘，归肠、胃经

营养成分

维生素C、吲哚-3-甲醇、碳水化合物

功效解码

养胃利肠/解酒利便/降脂清热/除烦解渴/防癌抗癌

适用人群

心血管疾病患者

禁忌人群

寒性体质者、肠胃功能不佳者、慢性肠胃炎患者

相宜搭配

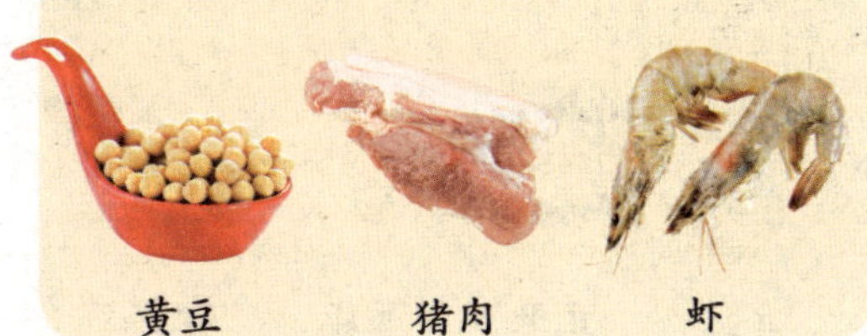

黄豆　猪肉　虾

禁忌搭配

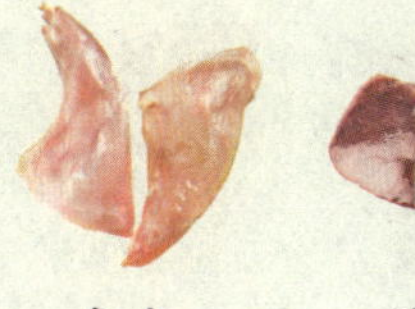

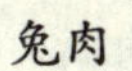

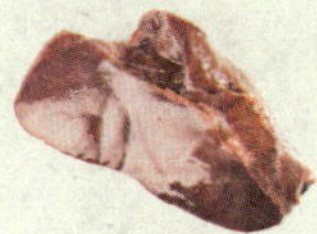

兔肉　动物肝脏

饮食宜忌

宜

- 选购时要注意从质感和色泽两方面判断：一是要结实、紧密，具有重量感；二是尽量挑选叶片完整洁白，叶梗没有黑色斑点的白菜。
- 切白菜时，宜顺着纹理切，这样白菜不仅容易煮熟，而且还能减少维生素的流失。
- 常温下，白菜宜置于通风处保存，一般不要超过5天，若置于冰箱中则可保存7～10天。常温保存时茎叶应朝上，可减少水分流失。

忌

- 大白菜在腐烂的过程中会产生亚硝酸盐，这种毒素能使血液中的血红蛋白丧失携氧能力，从而使人缺氧，所以要避免食用腐烂的白菜。

韭 菜

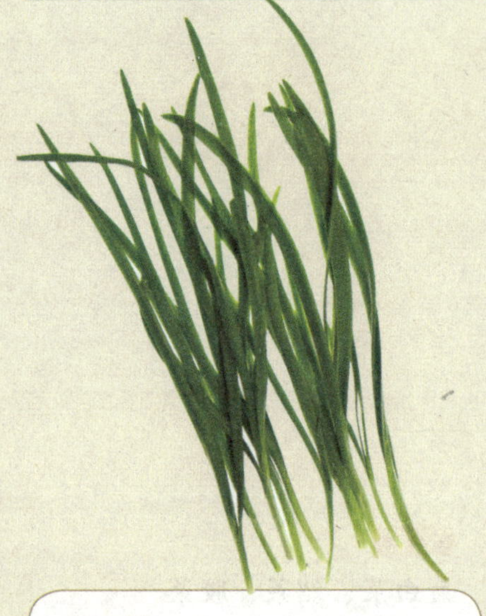

又名

壮阳草、草钟乳、长生草

性味归经

性温，味辛，归肝、胃、肾经

营养成分

胡萝卜素、硫化物、蒜素、钙、钾

功效解码

温中开胃/行气活血/补肾助阳/调和脏腑

适用人群

阳痿患者

禁忌人群

眼疾、肠胃疾病患者

相宜搭配

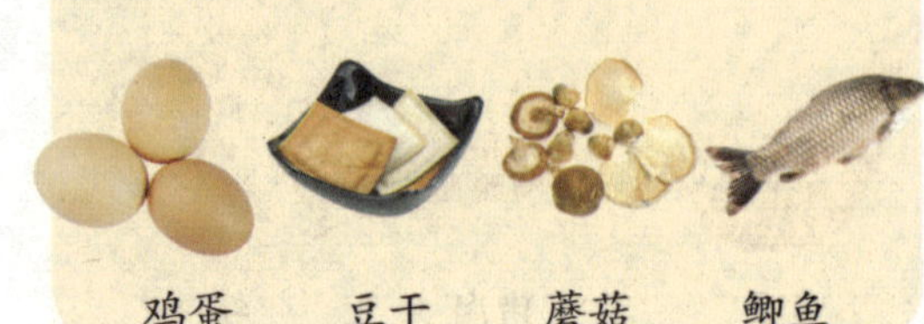

鸡蛋　豆干　蘑菇　鲫鱼

禁忌搭配

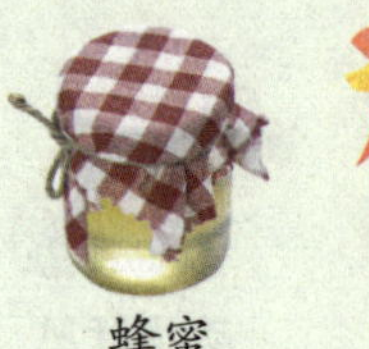

蜂蜜

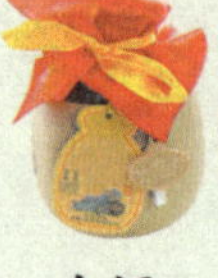

白酒

饮食宜忌

宜

- 韭菜在未烹调前，切口处与空气接触后会使本身的特殊气味增加。所以，韭菜宜在准备烹调时再清洗、切碎。
- 韭菜在室温下容易变黄、腐烂，所以应用纸巾包好之后放入塑料袋里，再置于冰箱中低温保鲜。一般可保存3天左右。
- 春季常吃韭菜，可温补肝肾，增强人体脾胃之气。

忌

- 韭菜含硫化物，遇热易挥发，且加热过久会变软，因此不宜用小火炒，否则易影响口感。
- 过量食用韭菜会令人口臭和目眩，所以忌多食。
- 韭菜多食还会上火，且不易消化，故一次性不宜吃太多。

芦笋

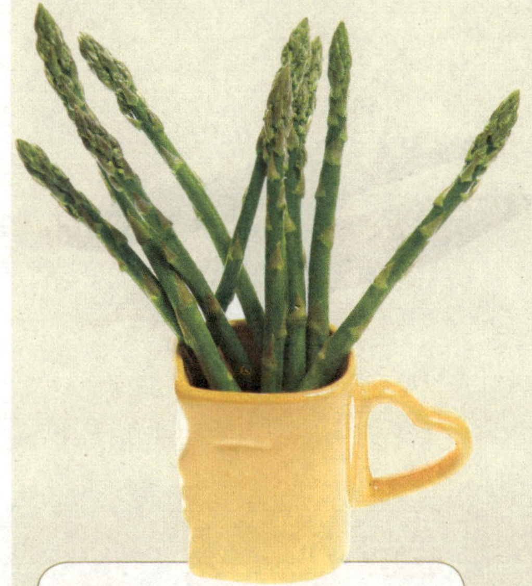

又名

文山竹、笋尖马

性味归经

性寒，味甘，归胃、肺经

营养成分

叶酸、膳食纤维、硒、锰

功效解码

提升免疫力/消除疲劳/美容养颜

适用人群

高血压、便秘、心脏病患者

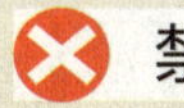

禁忌人群

痛风、泌尿道结石患者

相宜搭配

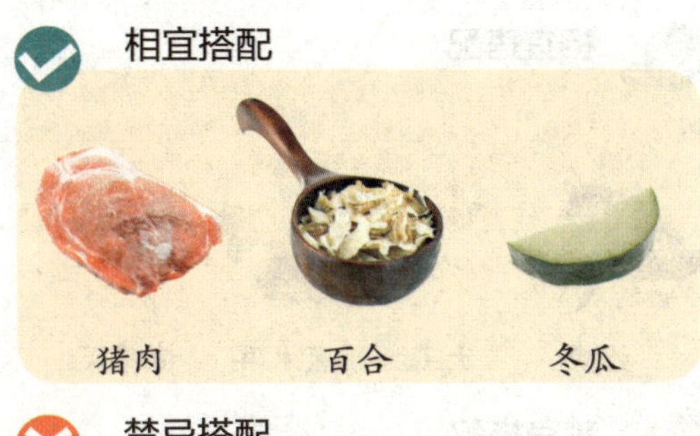

猪肉　百合　冬瓜

禁忌搭配

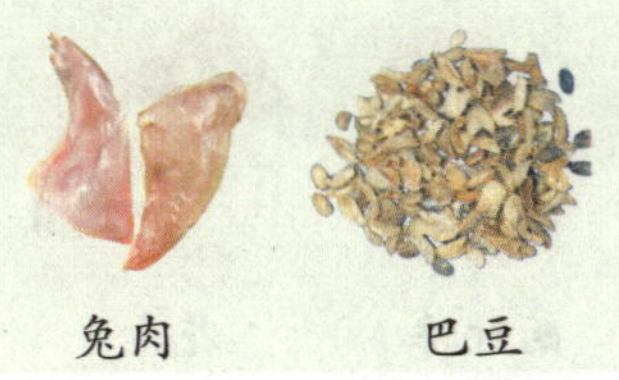

兔肉　巴豆

饮食宜忌

宜

- 采购芦笋时，建议挑选笔直粗壮、色泽浓绿者。可在芦笋根上掐一下，若有印痕就说明比较新鲜。
- 如果是绿芦笋，煮、炖、炸、凉拌皆可；如果是白芦笋的话，可以将其加工做成罐头。
- 烹制之前先将芦笋用清水浸泡20~30分钟，可以去除其苦味。
- 因为芦笋的热量很低，膳食纤维丰富，多吃可减肥。
- 储存芦笋时，忌阳光直射，应当先将其放在保鲜膜里，再放进冰箱里进行保存。
- 可以将芦笋熬成汤服用，对早期癌症患者有辅助治疗的功效。

忌

- 芦笋虽然美味爽口，但不宜生食，保存时间不宜超过一周。

黄瓜

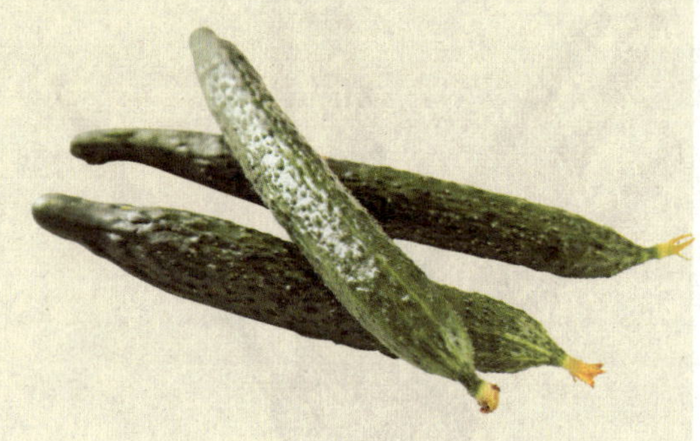

相宜搭配

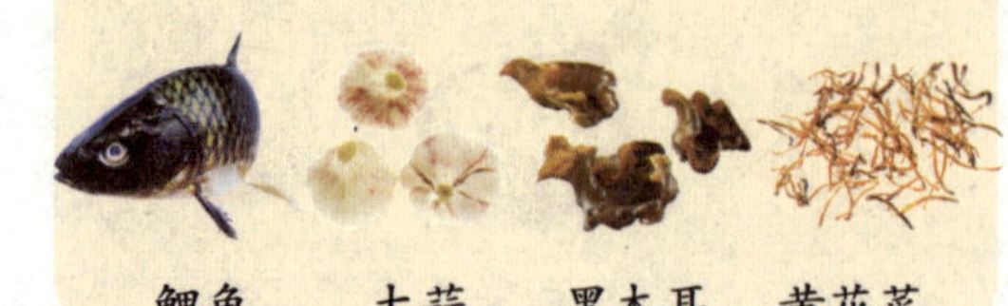

鲤鱼　大蒜　黑木耳　黄花菜

禁忌搭配

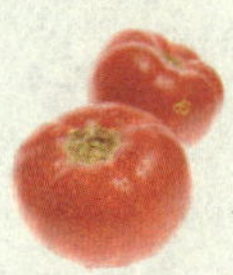

西红柿

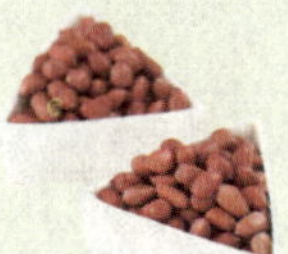

花生

又名

胡瓜、刺瓜、王瓜

性味归经

性凉，味甘，归肺、胃、大肠经

营养成分

丙醇二酸、苦味素、黄瓜酶

功效解码

清热解毒/利水消肿/生津止渴

适用人群

肥胖症、高胆固醇、动脉硬化、糖尿病患者

禁忌人群

肝病、心血管病、肠胃病患者

饮食宜忌

宜

- 选购黄瓜时，宜选嫩的、硬梆梆的，最好是带花的（花冠残存于脐部），这样的黄瓜才新鲜。
- 黄瓜头部含有较多的苦味素，对人体有一定的好处，吃黄瓜时宜适当食用。
- 黄瓜有降血糖的作用，是糖尿病患者最好的亦蔬亦果的食物。

忌

- 黄瓜生吃时不宜过多，以免引起肠胃不适。
- 不宜多食黄瓜腌制品。黄瓜腌制品中含盐量高，且含一定量的亚硝酸盐，对高血压、心衰、水肿患者不利，并有致癌作用。
- 黄瓜不宜烹炒过久。因为过久烹炒会破坏黄瓜中的多种维生素，使其营养价值降低。

菠菜

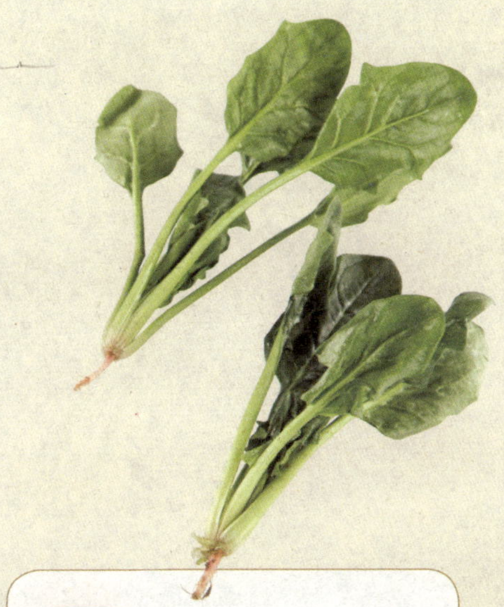

又名

菠棱、赤根菜

性味归经

性凉，味甘，归大肠、胃经

营养成分

胡萝卜素、铁、膳食纤维、叶酸

功效解码

滋阴补血/养肝明目

适用人群

孕妇、糖尿病患者、老年人、小儿

禁忌人群

结石、肺结核患者

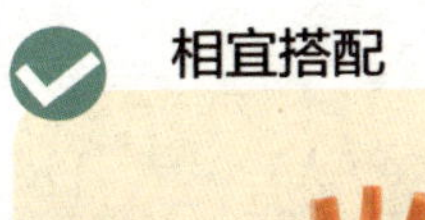

相宜搭配

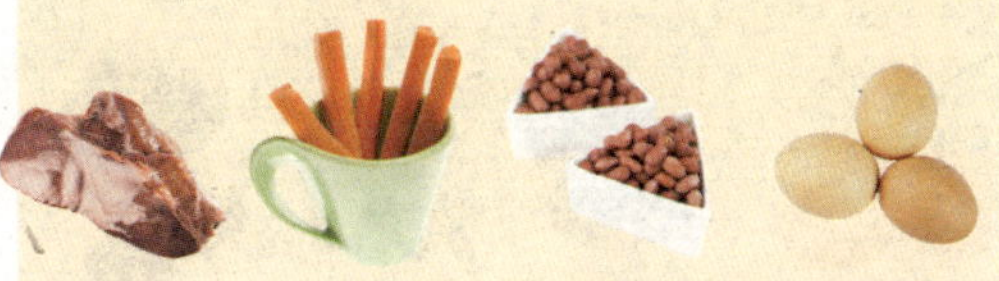

猪肝　胡萝卜　花生　鸡蛋

禁忌搭配

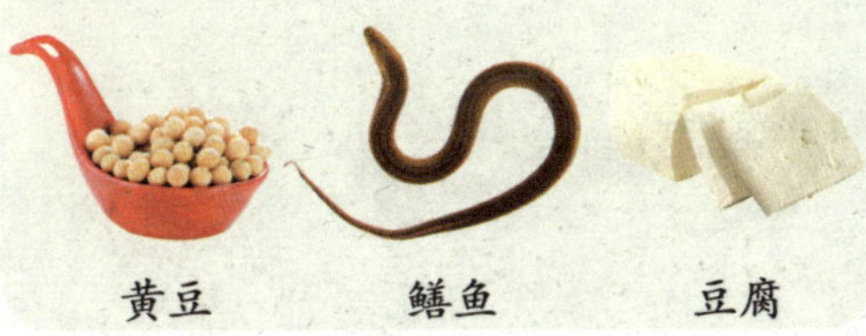

黄豆　鳝鱼　豆腐

饮食宜忌

宜

- 市场上有两种菠菜：一是小叶种，一是大叶种。不管什么品种，都以叶柄短、根小色红、叶色深绿者为佳。
- 吃菠菜前宜先汆烫。菠菜中含有草酸，会产生涩味并影响人体对钙、铁等元素的吸收。所以在烹调前最好先汆烫，但要注意控制时间，不要汆烫太久，以免造成营养素流失。

忌

- 小孩子在腹泻时最好不要吃菠菜，因为菠菜含有食物纤维，有一定的滑肠作用。
- 菠菜含草酸，豆腐含钙质，二者搭配，草酸易与钙结合生成草酸钙，不宜溶解，影响健康。

芹 菜

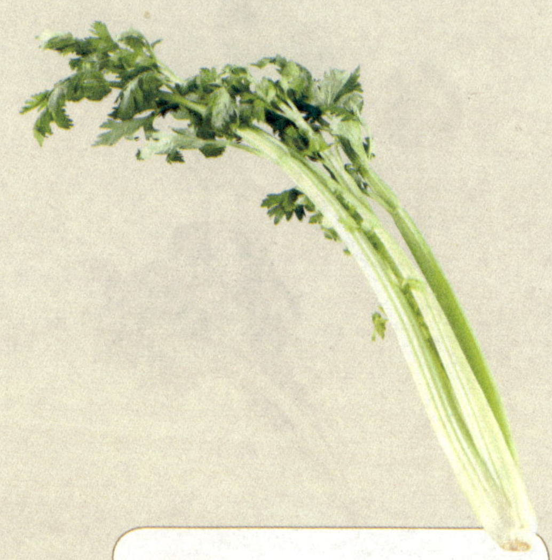

又名

旱芹、香芹、白芹菜

性味归经

性凉，味甘，归肺、胃、肝经

营养成分

膳食纤维、芹菜素、钙、磷、钾

功效解码

清热解毒/平衡血压/利水消肿

适用人群

便秘、高血压患者

禁忌人群

脾胃虚寒者、待生育女性、低血压患者

相宜搭配

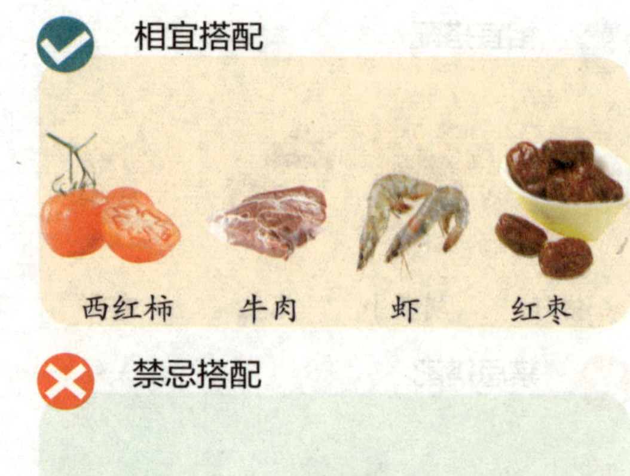

禁忌搭配

黄瓜　菊花　蛤蜊

饮食宜忌

宜

- 购买时宜选择干净、肉厚、质密的芹菜，且菜心结构要完好，分枝应脆嫩易折。
- 将芹菜榨汁做成饮品也是非常不错的选择。
- 芹菜气味特别，保存时宜用保鲜膜或纸巾包好后再放入冰箱，保存天数以不超过5天为佳。
- 把奶酪和芹菜放入密封容器中，再放进冰箱保存，这样奶酪的切口部位就不会变味，仍能保持鲜美。

忌

- 烹饪时间不宜过长，以免维生素C流失，并失去脆嫩口感。
- 不宜先切后洗。芹菜先切后洗，会造成大量水溶性维生素流失，营养价值降低。

香菜

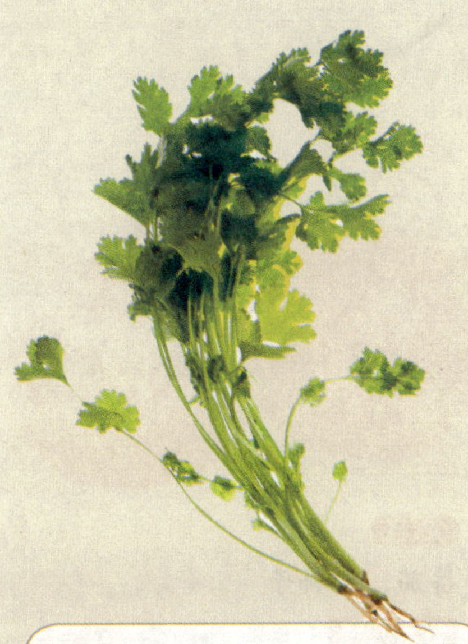

又名

芫荽、原荽、胡荽、满天星

性味归经

性温，味辛，归肺、脾经

营养成分

胡萝卜素、钙、铁、挥发油

功效解码

祛风解毒/促进周身血液循环

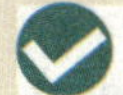

适用人群

经常头痛者

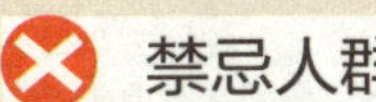

禁忌人群

狐臭、口臭、严重龋齿、口舌生疮者及胃溃疡患者

相宜搭配

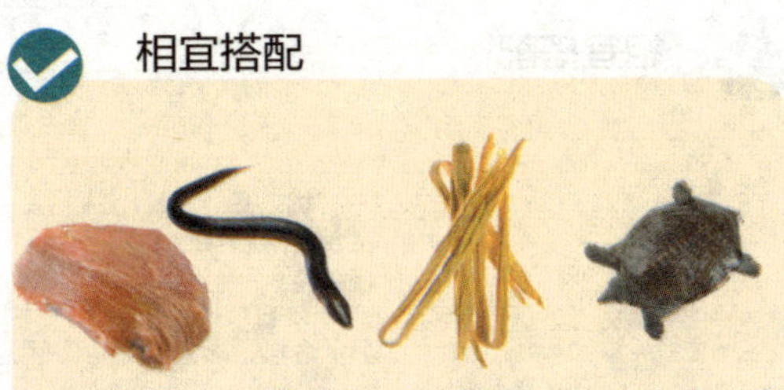

牛肉　鳝鱼　腐竹　甲鱼

禁忌搭配

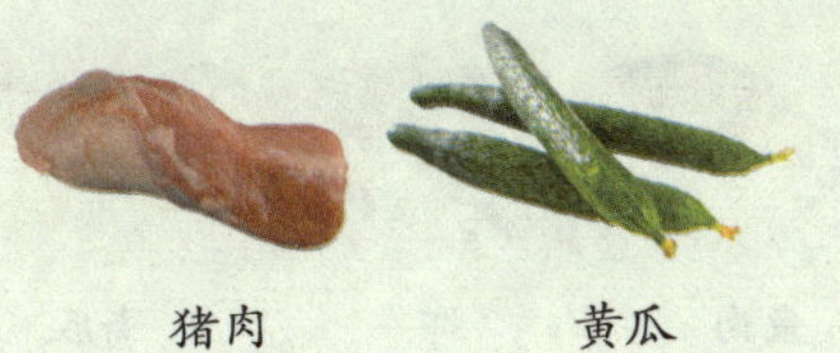

猪肉　黄瓜

饮食宜忌

宜

- 购买香菜时，宜选择颜色碧绿、具有浓郁香味、菜叶没有腐烂的。
- 香菜中含有许多挥发油，其特殊的香气就是挥发油散发出来的。它能祛除肉类的腥膻味，因此在一些菜肴中加些香菜，能起到祛腥膻的独特功效。

忌

- 忌食腐烂、发黄的香菜，因为此时香菜已经没有香味，失去了药用价值，甚至可能产生毒素。

巧用香菜缓解病痛

出疹痘时，可取香菜制成香菜酒擦皮肤，或水煎趁热熏鼻，或蘸汁擦面及颈部，可以加速疹痘发出。

西红柿

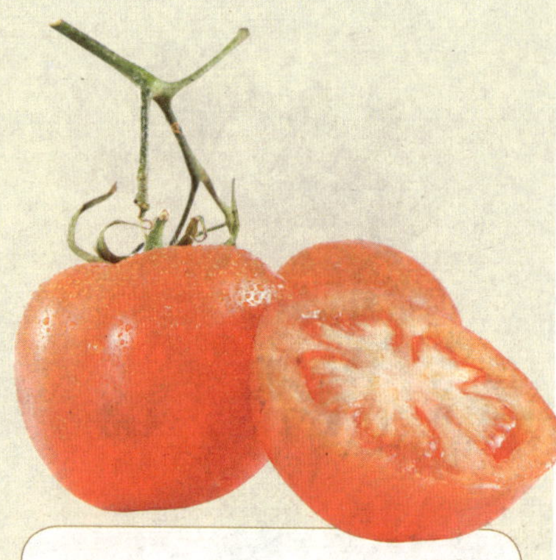

又名

番茄、洋柿子

性味归经

性微寒，味甘、酸，归肺、胃经

营养成分

维生素C、番茄红素、果胶

功效解码

润肺生津/健胃消食/养阴凉血/提高食欲

适用人群

体弱血虚者、营养不良者及高血压、肝炎患者

禁忌人群

急性肠胃炎、急性细菌性痢疾患者

相宜搭配

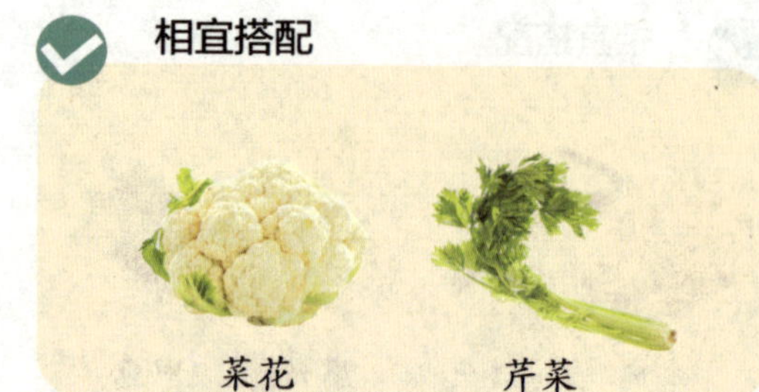

菜花　　芹菜

禁忌搭配

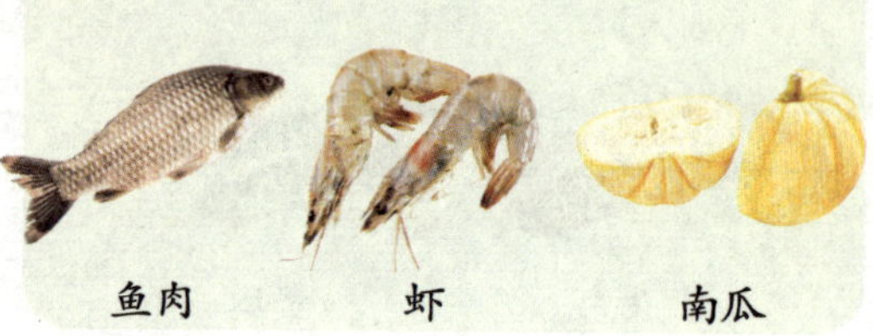

鱼肉　　虾　　南瓜

饮食宜忌

宜

- 选购西红柿时以果实饱满圆润、硬实有弹性、表皮无伤疤的西红柿为佳。
- 西红柿易被碰坏，应装进塑料袋中放入冰箱内保存。

忌

- 未成熟的西红柿不宜食用，若买回来的是未成熟的西红柿，可放在室内，让其慢慢成熟。
- 忌餐前吃西红柿。餐前吃西红柿，容易使胃酸增多，食用者会产生烧心、腹痛等不适症状。
- 忌吃畸形西红柿。如果生长激素使用浓度控制在标准范围之内，就不会对人体有什么危害；倘若用量过大，西红柿外形就会出现畸形，如“尖屁股”、“老虎脚爪”等。

胡萝卜

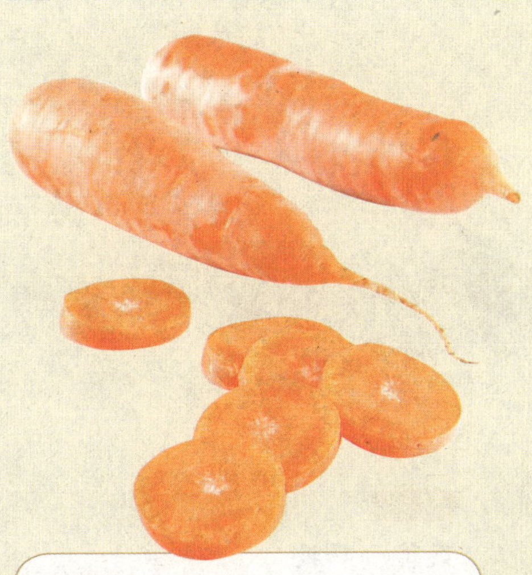

又名

黄萝卜、葫芦菔、丁香萝卜

性味归经

性平，味甘，归肺、脾经

营养成分

膳食纤维、胡萝卜素、B族维生素、烟酸

功效解码

健脾消食/补肝明目/润肠通便/清热解毒

适用人群

糖尿病、夜盲症、便秘、百日咳患者

禁忌人群

脾胃虚寒者

相宜搭配

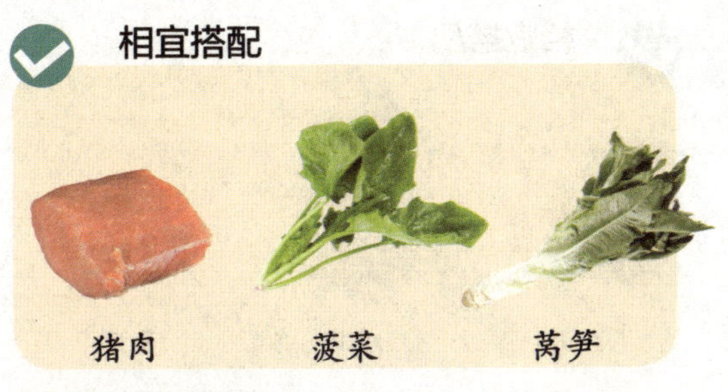

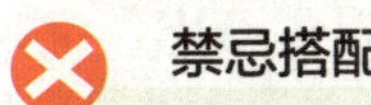

禁忌搭配

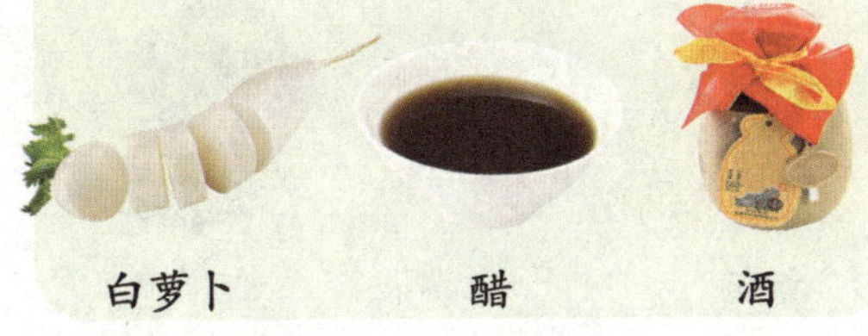

饮食宜忌

宜

- 选购时宜选形状坚实、呈现浓橙色、表面光滑的胡萝卜。
- 胡萝卜久藏而不会失其风味。在贮藏胡萝卜时，应先把残留的绿茎、萝卜叶除净，然后用纸巾包裹再放进冰箱冷藏，可保存1个月左右。
- 长期抽烟者宜每日饮用半杯胡萝卜汁，可保护肺部。

忌

- 冷藏胡萝卜时忌与苹果同放，因为苹果散发的乙烯容易使胡萝卜变味。
- 忌胡萝卜汁与酒同饮。专家研究发现，二者一同摄入，会在肝脏中产生毒素，引起肝病。建议人们不要饮用胡萝卜汁后饮酒，或是在饮酒之后饮用胡萝卜汁。

白萝卜

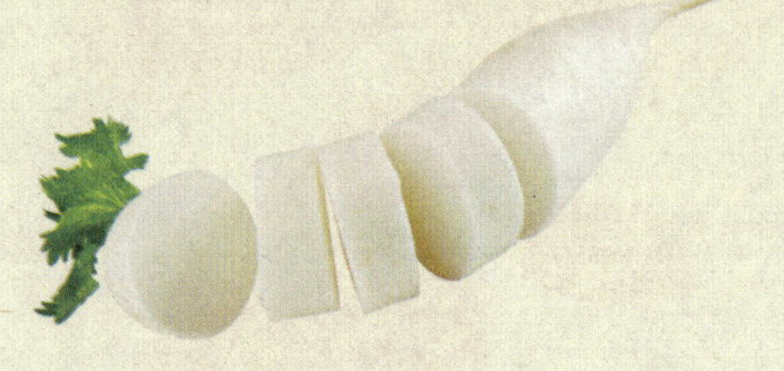

又名

莱菔、罗服

性味归经

性凉，味辛、甘，归脾、肺经

营养成分

膳食纤维、维生素C、芥子油、淀粉酶

功效解码

祛寒保暖/化积滞/止咳消痰

适用人群

大便不畅者及支气管炎、肺炎、痢疾患者

禁忌人群

气虚血弱者、脾胃虚寒者以及胃及十二指肠溃疡、慢性胃炎、单纯甲状腺肿、流产、子宫脱垂患者

相宜搭配
牛肉
鸡肉
豆腐
禁忌搭配
柑橘
人参
何首乌

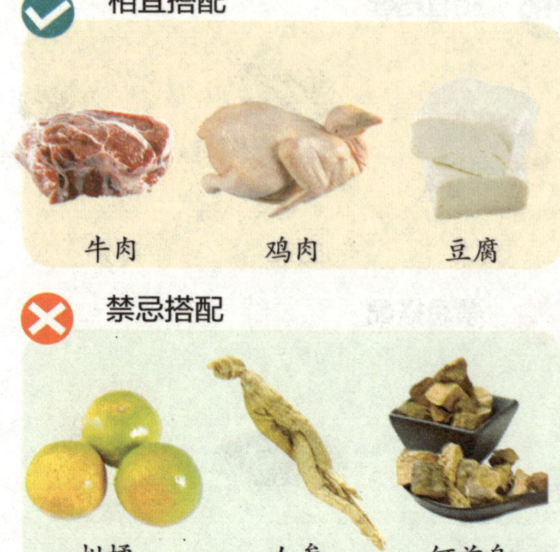

饮食宜忌

宜

- 选购时，以叶片新鲜不枯萎，外表洁净光滑，无裂痕、无须根，用手指轻弹有清脆声的白萝卜为佳。
- 经水冲洗过的白萝卜不宜久藏，最好尽快食用。未经冲洗的白萝卜宜用纸张包好后放入冰箱冷藏，保存时间约为1周。
- 白萝卜可制成泡菜、酱菜，或和肉一起炖食，味道更鲜美，可以改善食欲不振等患者的胃口。
- 白萝卜可促进消化，豆腐富含植物性蛋白质，二者搭配，可健脾养胃、下食除胀。

忌

- 白萝卜忌去皮食用。其所含的钙90%集中在皮内，如果去皮食用，会降低其营养价值。

南瓜

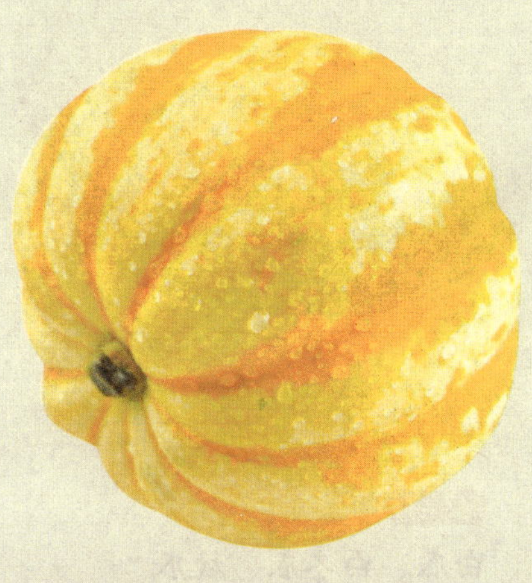

又名

倭瓜、番瓜、麦瓜、饭瓜

性味归经

性温，味甘，归脾、胃经

营养成分

果胶、钴、锌、胡萝卜素

功效解码

补益肝肾/解毒杀虫/防癌抗癌

适用人群

高脂血症、高血压、冠心病患者

禁忌人群

脚气、黄疸、胃热患者

相宜搭配

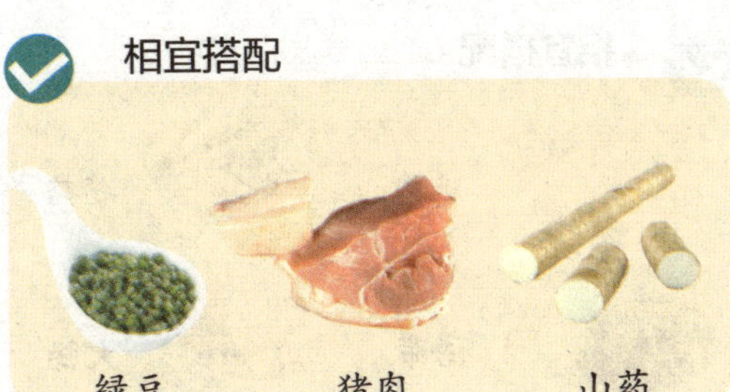

绿豆　猪肉　山药

禁忌搭配

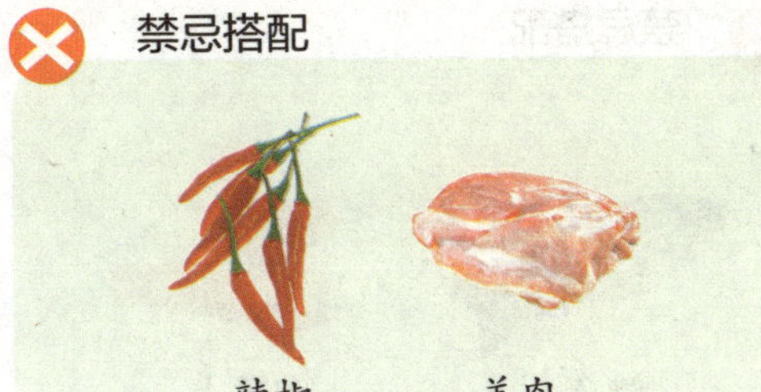

辣椒　羊肉

饮食宜忌

宜

- 相同体积的南瓜，宜选择较重且呈深绿色者。
- 贮藏南瓜宜置于阴凉通风处，这样可保存1个月以上。

忌

- 煮南瓜时，因外皮营养丰富，不宜削皮，以免煮得过烂，影响美观和口感。
- 南瓜如表皮有溃烂或切开后有酒精味，不可食用。
- 不宜切碎弃汁做馅用。因为切碎弃汁做馅会损失大量水溶性维生素，营养价值会降低。
- 南瓜性温热，多食偏食易上火。同时，南瓜中含有较多的糖分，多食会腹胀。
- 南瓜是一种发物，服用中药期间不宜食用。

冬　瓜

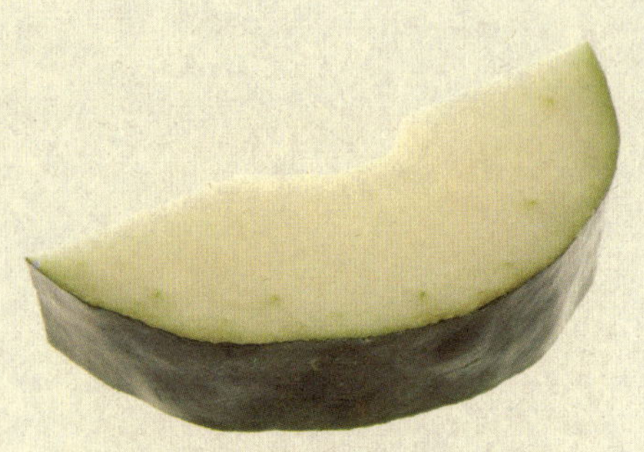

又名

白瓜、白冬瓜、枕瓜

性味归经

性寒，味甘，归肺、大肠、小肠经

营养成分

葫芦巴碱、丙醇二酸、钾

功效解码

利水消肿/清热解毒/生津止渴

适用人群

肾病、水肿、脚气病、癌症、糖尿病、冠心病、动脉硬化、高血压患者

禁忌人群

脾胃虚弱、肾脏虚寒、阳虚肢冷及阴虚火旺者

相宜搭配

鸡肉　蘑菇

海带　火腿

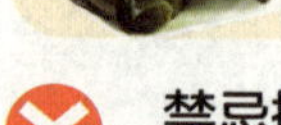

禁忌搭配

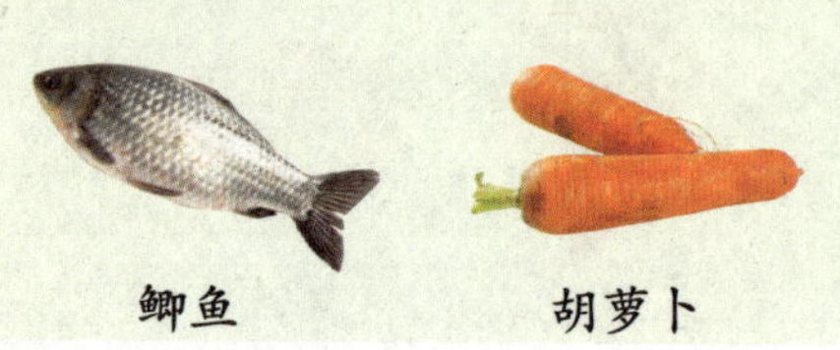

鲫鱼　胡萝卜

饮食宜忌

宜

- 在选购时，宜选择皮薄细嫩、外形完整、表皮有一层白色粉末的冬瓜。
- 为了能在冬季吃到新鲜冬瓜，可选择一些不腐烂、没有受过剧烈震动、带有一层完整白霜的冬瓜，放在没有阳光的干燥地方保存，瓜下放草垫或木板。
- 冬瓜清炖时要少放盐，这样才不会丧失汤品原有的鲜味。

忌

- 冬瓜性寒，故久病体虚的人应忌食。
- 不宜多食或偏食。冬瓜多食、偏食后易耗伤阳气。
- 服用滋补药品时忌食冬瓜。因为冬瓜可解热利尿，会影响药效。
- 因营养不良而致虚肿者慎服。

莴笋

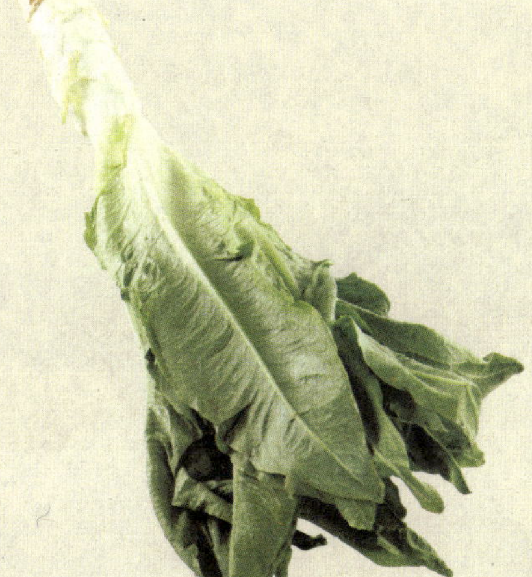

又名

茎用莴苣、莴苣笋、青笋、生笋、千金菜

性味归经

性凉，味苦，归肠、胃经

营养成分

钾、氟、莴苣素

功效解码

利五脏/通经脉/清胃热/利尿

适用人群

神经官能症、高血压、心律不齐、失眠患者

禁忌人群

视力弱者、眼疾患者及产后女性

相宜搭配

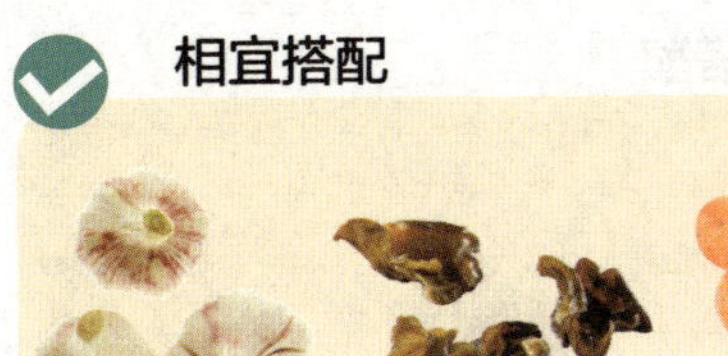

大蒜　黑木耳　胡萝卜

禁忌搭配

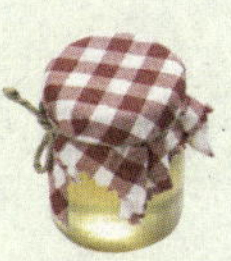

蜂蜜

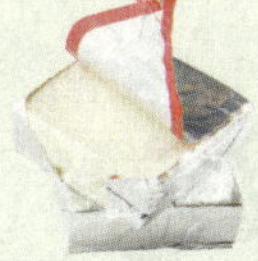

乳酪

饮食宜忌

宜

- 选购莴笋时，以叶片完整、不枯黄、不萎缩、无病斑、叶脉扁平者为佳。
- 莴笋怕咸，盐宜少放才好吃。
- 莴笋宜置于冰箱冷藏，最好是先用纸将莴笋包好再装入保鲜袋里，约可保存3~4天。

忌

- 不宜弃叶食用。莴笋叶子营养丰富，钙、胡萝卜素及维生素C的含量较高。
- 不宜切碎冲洗。莴笋切碎冲洗，会损失大量水溶性维生素，营养价值会降低，应先洗后切。
- 不宜用铜制器皿烹饪及存放莴笋。用铜制器皿烹饪或存放莴笋，莴笋中的维生素C会被破坏，使其营养价值降低。

丝瓜

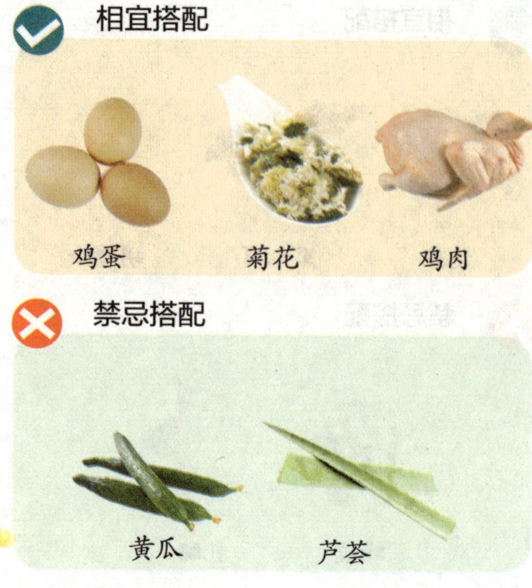

又名

天罗、绵瓜、布瓜、天络瓜

性味归经

性凉，味甘，归肺、肝经

营养成分

钾、胡萝卜素、泻根醇酸

功效解码

清热化痰/凉血解毒/解暑除烦/通经活络

适用人群

百日咳、咽喉炎、哮喘患者

禁忌人群

肠胃不适、腹泻者

饮食宜忌

宜

- 烹制丝瓜时应尽量注意保持清淡，油宜少用，可勾薄芡，用味精或胡椒粉提味，这样才能保留丝瓜香嫩爽口的特点。
- 丝瓜宜煮宜炒，但天气炎热时煮汤更加鲜美，既可以补充营养，又能清热解暑。
- 丝瓜要挑硬的买。刚刚采下的丝瓜，一般含水量在94%左右，所以新鲜的丝瓜总是硬的，而新鲜程度差的丝瓜，会因失水而变得疲软。瓜条匀称，瓜身茸毛完整，表示瓜嫩而新鲜。不建议买大肚瓜，肚大的籽较多。钩状瓜削皮难，也不建议购买。

忌

- 丝瓜性寒，多食易致泄泻，也不宜生食。

莲 藕

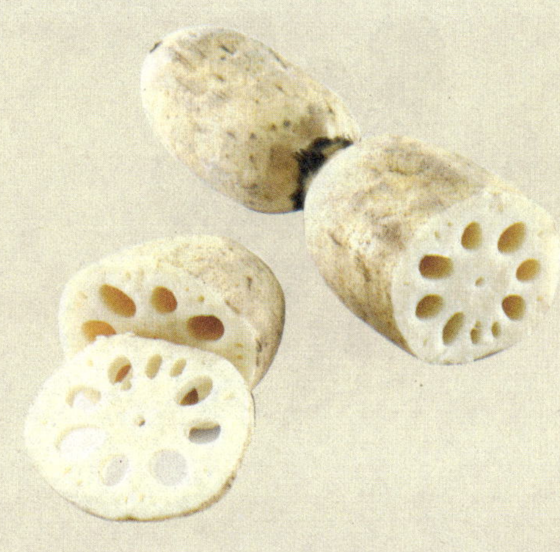

又名

藕、荷梗、灵根

性味归经

性偏凉，味甘、涩，归心、肺、脾、胃经

营养成分

淀粉、单宁、维生素C、维生素B_1、钙、磷

功效解码

清热润肺/健脾生肌/补血

适用人群

食欲不振者、肺病、肠炎患者、中老年人

禁忌人群

脾胃功能低下、大便溏泄者

相宜搭配

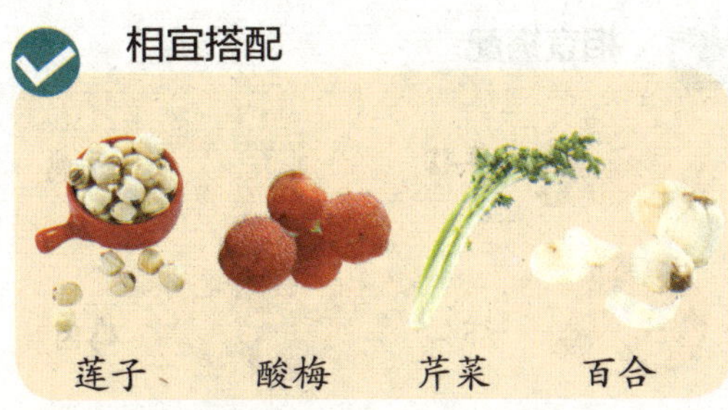

莲子　酸梅　芹菜　百合

禁忌搭配

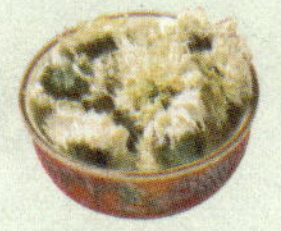

菊花

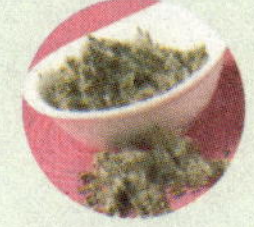

大蓟

饮食宜忌

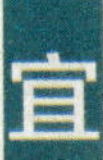

宜

在挑选莲藕时，以外皮呈黄褐色、肉质肥厚且呈白色者为佳。

忌

忌用铁器煮莲藕，以免发黑。

忌多吃生藕。藕肉质肥厚且清淡略甜，富含淀粉、维生素、矿物质和膳食纤维等多种营养成分，但是，忌大量生吃，以免使人患上姜片虫病。因为水生作物的生长水域污染严重，使水菱、荸荠、莲藕表面带有姜片虫的幼虫，虽然生吃前会稍作洗涤，但难以把表面寄生虫全部除尽。姜片虫病的症状大多表现为上腹隐痛，下腹强痛，消化不良，大便溏稀、量多、奇臭，贫血，全身乏力，水肿等。因此，莲藕还是煮熟吃为好。

油 菜

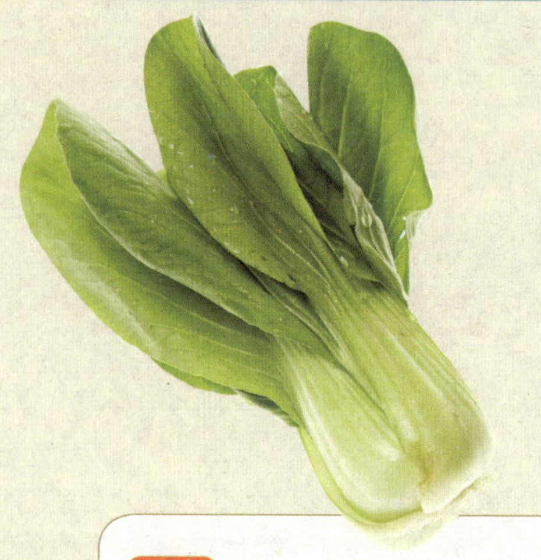

又名

芸苔、寒菜、胡菜、苦菜、苔芥

性味归经

性凉，味甘，归肝、脾、肺经

营养成分

维生素C、膳食纤维

功效解码

活血化瘀/解毒消肿/宽肠通便/强身健体

适用人群

口腔溃疡、口角湿白、齿龈出血、牙齿松动、瘀血腹痛者以及癌症患者

禁忌人群

脾胃虚弱者

相宜搭配

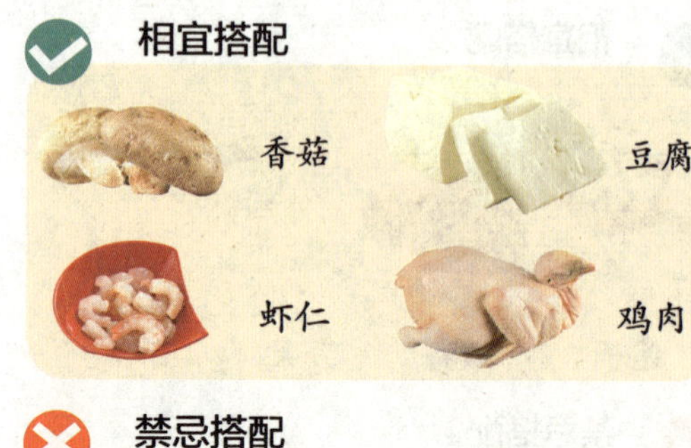

禁忌搭配

南瓜　山药

饮食宜忌

宜

- 食用油菜时宜现做现切，并用大火爆炒，这样既可保持鲜脆，又可使其营养成分不被破坏。
- 油菜可以荡涤油脂，与鸡肉同食，对保肝护肤有极大的好处。
- 油菜含有丰富的维生素和膳食纤维，有清肺止咳的功效；豆腐含有丰富的植物蛋白质，有生津润燥、清热解毒的作用。二者同食，可生津止咳、清热解毒。

忌

- 吃剩的熟油菜过夜后不宜再吃，因其亚硝酸盐含量较高，食用后易引发癌症。
- 不宜用水喷洒后存放。被水喷洒后，油菜叶茎的细胞外渗透压和细胞呼吸均会发生改变，会导致细胞加速溃烂，营养素被破坏。

菜 花

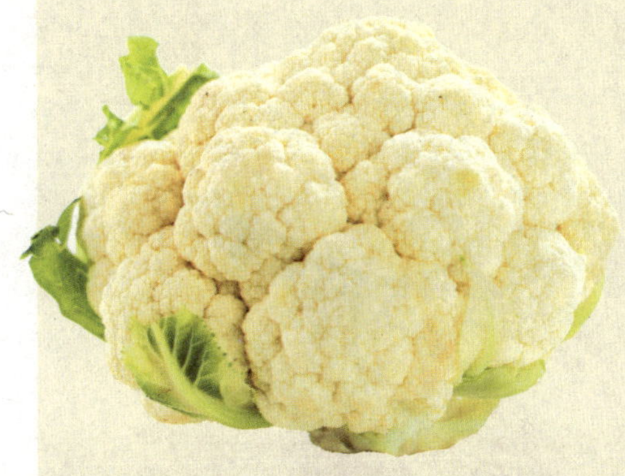

又名

花菜、花椰菜

性味归经

性平，味甘，归肾、脾、胃经

营养成分

维生素C、萝卜硫素、膳食纤维、磷

功效解码

抗癌/抗感染/增强血管壁弹性/润肺止咳

适用人群

中风、心脏病患者

禁忌人群

红斑狼疮患者、尿少者

相宜搭配

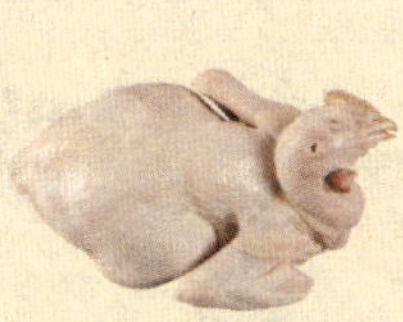

鸡肉

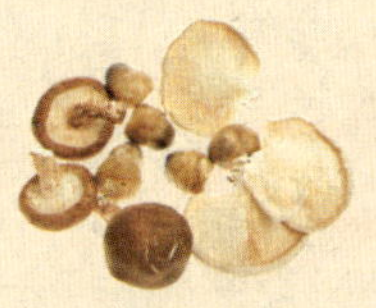

蘑菇

禁忌搭配

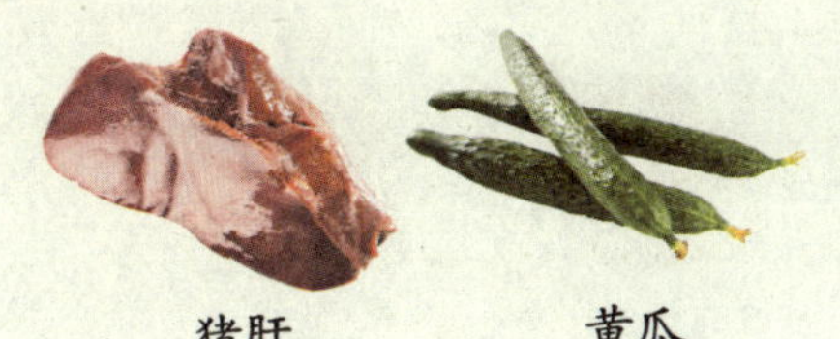

猪肝　　黄瓜

饮食宜忌

宜

- 菜花吃的时候宜多嚼几次，这样才更利于营养的吸收。
- 菜花虽然营养丰富，但常有残留的农药，还容易生菜虫，所以在吃之前可将菜花放在盐水里浸泡几分钟，驱赶菜虫，祛除残留的农药。
- 选购菜花时，花球的成熟度以花球周边未散开的为佳，花球以洁白微黄、无异味、无毛花的为最佳。

忌

- 菜花的烹调一定要得法，烧煮和加盐的时间不宜过长，这样才不至于丧失和破坏防癌、抗癌的营养成分。
- 菜花含少量致甲状腺肿的物质，不宜过量食用。

洋 葱

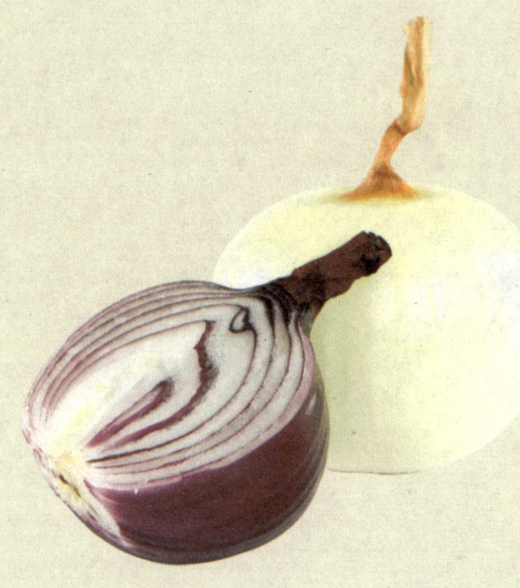

又名

葱头、玉葱、圆葱

性味归经

性温，味辛，归心、脾、胃经

营养成分

大蒜素、钙、硒

功效解码

降血压/预防感冒/增强免疫力

适用人群

高血压、动脉硬化患者

禁忌人群

皮肤瘙痒者、眼疾及眼部充血者、胃病患者

相宜搭配

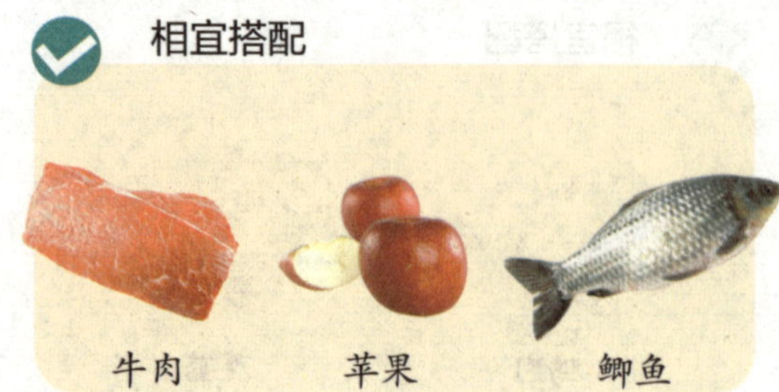

禁忌搭配

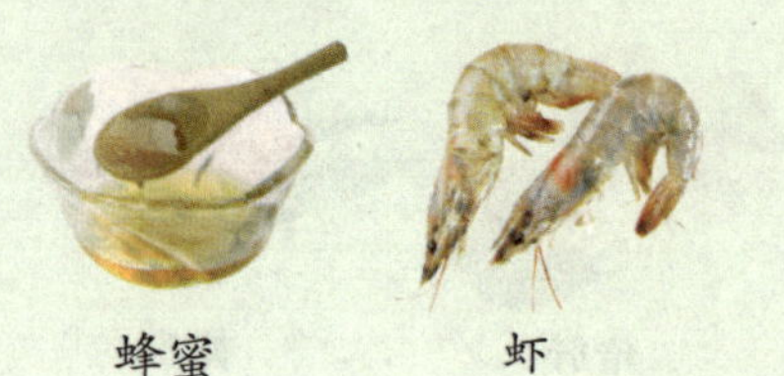

饮食宜忌

宜

- 洋葱生拌、烹炒均可，但生吃为佳。
- 洋葱宜放在室内通风处、置于网状袋中保存，可保持干燥、不发芽，通常最长存放期为1个月。
- 可先将洋葱洗净，用薄塑料袋装起后放入冰箱冷冻，以凉透未冻结为宜，再取出切，可避免刺激眼睛。

忌

- 洋葱忌过量食用，食用过多易产生胀气和排气过多等现象。
- 炒食洋葱时不宜加热过久。洋葱含有丰富的B族维生素及维生素C，加热过久，会破坏这些营养素，使其营养价值降低。
- 不宜把洋葱放在潮湿的地方存放，因为洋葱吸水后容易腐烂。

生菜

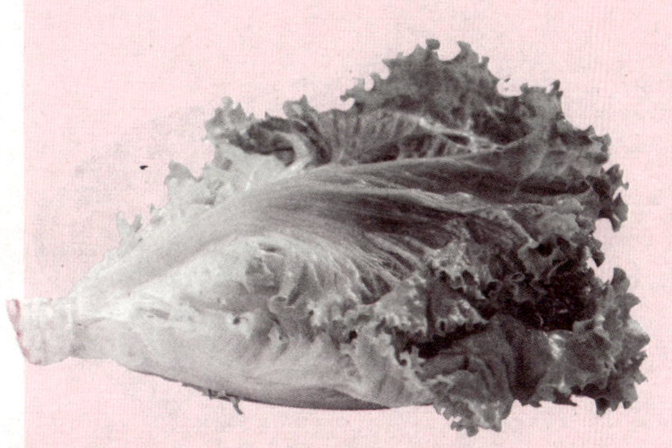

又名

叶用莴苣

性味归经

性凉，味甘、苦，归胃、膀胱经

营养成分

膳食纤维、维生素C

功效解码

利五脏/通经脉/清胃热/镇痛催眠

适用人群

一般人

禁忌人群

尿频、胃寒者

相宜搭配

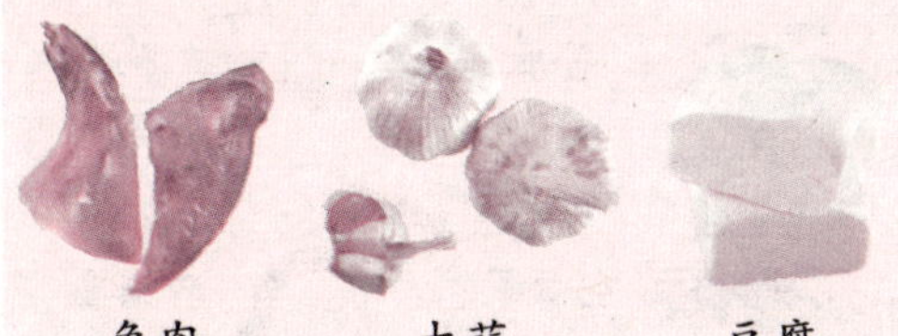

兔肉　大蒜　豆腐

禁忌搭配

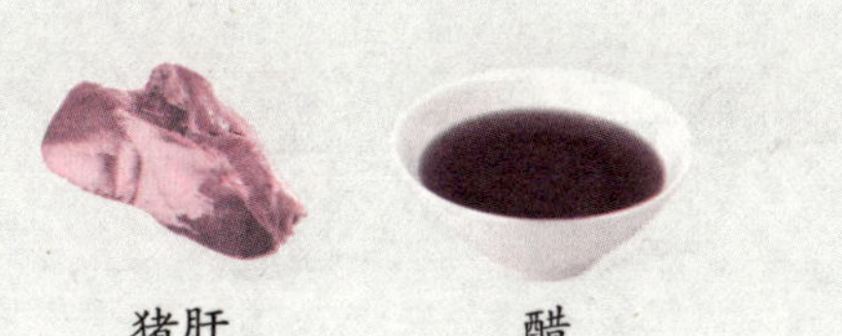

猪肝　醋

饮食宜忌

宜

- 购买生菜时，宜选择切口为白色且水嫩的新鲜生菜。避免选择切口已呈现褐色且已干燥的生菜。
- 宜尽量缩短生菜的烹调时间，以免破坏其富含的维生素C。
- 生菜宜生吃，因为生菜富含水分，每100克生菜水分含量高达94%~96%，故生食清脆爽口，特别鲜嫩。但是生吃时要注意洗干净，以免菜叶上残留农药化肥等污染物。
- 常将生菜和沙拉酱搭配食用，利于保持苗条身材。

忌

- 生菜对乙烯极为敏感，储藏时忌与苹果、梨和香蕉放在一起，否则极易诱发赤褐斑点。

青椒

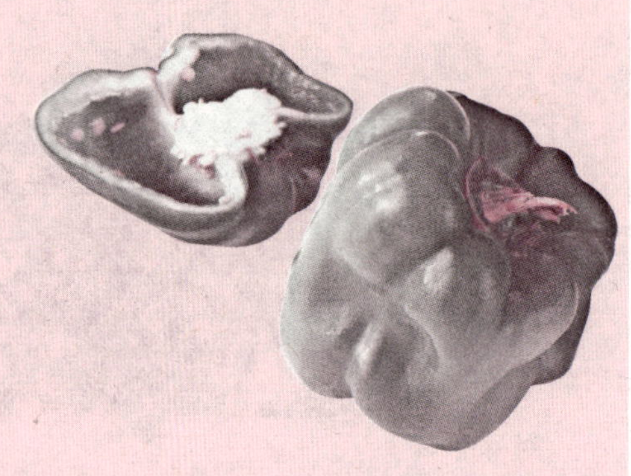

又名

大椒、灯笼椒、柿子椒、甜椒、菜椒

性味归经

性平，味甘、辛，归肝、心、脾经

营养成分

维生素A、维生素C、磷、钙

功效解码

散寒除湿/缓解疲劳

适用人群

食欲不佳者、风湿性疾病患者

禁忌人群

溃疡、食管炎、咳喘、牙痛、痔疮、眼疾患者

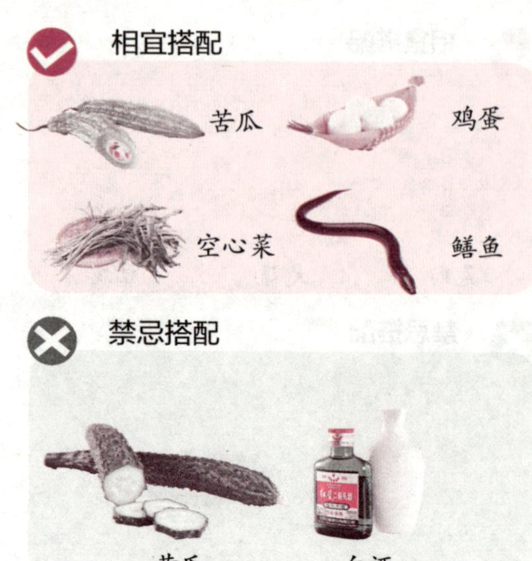

饮食宜忌

宜

- 多数人习惯将青椒剖为两半后直接冲洗，这样累积在凹陷的果蒂上的农药不易洗掉，因此青椒宜去蒂后再清洗。
- 在切青椒时，先将刀在冷水中蘸一下，再切就不会辣眼睛了。
- 在切青椒时，容易辣手，可以用醋洗手，以去除辣味。
- 感觉到青椒很辣时，啤酒比水更容易冲淡辣味。因为辣椒素为非水溶性物质，它只能与脂肪、油类及酒精相结合。
- 青椒的贮存温度最好为8℃～10℃，并注意通风。

忌

- 青椒一次不宜吃得过多。尤其是辣味重的青椒容易引发痔疮等炎症，故要少吃。

甘薯

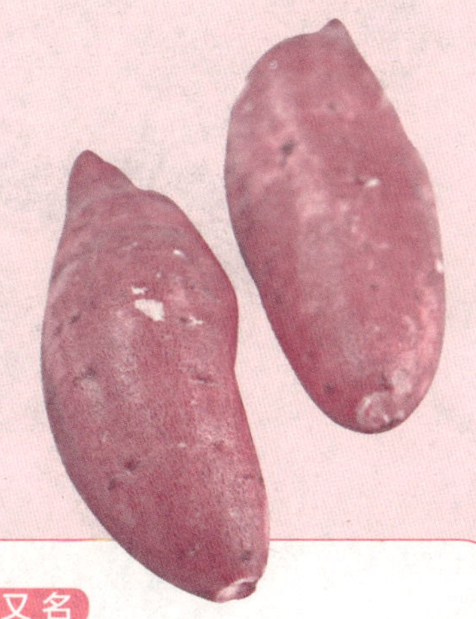

又名

白薯、红薯、金薯、地瓜、番薯

性味归经

性平，味甘，归脾、胃、大肠经

营养成分

膳食纤维、碳水化合物、胡萝卜素、B族维生素

功效解码

和血补中/宽肠通便/益气生津

适用人群

水肿、便秘者

禁忌人群

痞闷胀满者、脾虚湿阻气滞者、糖尿病患者

相宜搭配

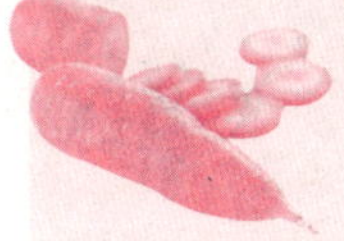

胡萝卜

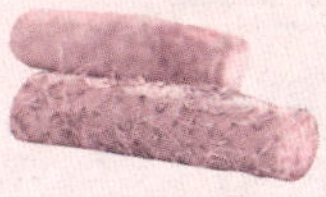

山药

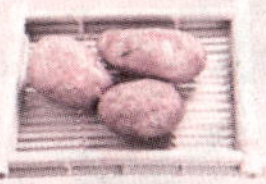

土豆

禁忌搭配

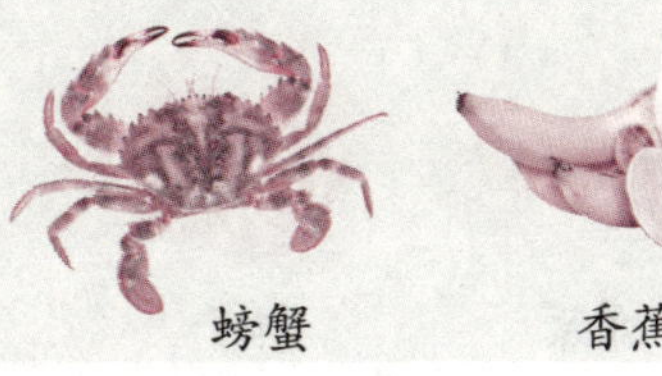

螃蟹　香蕉

饮食宜忌

宜

- 挑选甘薯时以形状丰满，颜色均匀，外皮有光泽且附有小须根者为佳。
- 甘薯宜煮熟连皮一起食用。因为甘薯中所含的某种成分在大肠内会被细菌分解后产生废气，而甘薯皮中则含有可以分解淀粉的酶，使甘薯更易消化，从而减少废气的产生。

忌

- 腐烂甘薯（带有黑斑的甘薯）和发芽的甘薯会使人中毒，不可食用。
- 甘薯不耐寒，遇水容易腐烂，因此忌将其放入冰箱内储存。若在室温下存放，最好将其用报纸包好，置于干燥通风处存放。保存期为1个月左右。

山药

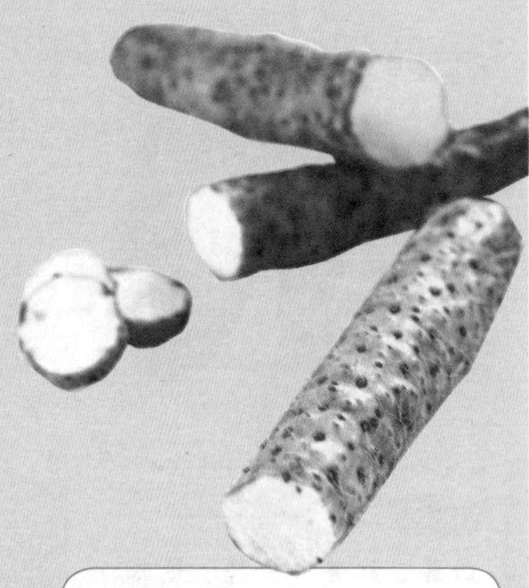

又名

薯蓣、土薯、山薯蓣、白山药

性味归经

性平，味甘，归脾、肺、肾经

营养成分

黏液蛋白、淀粉酶、多酚氧化酶、钾

功效解码

补脾养胃/生津益肺/补肾益精

适用人群

冻疮、心腹虚胀、湿热虚泻患者

禁忌人群

大便燥结者

相宜搭配

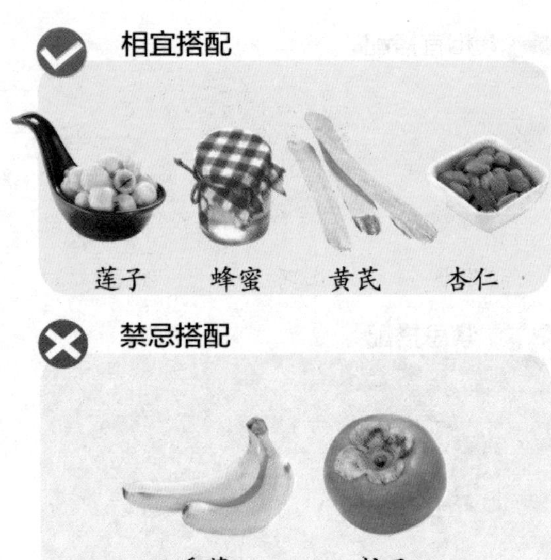

禁忌搭配

香蕉　柿子

饮食宜忌

宜

- 购买山药时以表皮无伤痕、无异常斑点、颜色均匀有光泽、形状完整的为佳。
- 因山药黏液含有植物碱，会使手刺痛，所以在削皮时宜戴手套。部分削皮后的山药在与金属接触时表面会产生红褐色的氧化现象，因此在削完皮后可把山药浸入盐水中，以免氧化。
- 胡萝卜营养丰富，黄芪补脾益气，再配以健胃补脾的山药，可增加营养、丰满肌肉，适宜脾胃虚弱、消化不良的女性食用。

忌

- 山药忌加碱煮食或久煮后食用，以免破坏山药中的淀粉酶，减弱山药的健脾助消化作用，山药中的其他营养成分也会损失。

西葫芦

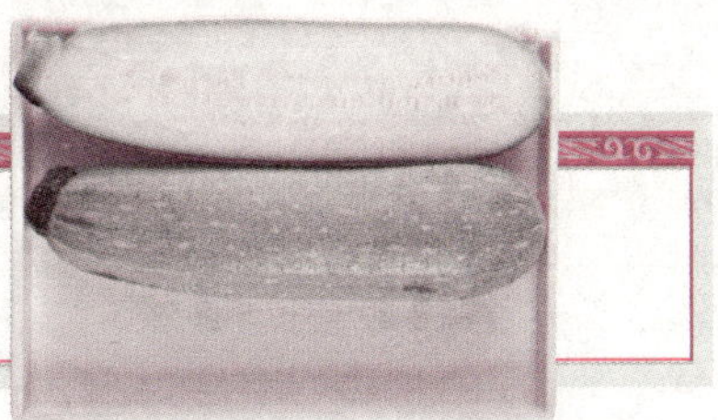

性味归经

性寒，味甘，归脾、胃、肾经

功效解码

清热利尿/除烦止渴/润肺止咳

适用人群

糖尿病、水肿患者

禁忌人群

脾胃湿寒者

饮食宜忌

宜

- 色鲜质嫩，瓜体周正，表面光滑无疙瘩，不伤不烂者为佳。
- 西葫芦适宜在冰箱存放，完整的嫩西葫芦可保存3～7天；切成块的西葫芦用保鲜膜包好，可保存1～2天。

忌

- 不宜生吃，烹调时不宜煮得太烂，以免破坏营养成分。

茼 蒿

性味归经

性温，味甘、辛，归肝、心、脾经

功效解码

补血活血/调经止痛/润肠通便

适用人群

脾胃不和、习惯性便秘者

禁忌人群

大便稀薄、胃虚腹泻者

饮食宜忌

宜

- 茼蒿中的芳香精油遇热易挥发，这样会减弱茼蒿的健胃作用，所以烹调时宜用大火快炒。
- 茼蒿采收后会迅速老化，不能久存，宜购买当天食用完。

忌

- 茼蒿根部容易附着泥沙，应逐叶剥下并用水仔细冲洗，不宜随便用水一冲就使用。

茄子

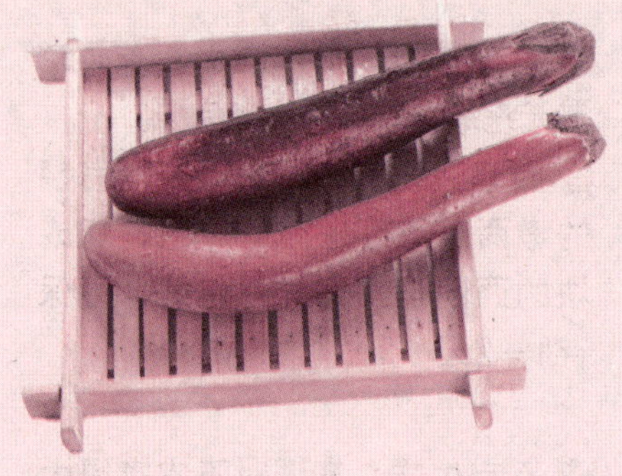

又名

茄瓜、昆仑瓜、矮瓜

性味归经

性凉，味甘，归胃、大肠经

营养成分

抑制角苷、类黄酮、镁

功效解码

清热凉血/消肿解毒

适用人群

便秘者、发热者、高血压、动脉粥样硬化患者

禁忌人群

眼疾患者、体质虚寒者、腹泻者、孕妇、皮肤易过敏者、易亢奋或躁动者

相宜搭配

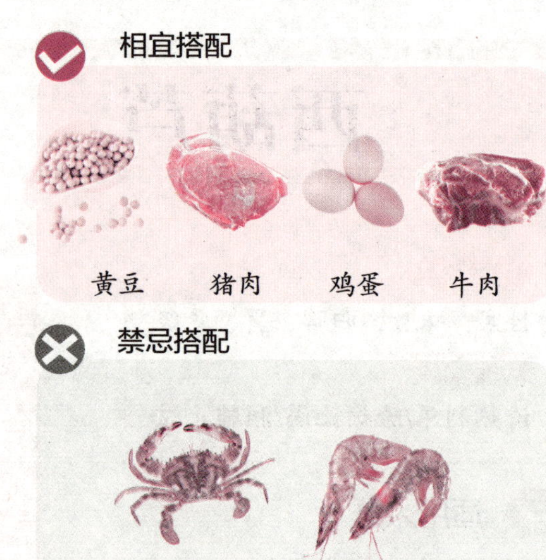

黄豆　猪肉　鸡蛋　牛肉

禁忌搭配

螃蟹　虾

饮食宜忌

宜

茄子适合用烧、焖、拌等烹调方法。

忌

做茄子时忌用大火油炸，宜降低烹调温度，这样不仅能减少吸油量，还可以有效地保留茄子的营养。

茄子在低温中易有寒害发生，所以不宜保存过久，用保鲜膜包好之后最多可在冰箱中冷藏3天。

茄子的妙用

◎用茄子根煎水，趁热熏洗患处，可辅助治疗冻疮。

◎生茄子切开后用于擦患部，有助于辅助治疗蜈蚣咬伤和蜂蜇。

相宜搭配

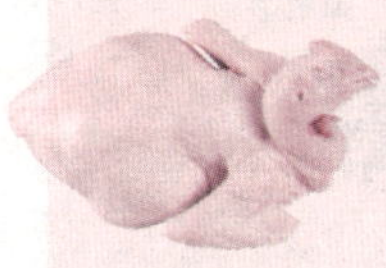

鸡肉

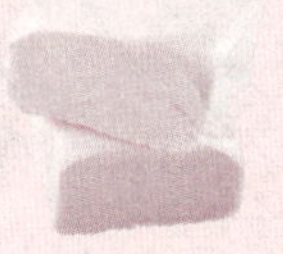

豆腐

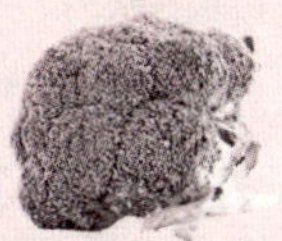

西蓝花

禁忌搭配

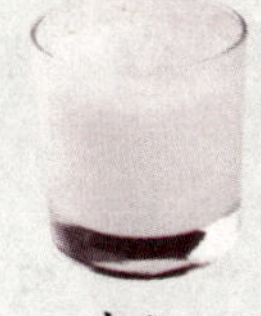

牛奶

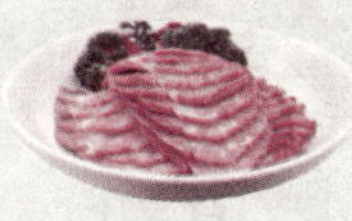

驴肉

饮食宜忌

宜

将鲜品金针菇的水分挤开，再放入沸水锅内汆一下捞起，凉拌、炒、炝、熘、烧、炖、煮、蒸和做汤均可，亦可作为荤素菜的配料使用。但是作为食材，金针菇是凉拌菜和火锅的上好食材，其营养丰富，清香扑鼻而且味道鲜美，深受大众的喜爱。

忌

金针菇不宜一次吃太多，因为菇类中含有高纤维，吃多了可能会导致腹泻。

脾胃虚寒者不宜多吃金针菇。

新鲜金针菇含有秋水仙碱，人体食用后，容易刺激胃肠黏膜和呼吸道黏膜，引起中毒，宜煮熟煮透后食用。

菌菇类

金针菇

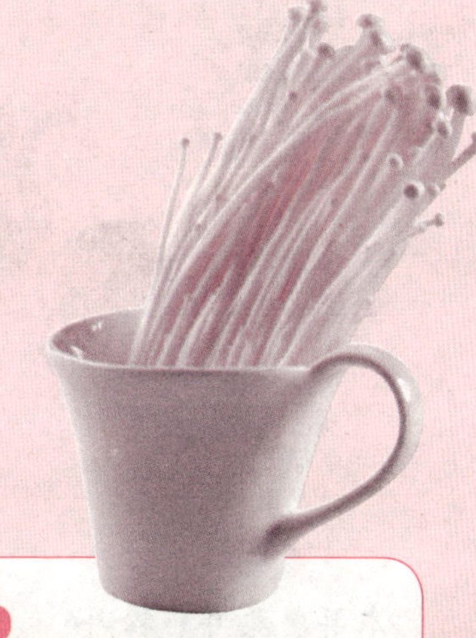

又名

毛柄金钱菇、金菇、朴菇

性味归经

性平，味甘，归肝、胃经

营养成分

氨基酸、精氨酸

功效解码

降压/降血脂/强身健体/活化血气

适用人群

气血不足者、营养不良的老人、儿童、癌症、肝病及胃病患者

禁忌人群

红斑狼疮及关节炎患者

黑木耳

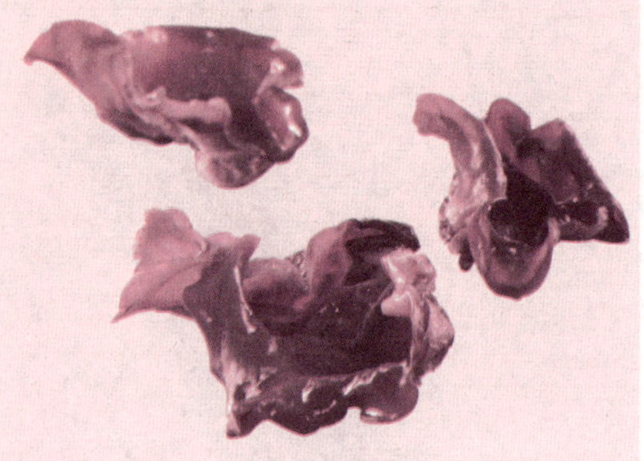

又名

木耳、桑耳、松耳

性味归经

性平，味甘，归胃、大肠经

营养成分

膳食纤维、维生素B_2、铁、钙、胶质

功效解码

养血驻颜/祛病延年/补气益智/滋养强壮

适用人群

脑血栓、冠心病患者以及矿山、冶金、纺织、理发工人

禁忌人群

孕妇、慢性腹泻者、出血性疾病患者

相宜搭配

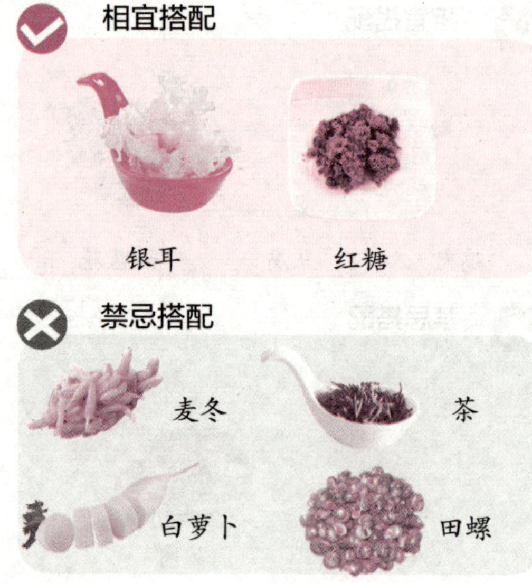

禁忌搭配

麦冬　茶

白萝卜　田螺

饮食宜忌

宜

✓干黑木耳烹调前宜用温水泡发，或用烧开的米汤浸泡，这样泡发的黑木耳肥大、松软且味道鲜美。

忌

✗发霉及有腐败味的黑木耳严禁食用，以防中毒。

✗忌吃鲜黑木耳。因其含有一种叫卟啉的光感物质，人体摄入这类物质后若被太阳照射，会引起皮肤瘙痒、水肿，严重者还可导致皮肤坏死。若水肿发生在咽喉部，则会呼吸困难，若不及时救治，还可引起窒息。干黑木耳是鲜黑木耳经过太阳暴晒处理后的产品，大部分卟啉被分解破坏。在食用前，干黑木耳需经水浸。其含有的剩余毒素会被溶出。

鸡腿菇

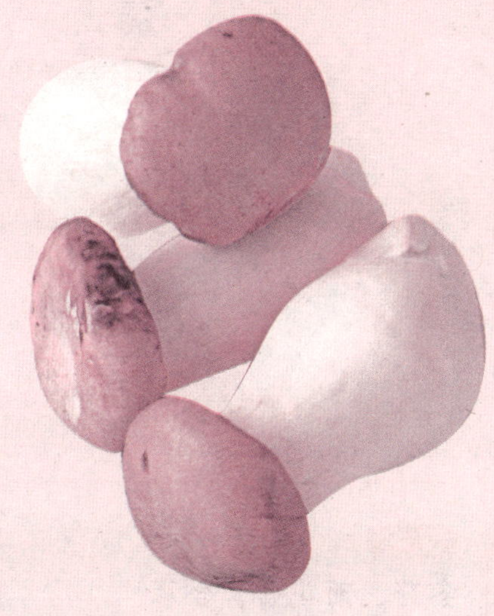

又名

鸡腿蘑、刺蘑菇、毛头鬼伞

性味归经

性平，味甘，归心、胃经

营养成分

赖氨酸、亮氨酸

功效解码

益胃清神/增强食欲/消食化积

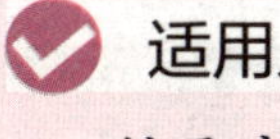

适用人群

糖尿病、痔疮患者

禁忌人群

患有感冒或胃肠不适者

相宜搭配

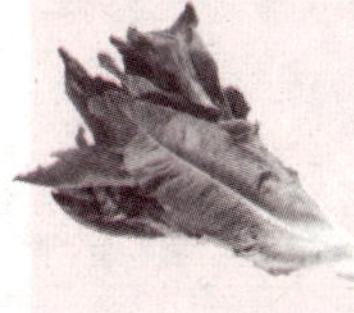

莴笋

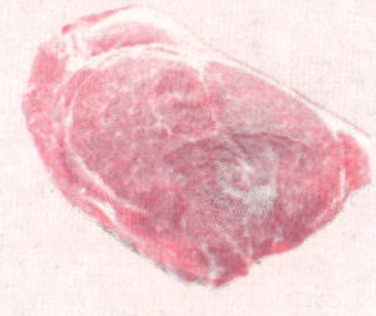

猪瘦肉

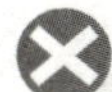

禁忌搭配

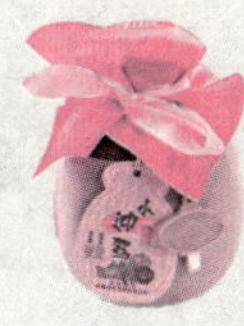

酒

饮食宜忌

宜

- 购买鸡腿菇时，以菇体洁白、菌柄膨大者为佳。
- 鸡腿菇必须在开伞前采摘，开伞后菌肉会变黑褐色，并流出黑色黏液状物质，而失去营养价值。鸡腿菇质地脆而滑，鲜而不腻，口感极佳。适合用炒、炝、拌、红烧等方法烹饪。
- 鸡腿菇烹调前需挑去杂质，剪掉菌根后装盆，加清水洗去泥沙，另换温水浸泡片刻再洗一遍，以彻底除净杂质，最后放入50度左右的温水中浸泡至回软后，即可随用随取。

忌

- 鸡腿菇不宜直接烹饪，应该先用沸水汆烫后再炒食，可有效去除异味。

香菇

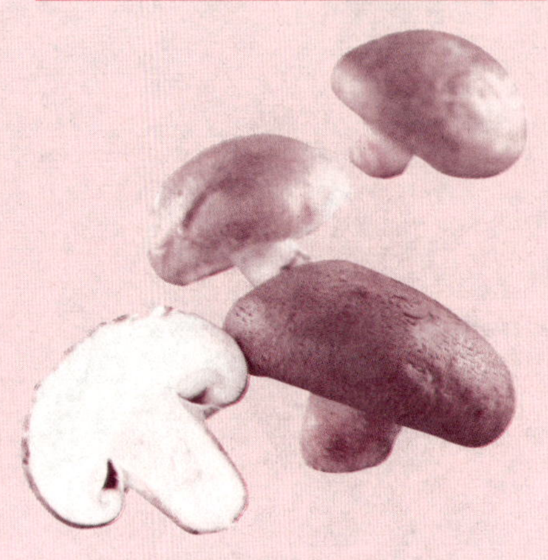

又名

冬菇、菊花菇、合蕈

性味归经

性平，味甘，归肝、胃经

营养成分

蛋白质、多糖、氨基酸、多种维生素

功效解码

降低胆固醇/降低血压/抗病解毒

适用人群

气虚者、体弱多病者、高脂血症患者

禁忌人群

脾胃寒湿气滞者

相宜搭配

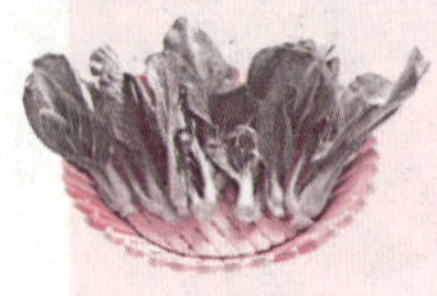

油菜

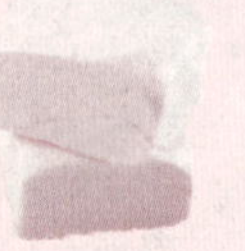

豆腐

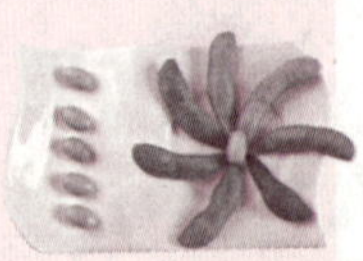

毛豆

禁忌搭配

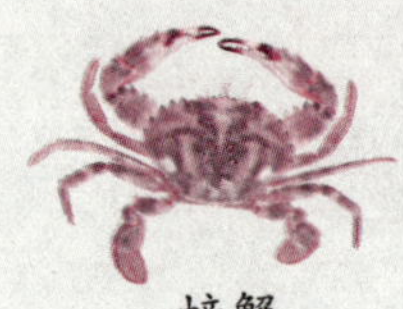

螃蟹

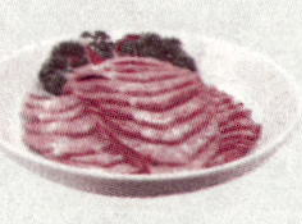

驴肉

饮食宜忌

宜

✔泡发香菇时，应先将香菇洗净，放温水中浸泡约1小时，然后用手指朝着一个方向搅动或是将香菇的蒂部朝下在水中抖动，使其中的泥沙沉入水底。有些人为了让香菇尽快泡发，选择用开水浸泡或加糖浸泡，这样反而会破坏其中的水溶性成分。

忌

✖忌香菇过度浸泡。香菇富含麦角甾醇，这种物质在接受阳光照射后会转变为维生素D。如果用水浸泡过久或过度清洗，就会损失麦角甾醇等营养成分。

✖忌香菇用凉水泡。用温水泡发的香菇，烹制出的菜肴才能出味，香味浓郁。如果用冷水浸泡，就不容易将这种物质泡出。

银耳

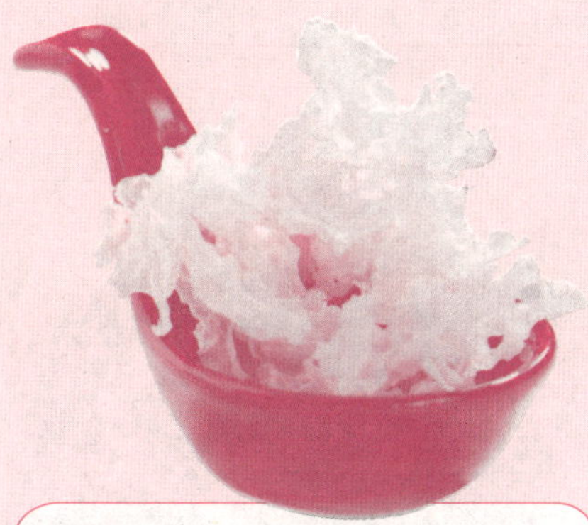

又名

白木耳、桑鹅

性味归经

性平，味甘，归肺、胃、肾经

营养成分

硒、B族维生素、钙、维生素D

功效解码

润肺生津/滋阴养胃/益气和血/补肾益精

适用人群

阴虚火旺、体质虚弱、大便干结者、月经不调的女性以及青少年

禁忌人群

外感风寒者、出血症患者、糖尿病患者

相宜搭配

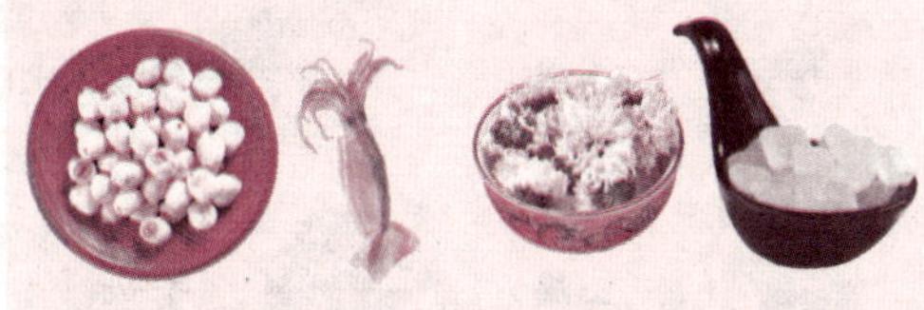

莲子　鱿鱼　菊花　冰糖

禁忌搭配

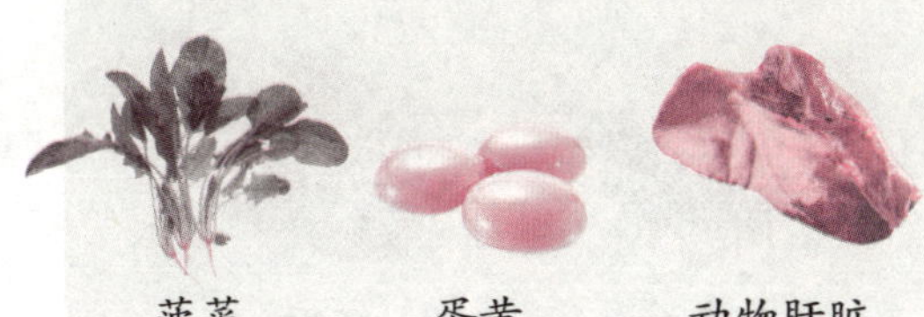

菠菜　蛋黄　动物肝脏

饮食宜忌

宜

- 选购银耳时，以淡黄色、根部颜色略深的为佳品，千万不要购买“雪白”、“漂亮”的银耳。
- 银耳宜用开水泡发，泡发后应去掉未发开的部分，特别是那些呈淡黄色的部分。

忌

- 银耳含磷丰富，磷与铁结合会生成难溶性化合物，所以银耳不宜与富含铁的食物，如菠菜、蛋黄、动物肝脏等同食。
- 不宜饮隔夜银耳汤。因其含有大量亚硝酸盐，可导致中毒。
- 忌银耳颜色越白越好。优质银耳呈不规则的块片状。外表为黄白色或黄褐色，微有光泽。水发后朵大体松，肉质肥厚，无蒂头，底部无黑斑，质硬且有弹性。

牛 肉

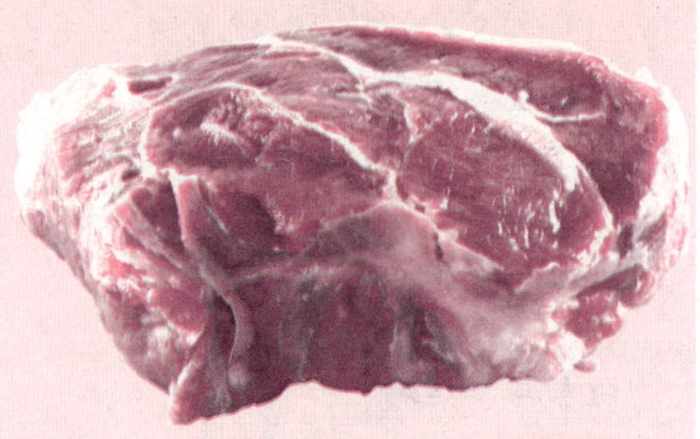

性味归经

性平，味甘，归脾、胃经

营养成分

蛋白质、氨基酸、钙、锌、铁

功效解码

补中益气/滋养脾胃/强健筋骨

适用人群

身体虚弱、贫血、体软无力、目眩者

禁忌人群

湿疹、肾炎、过敏患者

相宜搭配

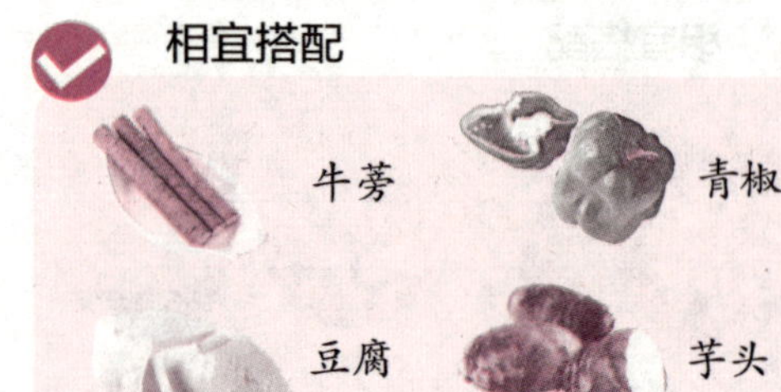

禁忌搭配

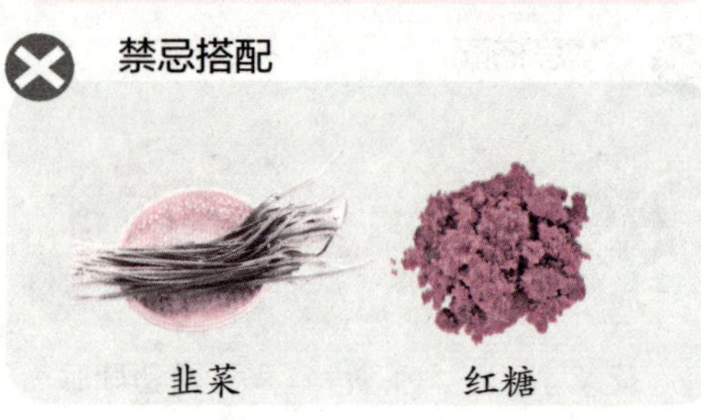

饮食宜忌

宜

- 牛肉不易熟烂，烹饪时放山楂、橘皮或茶叶可以使其易烂。
- 牛肉以买回当天吃完为佳，若要保存，也应放冰箱，且不要超过3天，一旦解冻便不宜再冷冻。
- 牛肉的纤维组织较粗，结缔组织又较多，应横切，将长纤维切断，不能顺着纤维组织切，否则不仅没法入味，还嚼不烂；另外，烹煮前先用刀拍打牛肉以破坏纤维组织，可减轻其韧度。

忌

- 清洗牛肉时忌浸泡于水中，应用流动的水冲洗，再将水分擦干。
- 牛肉为发物，患有肝硬化、肾炎的人应当谨慎食用，避免产生代谢障碍或过敏。

羊肉

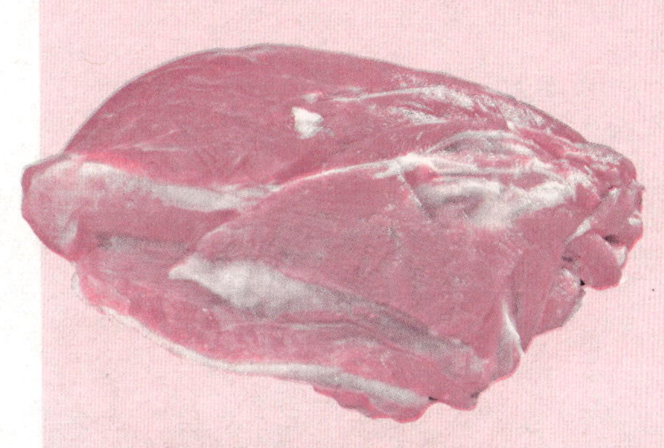

性味归经

性温，味甘，归脾、肾经

营养成分

蛋白质、脂肪、铜、锌

功效解码

益气补虚/温中暖下/促进消化/补肾壮阳

适用人群

胃寒、气血两虚、骨质疏松、体虚者

禁忌人群

感冒、肠炎、痢疾、高血压、水肿、疟疾、牙痛及一切热性病症患者

相宜搭配

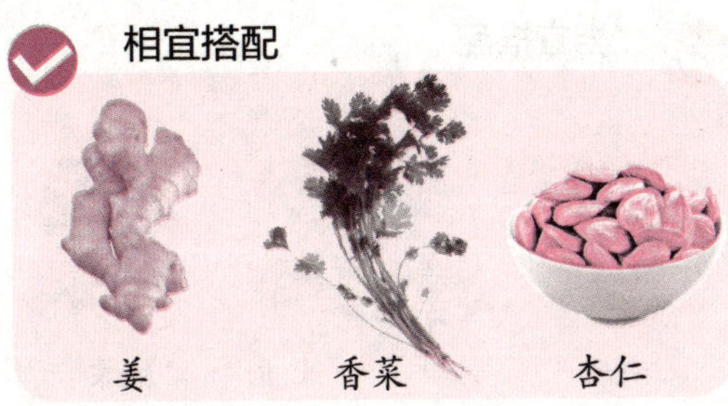

禁忌搭配

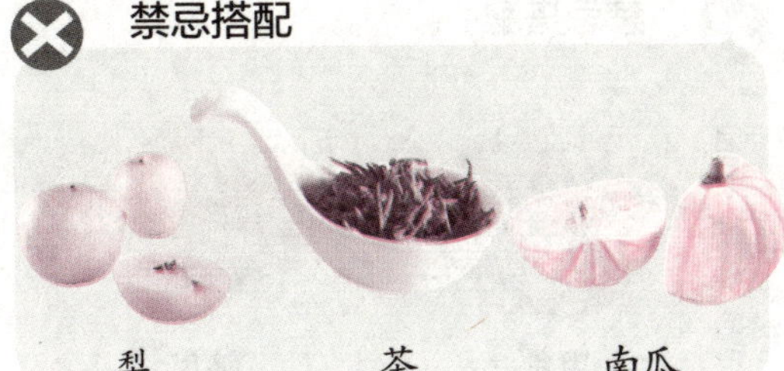

饮食宜忌

宜

- 羊肉性温热，常吃容易上火。因此，吃羊肉时，搭配一些凉性蔬菜，如冬瓜、丝瓜、油菜、大白菜、菠菜等，这样既能达到羊肉的补益功效，又能中和羊肉的燥热之性。
- 羊肉一般以现购现烹为宜，如暂时吃不了的，可将其用少许盐腌制之后再存放，即可保存10天左右。
- 吃羊肉时搭配一些香菜，可去腥增香。

忌

- 羊肉为高蛋白质食物，其生化成分复杂，不宜用铜器烹煮，否则易产生有毒物质，损害人体健康。
- 羊肉忌和西瓜一起食用，那样容易肝腹水。

猪肉

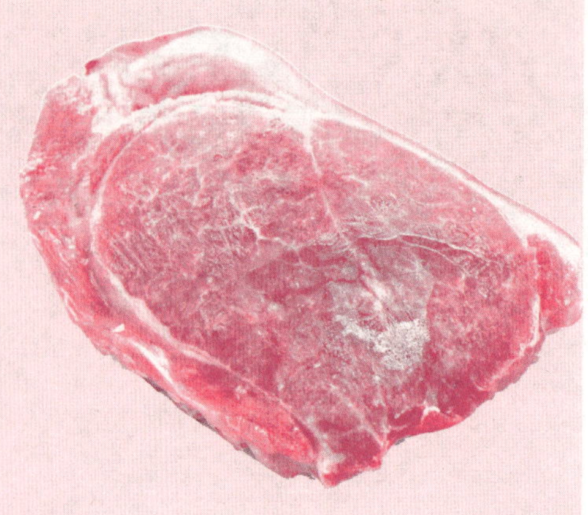

性味归经

性微寒，味甘、咸，归脾、肾经

营养成分

B族维生素、血红素铁、蛋白质

功效解码

滋养脏腑/滑润肌肤/补中益气

适用人群

贫血、腹胀、痔疮患者

禁忌人群

肥胖、心血管疾病患者

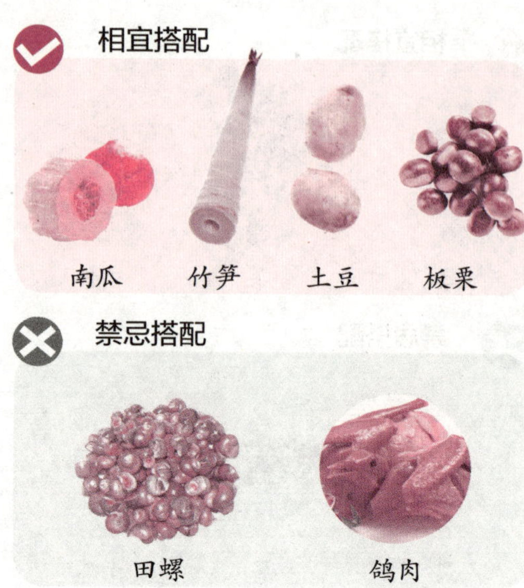

饮食宜忌

宜

- 挑选猪肉时以肉色为粉红色、略带光泽、肉身结实、脂肪泛白者为佳。
- 猪肉比较容易变质，购买后最好当天食用，剩下的应放在冰箱中冷藏。

忌

- 忌吃肉弃皮。肉皮中的蛋白质含量是肉的2.5倍，糖类含量一般是肉的4倍，而脂肪含量比瘦肉还要低得多；而且肉皮中含有较多的胶原蛋白和丰富的赖氨酸。胶原蛋白可延缓衰老，赖氨酸有益于儿童的生长发育，所以肉皮不要丢掉，以免降低食用价值。
- 忌用热水浸洗猪肉。应将猪肉先用干净粗布擦洗，除去污垢，然后用冷水快速冲洗干净即可。

鸡肉

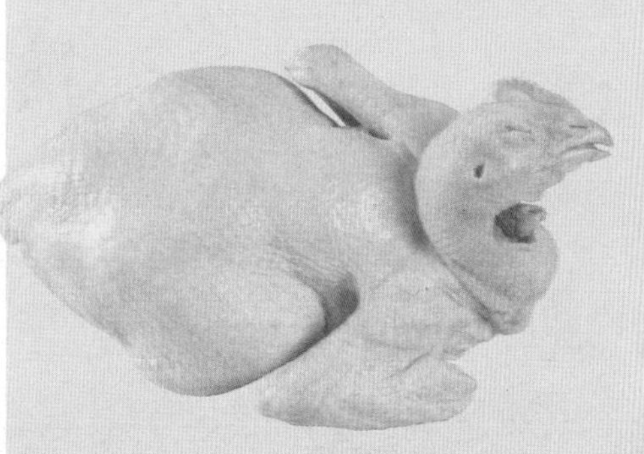

性味归经

性温，味甘，归脾、胃、肝经

营养成分

蛋白质、不饱和脂肪酸、卵磷脂、锌

功效解码

滋养五脏/固胎利产/补肾益精

适用人群

营养不良、贫血、气血不足、产后无乳者

禁忌人群

高血压、冠心病、胆囊炎、胆结石患者

相宜搭配

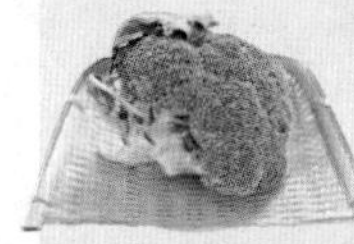

西蓝花

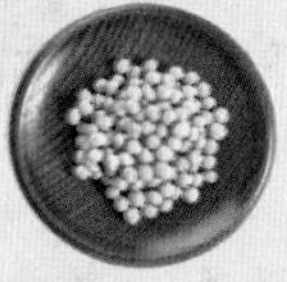

黄豆

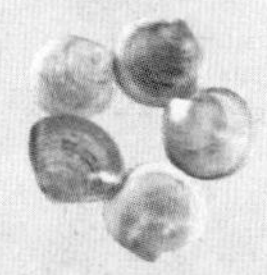

蛤蜊

禁忌搭配

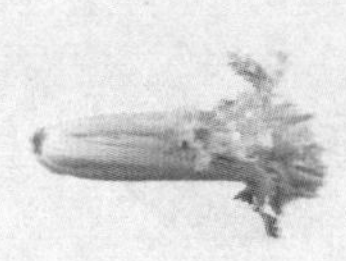

芹菜

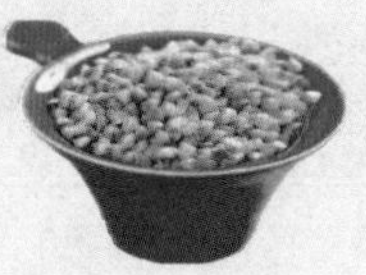

荞麦

饮食宜忌

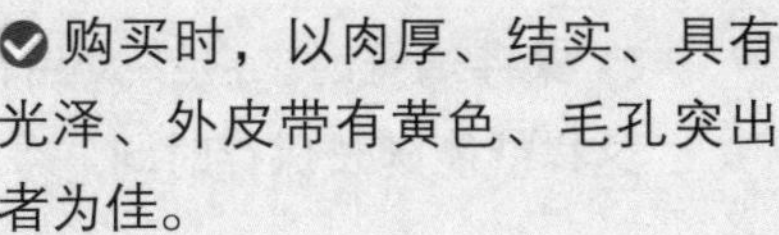

宜

- 购买时，以肉厚、结实、具有光泽、外皮带有黄色、毛孔突出者为佳。
- 若要存放烹饪过的鸡肉，最好能将肉和配料或肉汁分开后封装冷藏，并尽量在2天内吃完。
- 在宰鸡前给鸡灌1汤匙酱油或醋，可以让鸡肉熟得更快、更烂，口感也会比较好。

忌

- 忌吃鸡屁股。有的人喜欢吃鸡屁股，觉得香、糯、肥。鸡屁股中除了脂肪等组织外，还有无数的淋巴小结，这些淋巴小结中含有大量的吞噬细胞，这些细胞能吞食进入鸡体内的各种致病物质，但不能分解它们。所以吃鸡时应丢弃鸡屁股。

鸡 蛋

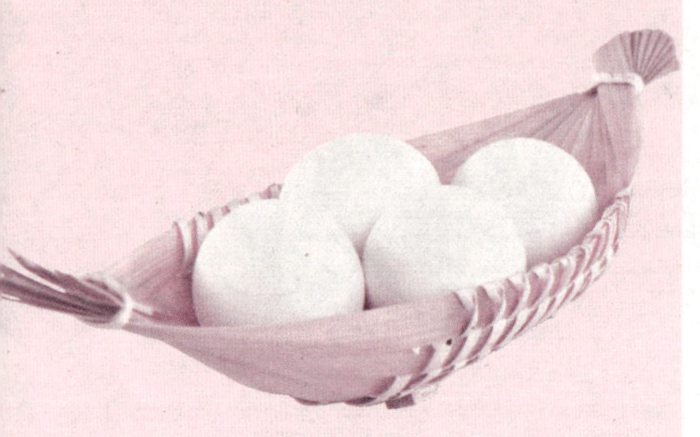

性味归经

性平，味甘，归肺、脾、胃经

营养成分

蛋白质、B族维生素、卵磷脂

功效解码

健脑益智/延年益寿/防癌

适用人群

婴幼儿、发育期少年

禁忌人群

腹泻、肝炎、肾炎、胆囊炎、冠心病患者

相宜搭配

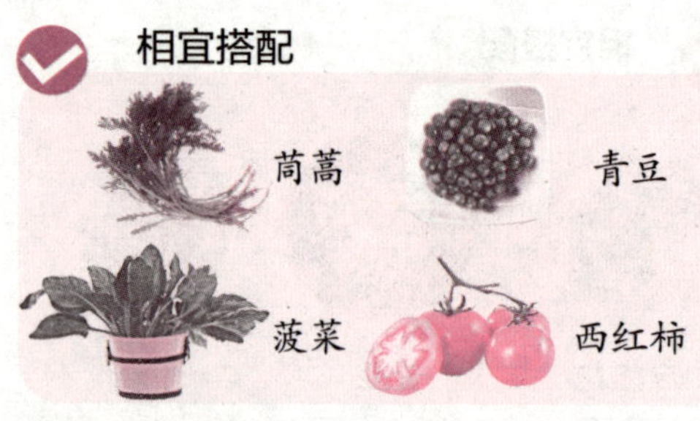

禁忌搭配

柿子　白糖

饮食宜忌

宜

✓保存鸡蛋时，应该大头朝上，这样就能延长保存时间。

忌

✗忌生吃鸡蛋。有的人认为生吃鸡蛋营养价值高。其实不然，因为鸡蛋清中含有抗生物素蛋白和抗胰蛋白酶。抗生物素蛋白在肠道内与生物素结合，易生成难以被人体消化和吸收的化合物，导致人体生物素缺乏，而出现食欲不振、无力、头发脱落等症状。

✗忌在冰箱置架上直接存放鸡蛋。鸡蛋壳上有枯草杆菌、假芽孢菌、大肠埃希菌等细菌，在低温下可生长繁殖，易污染其他食物。应将其用保鲜袋装起后密封存放，且时间不宜过长。

动物肝脏

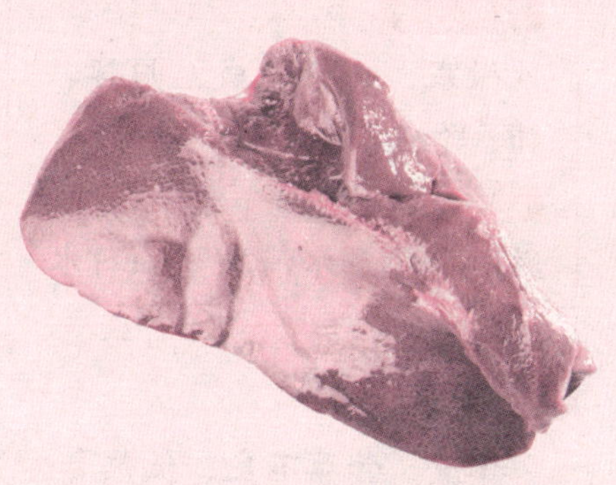

性味归经

性温，味甘、苦，归肝经

营养成分

铁、维生素A、B族维生素、钙、镁

功效解码

补肝明目/养血/通络下乳

适用人群

贫血患者

禁忌人群

高胆固醇血症、高血压和冠心病患者

相宜搭配

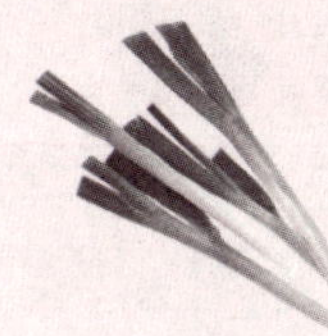

葱

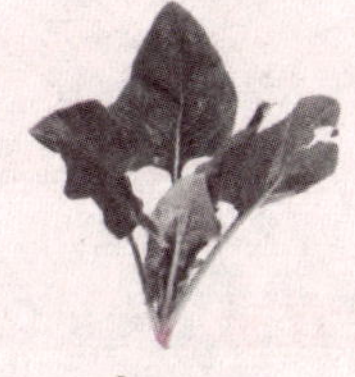

菠菜

禁忌搭配

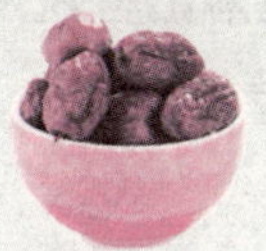

红枣

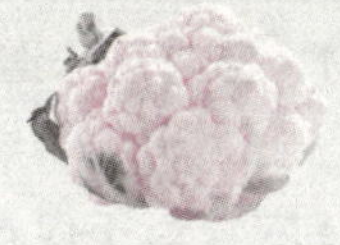

菜花

饮食宜忌

宜

- 肝脏是体内最大的毒物中转站和解毒器官，所以买回的新鲜肝脏不要急于烹调，应把肝脏放在流水下冲洗10分钟，然后放在水中浸泡30分钟后再进行烹调。
- 猪肝要现切现做。切后放置时间过长胆汁会流出，不仅损失养分，而且炒熟后会有许多颗粒凝结在猪肝上，影响外观和口感。
- 猪肝有一种特殊的异味，烹制前，将肝洗净，剥去薄皮，放入盘中，加适量牛奶浸泡，3～5分钟后，猪肝异味即可清除。

忌

- 肝脏烹调时间不宜太短，至少应该用大火翻炒5分钟以上，使肝脏完全变成灰褐色，并且看不到血丝。

鸭肉

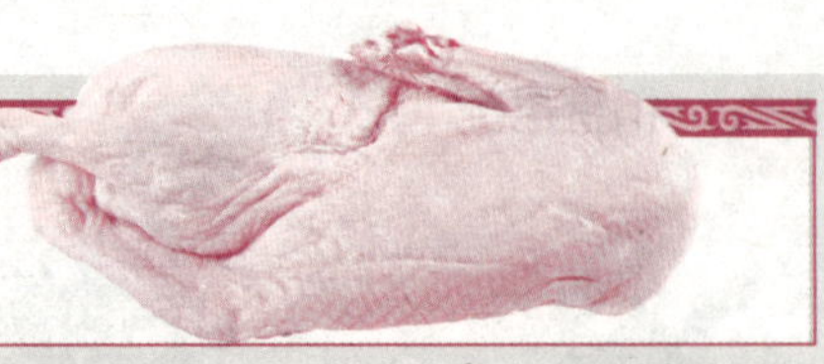

性味归经

性微寒，味甘、咸，归脾、肺、肾经

功效解码

滋阴养胃/利水消肿/补血行水

适用人群

体虚、营养不良、低热者

禁忌人群

体弱、四肢逆冷、腹泻者

饮食宜忌

宜

✓ 鸭肉中含氮浸出物丰富，所以味美。烹调时，只要加入少量盐，就能有效地溶出含氮浸出物，使肉汤味道鲜美。

忌

✗ 不宜食用保存过久的鸭肉。久储鸭肉，蛋白质容易裂解变性，营养价值降低，还会产生酪氨酸，导致头痛等。

✗ 寒性痛经的女性应少吃鸭肉。

鹅肉

性味归经

性平，味甘，归脾、肺经

功效解码

益气补虚/暖胃开津/养精血

适用人群

食欲不振、气短乏力、气津不足者以及糖尿病患者

禁忌人群

肠胃虚弱、皮肤过敏者

饮食宜忌

宜

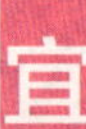

✓ 鹅肉加盐同煮，食疗效果更加显著，尤其适合冬季食用。

✓ 优质鹅肉肉色洁白，肉质有弹性，没有硬节，略带腥味，无臭味，最好是现杀现买。

忌

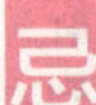

✗ 在处理鹅肉时，不宜直接烹饪，应用沸水以大火汆烫一下，去除血水和污物后再烹饪。

鹌鹑肉

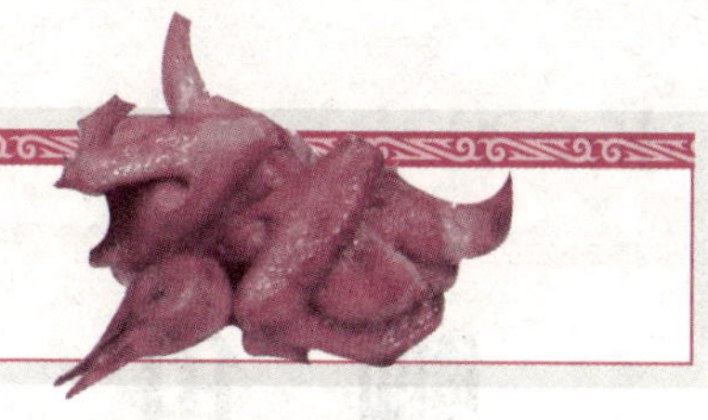

性味归经

性平，味甘，归脾、肺经

功效解码

利水消肿/益中利气/补益五脏

适用人群

体虚者、老年人、儿童、孕妇、肥胖及高血压患者

禁忌人群

脑血管疾病患者

饮食宜忌

宜

鹌鹑肉和红豆、姜一同煮食，可以止泄痢，适用于神经衰弱、消化不良、身虚体弱、咳嗽哮喘等症。

忌

鹌鹑肉质嫩，忌直接上锅烧炖，否则肉很容易散，也没有嚼劲，所以一般要先将鹌鹑肉过油炸一下再炖汤。

鸭 蛋

性味归经

性凉，味甘，归肺、脾经

功效解码

补充营养/滋阴清肺

适用人群

骨质疏松者

禁忌人群

孕妇、幼儿及高血压、肾病患者

饮食宜忌

宜

鸭蛋宜放入冰箱保存，放置时注意大头朝上、小头在下，这样有益于保证鸭蛋的质量。并且最好将其用袋子套起后再存放。

忌

心血管疾病、肝肾疾病患者应少吃鸭蛋。

不宜食用未完全煮熟的鸭蛋。病菌渗入鸭蛋内，只有经过高温处理，才能被杀死。

鲫 鱼

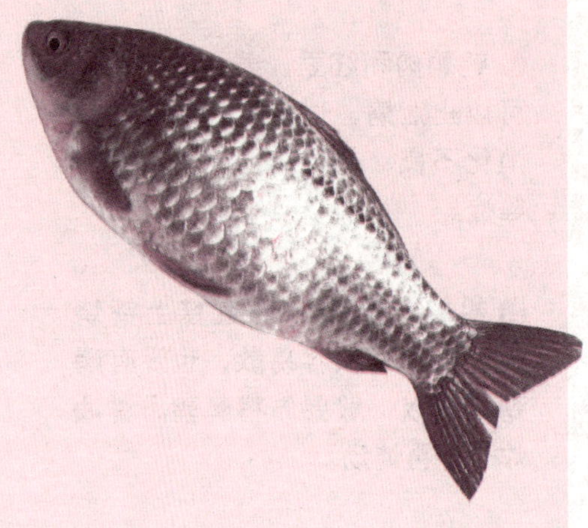

又名

鲋鱼、喜头鱼、童子鲫、鲭

性味归经

性平，味甘，归脾、胃、大肠经

营养成分

蛋白质、钙、磷、B族维生素

功效解码

和中开胃/通乳催奶/活血通络

适用人群

胃寒腹痛、食欲不振、消化不良者以及中老年人和病后虚弱者

禁忌人群

感冒发热者

相宜搭配

韭菜　豆腐　黑木耳

禁忌搭配

鸡肉　猪肉

饮食宜忌

宜

- 选购鲫鱼时，以鱼眼睛略凸，眼球颜色黑白分明并且有光泽的鲫鱼为佳。
- 清蒸或煮汤营养效果最佳，若经煎炸则营养价值会大打折扣。
- 肝炎、肾炎、高血压、心脏病、慢性支气管炎等疾病患者宜经常吃鲫鱼，可以补充营养，增强抗病能力。
- 清炖、红烧鲫鱼时，要将咽喉齿去掉，可让汤汁鲜美。

忌

- 猪肉性微寒，鲫鱼性温，属性功能略不相同。如作为两样菜，偶食无妨，若合煮或配炒，则不相宜，因二者会产生反应，不利于健康；而且鱼类皆有鱼腥，一般不与猪肉配食。

鳝 鱼

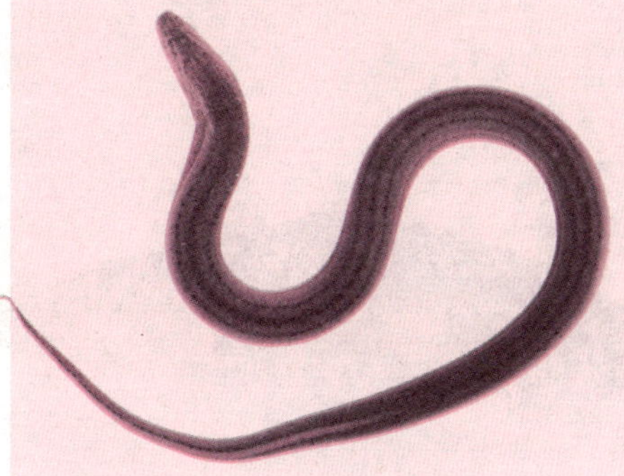

又名

黄蛆、蛆鱼、海蛇、黄鳝

性味归经

性温，味甘，归肝、脾、肾经

营养成分

DHA、卵磷脂、维生素A、鳝鱼素

功效解码

温阳健脾/补益气血/祛风通络/滋补肝肾

适用人群

身体虚弱、气血不足、营养不良者及糖尿病患者

禁忌人群

瘙痒性皮肤病、支气管哮喘、淋巴结核患者

相宜搭配

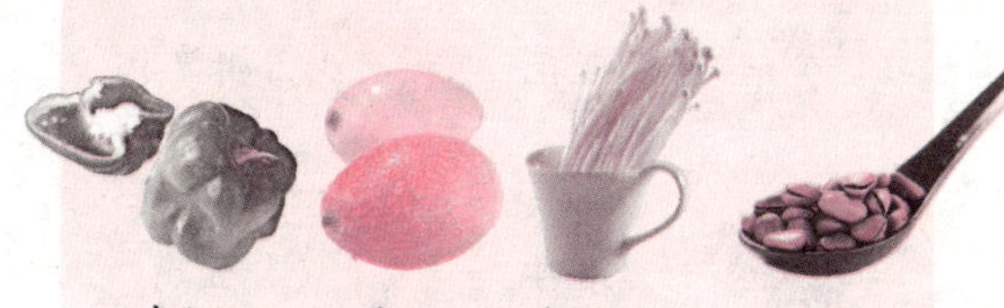

青椒　木瓜　金针菇　松子

禁忌搭配

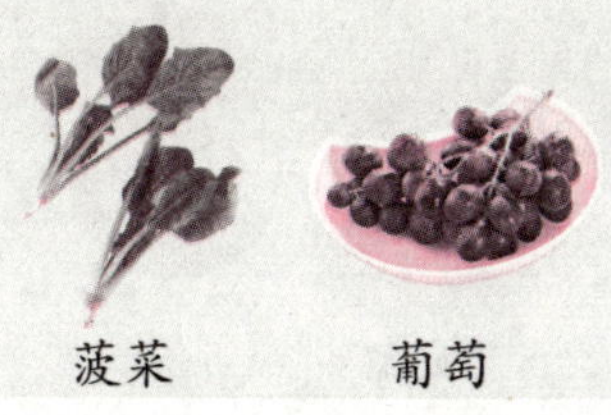

菠菜　葡萄

饮食宜忌

宜

- 挑选鳝鱼时，以表皮柔软、颜色灰黄、肉质细致、闻起来没有臭味者为佳。

忌

- 吃鳝鱼时最好能现杀现烹，死得久了的鳝鱼有毒，不宜食用。
- 鳝鱼不宜过食，否则不仅不易消化，而且有可能引发痼疾。

忌生吃水产品

水产品携带有各种致病微生物，尤其是淡水和浅海水产品受环境污染作用，致病微生物携带率远高于深海水产品，食用时要特别小心。如果生食，轻则腹泻、呕吐等，重则可能染上甲肝、寄生虫病等。

鲈 鱼

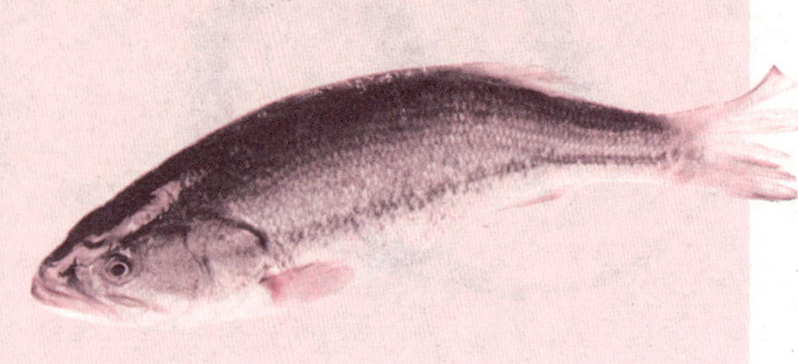

又名

花鲈、寨花、鲈板、四肋鱼

性味归经

性平，味甘，归肝、脾、肾经

营养成分

蛋白质、维生素A、B族维生素、钙、镁、锌、硒

功效解码

健脾/补气/益肾/安胎

适用人群

贫血头晕者、女性妊娠水肿及胎动不安者

禁忌人群

皮肤病疮肿患者

相宜搭配

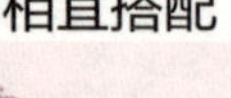

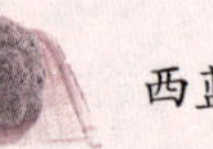

西蓝花

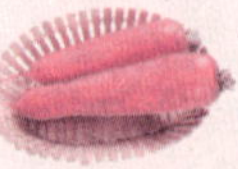

胡萝卜

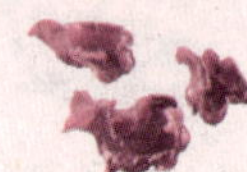

黑木耳

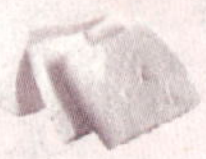

豆腐

禁忌搭配

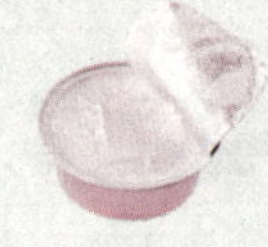

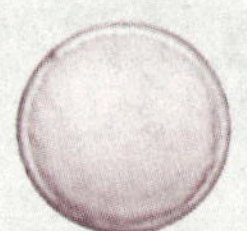

奶酪　牛油

饮食宜忌

宜

- 若家里烧菜用的是铁锅，油炸鲈鱼之前一定要将锅清洗干净，再用姜擦锅或者在油内加入少许盐均可，这样可以避免炸的过程中鱼皮粘锅脱落。
- 保存时，宜将其去鳞及内脏，洗净后放入保鲜膜内，再放入冰箱冷冻保存，这样保存时间相对较长。
- 为保证鲈鱼的肉质白嫩，宰杀时应把鲈鱼的鳃夹骨斩断，倒吊放血，待血污流尽后，放在砧板上，从鱼尾部沿脊骨逆刀剖断胸骨，将鲈鱼分成软、硬两边，取出内脏，洗净血污即可。

忌

- 鲈鱼忌与牛羊油、奶酪和中药荆芥等同食。

相宜搭配

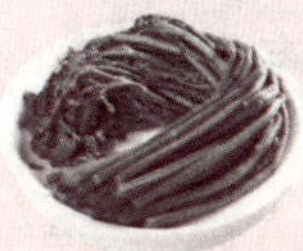
蕨菜

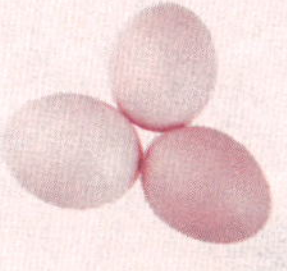
鸡蛋

禁忌搭配

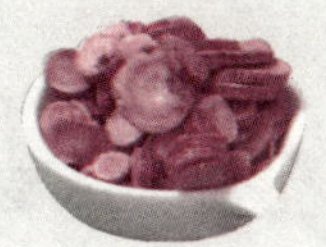
甘草

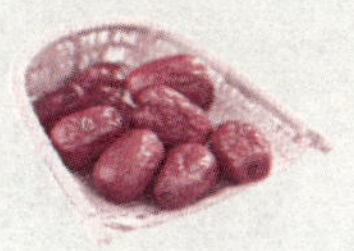
红枣

饮食宜忌

宜	洗银鱼的方法：将银鱼放入装有清水的小盆，轻轻搅拌让脏东西沉淀，捞起，换水，用此法清洗多次，最后用热水略烫即可。
忌	忌用牛、羊油煎炸。 银鱼干浸泡的时间不宜太长。

忌吃鱼不吃鱼皮

鱼皮所含脂肪大多是长链不饱和脂肪酸，利于消化吸收，且可降低血胆固醇、防止动脉粥样硬化。所含DHA是脑细胞的组成部分，可改善大脑记忆功能。此外，鱼皮中还含有白细胞介素，可激发人体淋巴细胞等的免疫功能。鱼皮不能不吃。

银鱼

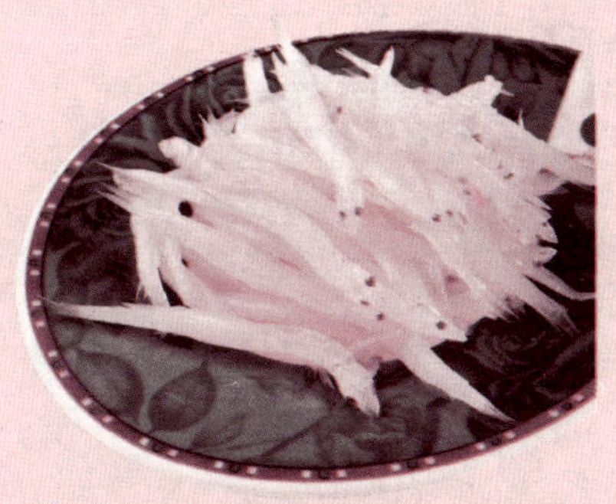

又名

银条鱼、面条鱼、面丈鱼

性味归经

性平，味甘，归脾、胃、肺经

营养成分

蛋白质、脂肪、碳水化合物

功效解码

润肺止咳/宽中健胃/补虚利尿

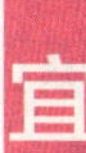

适用人群

体质虚弱、营养不足、脾胃虚弱、消化不良者以及高脂血症、肺虚咳嗽患者

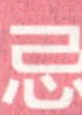
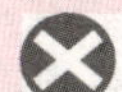

禁忌人群

宿疾者、痛风患者

鲤鱼

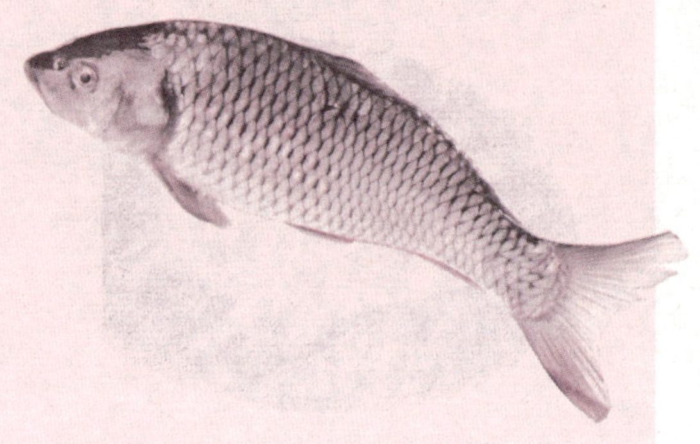

又名

赤鲤、白鲤、赖鲤

性味归经

性平，味甘，归脾、肾经

营养成分

蛋白质、脂肪、钙、磷、铁

功效解码

滋补健胃/利水消肿/通乳催奶

适用人群

肾炎水肿、黄疸肝炎、肝硬化腹水、心脏性水肿、脚气水肿、咳喘患者

禁忌人群

淋巴结核、红斑性狼疮、支气管哮喘、小儿疳肥、血栓闭塞性脉管炎患者

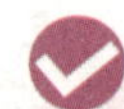

相宜搭配

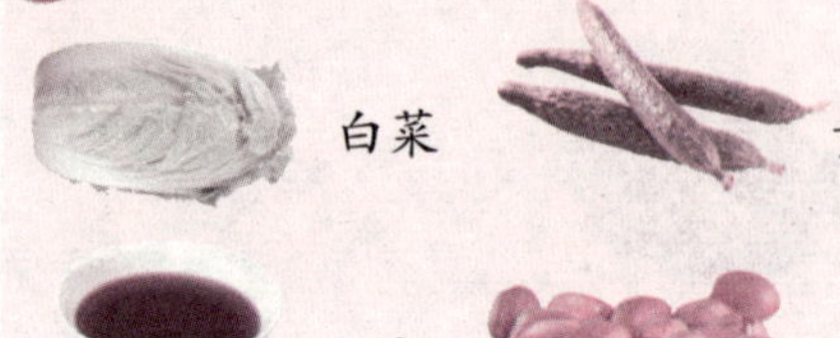

白菜　黄瓜

醋　花生

禁忌搭配

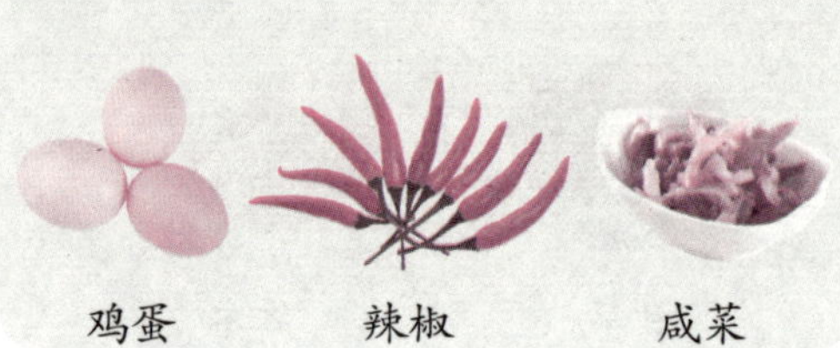

鸡蛋　辣椒　咸菜

饮食宜忌

宜

- 鲤鱼鱼腹两侧各有一条细线一样的白筋，处理时去掉它们可以除去腥味。
- 吃鲤鱼通乳，应少放盐。

忌

- 烹制鱼虾等水产品时不宜再放味精，因为它们本身就具有很强的鲜味。
- 鲤鱼胆有毒，不可轻易吞食。
- 加热时间不宜过长。如加热时间过久，鱼肉中的赖氨酸、色氨酸、精氨酸、组氨酸等重要氨基酸会被破坏，使氨基酸脱去氨基，与葡萄糖结合，形成有毒的糖基化终产物，会损伤血管内皮，加速动脉粥样硬化。另外，加热时间过久，鱼肉可能被烧焦，产生致癌物质。

螃 蟹

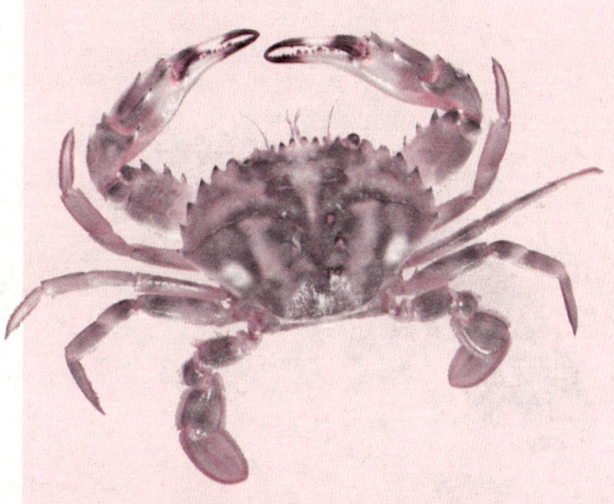

又名

河蟹、毛蟹

性味归经

性寒，味咸，归肝、胃经

营养成分

蛋白质、锌、钙、铁、磷

功效解码

清热解毒/活血祛瘀/补骨添髓

适用人群

瘀血、黄疸、腰腿酸痛和风湿性关节炎患者

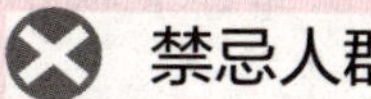

禁忌人群

冠心病、高血压、动脉硬化、高脂血症、伤风、胃痛、腹泻患者及体质过敏者

相宜搭配

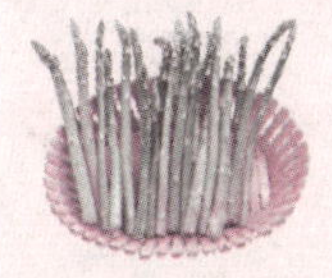

芦笋

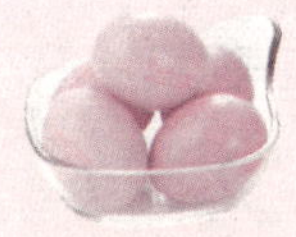

鸡蛋

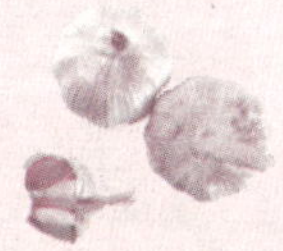

大蒜

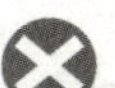

禁忌搭配

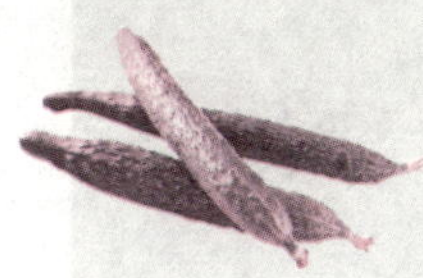

黄瓜

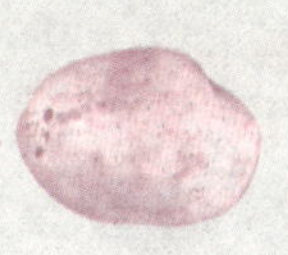

土豆

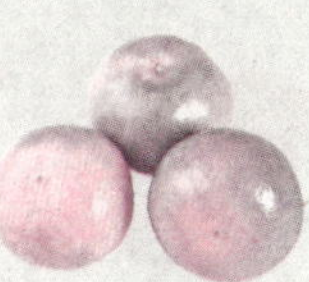

柑橘

饮食宜忌

宜

- 选购螃蟹时，同样大小的越沉越新鲜，而且新鲜的螃蟹腹部和螯足内侧呈乳白色（蟹肚上有铁锈斑颜色的为老蟹），蟹鳃呈青白色，无异味。
- 吃蟹前宜将其放入淡盐水中浸泡一下，使其吐出污水和杂质。

忌

- 螃蟹是食腐动物，切忌食生蟹及未煮熟的蟹，民间虽有“生吃螃蟹活吃虾”的说法，但这是不可取的，因为这样易感染细菌。
- 不宜食用螃蟹的腮、胃、心、肠等脏器。螃蟹两侧的腮是其呼吸器官，含有大量细菌、病毒及寄生虫；其前半部有蟹胃，中间部有条索状的蟹肠，均含有污物和致病微生物；蟹心有异味。

黄 鱼

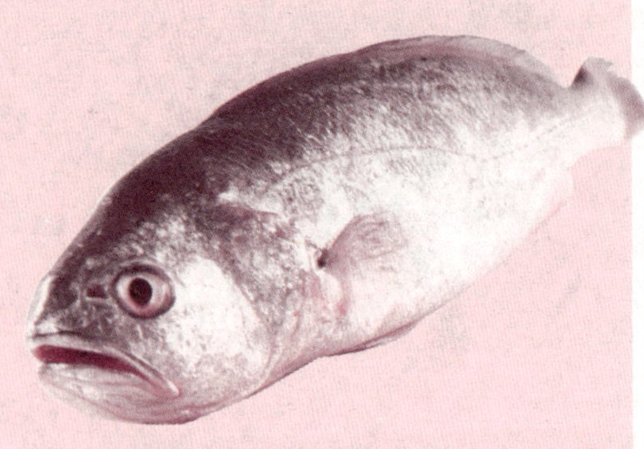

又名

石首鱼、石头鱼

性味归经

性平，味甘、咸，归肾、胃经

营养成分

蛋白质、脂肪、磷、铁、维生素B_1、烟酸

功效解码

和胃止血/益肾补虚

适用人群

贫血、失眠、头晕、食欲不振者及产后体虚女性

禁忌人群

哮喘、过敏体质者

相宜搭配

豆腐

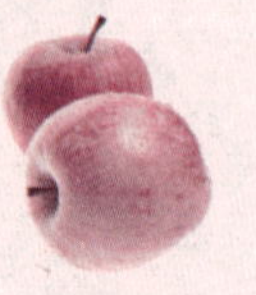

苹果

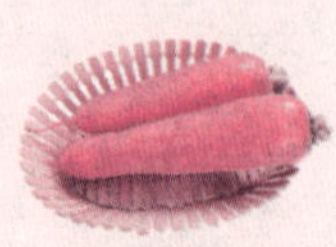

胡萝卜

禁忌搭配

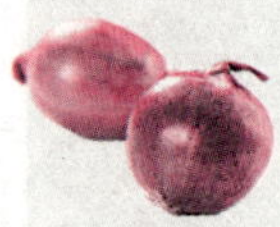

洋葱

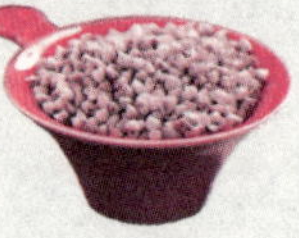

荞麦

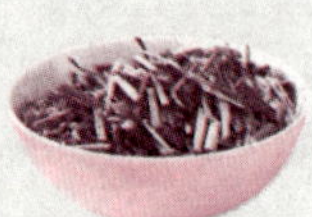

荆芥

饮食宜忌

宜

- 夏季端阳节前后是大黄鱼的主要汛期，清明至谷雨则是小黄鱼的主要汛期，此时的黄鱼身体肥美，鳞色金黄，发育达到顶点，最具食用价值。
- 黄鱼宜与苹果同食。黄鱼中含有丰富的蛋白质、维生素和多种微量元素；苹果中维生素、微量元素的含量也较为丰富，故两者同食有助于营养的全面补充。

忌

- 若发现黄鱼解冻后水变黄，则该黄鱼为染过色的，忌食。
- 黄鱼忌与荞麦同食，因为黄鱼有小毒，多食后难以消化；荞麦性寒，也难消化，食用后易动热。两者都为不易消化之物，同食后易导致消化不良。

虾

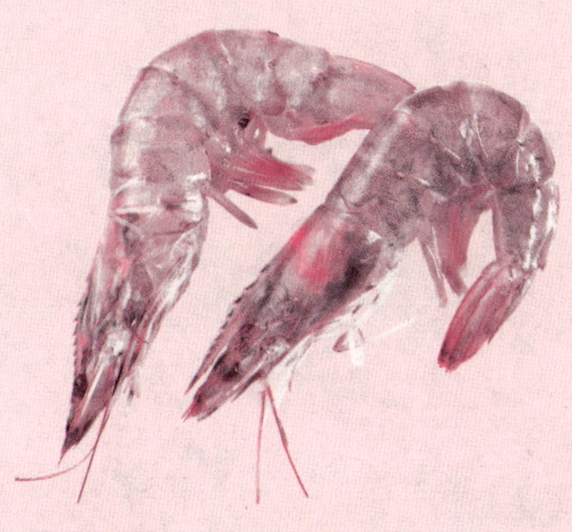

又名

长须公、虎头公

性味归经

性温，味甘，归肝、肾经

营养成分

蛋白质、钙、磷、铁、锌、牛磺酸

功效解码

通乳清毒/补肾壮阳

适用人群

中老年人及肾虚阳痿、腰脚无力、小腿抽筋者

禁忌人群

哮喘病及过敏性体质者，如过敏性鼻炎、支气管炎、反复发作性过敏性皮炎患者

相宜搭配

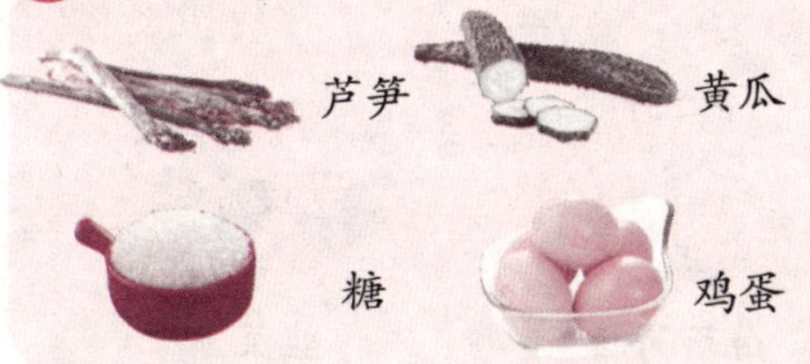

芦笋　黄瓜　糖　鸡蛋

禁忌搭配

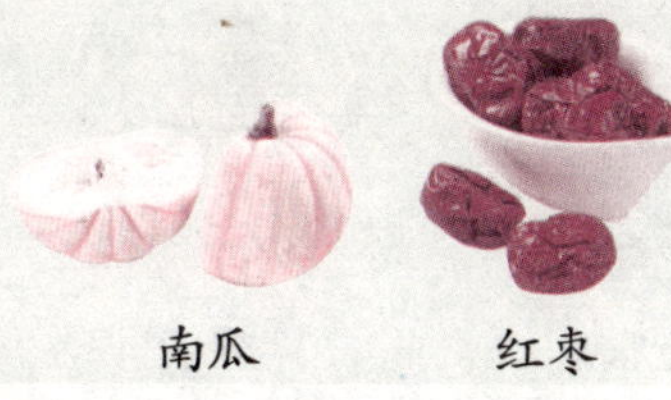

南瓜　红枣

饮食宜忌

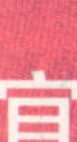

宜

- 清洗虾时，宜先用流动的水冲，然后再泡入水中，用指腹将虾身搓洗干净，并挑除其背部的虾线。
- 虾买回后最好当天食用完，若要保存，可将虾洗净后，装进保鲜袋后放入冰箱冷冻，时间最好不要超过3天。

忌

- 小虾不宜弃头及外壳食用，虾头及虾壳营养丰富，含有较多的钙及其他微量元素。龙虾一般要弃头与外壳。
- 不宜食用生虾。虾是肺吸虫的中间宿主，若生食虾或者食用未煮熟的虾，囊蚴会在体内发育成幼虫，最后在肺内发育为成虫，易致吸虫病。

蛏子

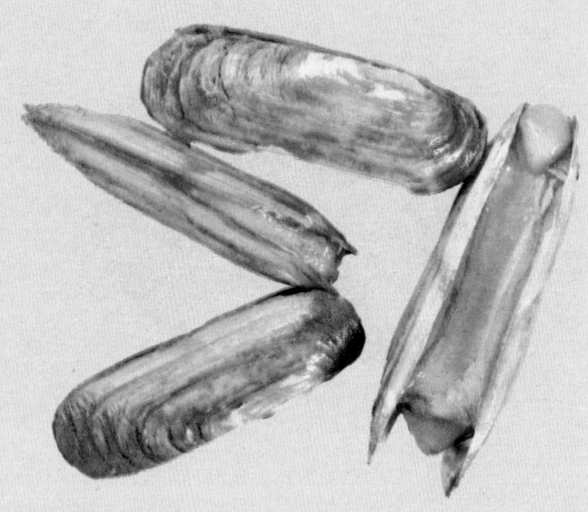

又名

缢蛏

性味归经

性寒，味甘、咸，归心、肾、肝经

营养成分

蛋白质、脂肪、钙、磷

功效解码

清热/除烦/补虚/利尿/去湿

适用人群

产后虚损、烦热口渴、湿热水肿、痢疾、醉酒者

禁忌人群

脾胃虚寒、腹泻者

相宜搭配

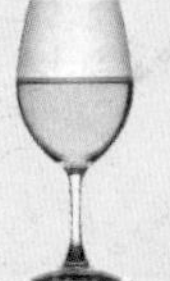

白葡萄酒

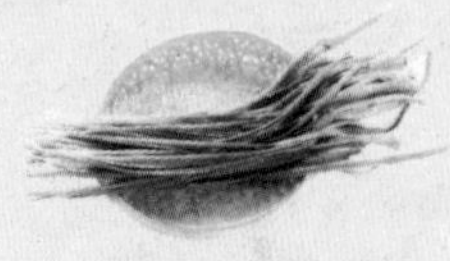

韭菜

禁忌搭配

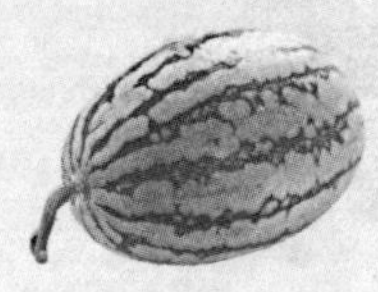

西瓜

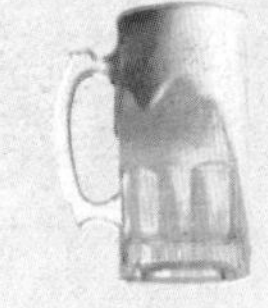

啤酒

饮食宜忌

宜

- 如果买回的蛏子太多，不能一次吃完，应在其死之前放入冰箱，以保证它们的新鲜度。
- 蛏子食法很简单，一般食法如下：将蛏子洗净后，放养于含有少量盐分的清水中，让其将腹中的泥沙吐净，然后用薄刀片轻轻剖开蛏子背面连接处，再放入沸水中略烫，再加入葱末，捞起后即可食用。蛏子肉嫩且鲜、风味独特，是佐酒的美味佳肴之一。

忌

- 蛏肉本身极富鲜味，烹制时不宜加味精，也不宜多放盐，以免失去鲜味，如果非要加调料，不妨倒点酱油用于调味。
- 蛏子应该大火快炒，不宜小火慢炒，以免出水过多影响口感。

紫菜

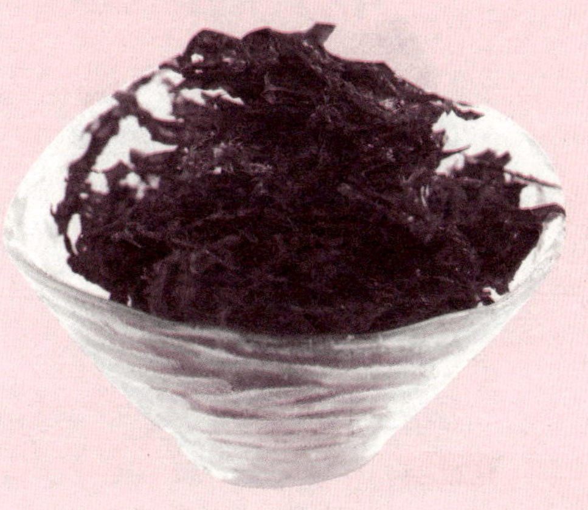

又名

索菜、子菜、紫英

性味归经

性寒，味甘、咸，归肺经

营养成分

铁、碘、维生素B_1

功效解码

化痰软坚/清热利尿/清肺化痰/补肾养心

适用人群

水肿、脚气、肺病初期等患者

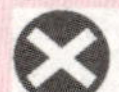

禁忌人群

脾胃虚寒、腹痛便溏者

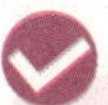

相宜搭配

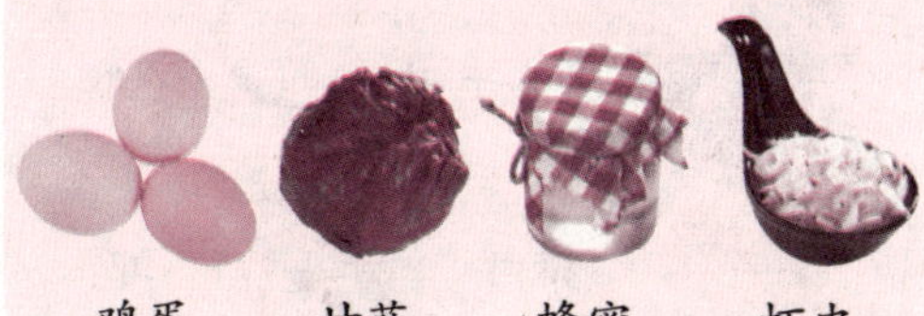

鸡蛋　甘蓝　蜂蜜　虾皮

禁忌搭配

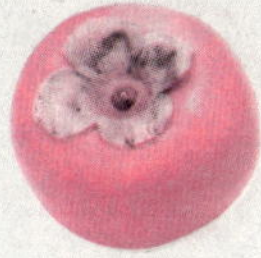

柿子

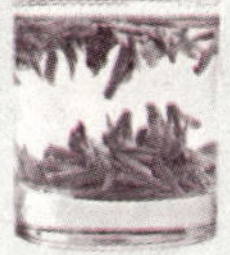

茶

饮食宜忌

宜

- 紫菜使用前宜先将其放入清水中浸泡，中间换2次水，以免污染物质附着在紫菜上，对人体造成伤害。
- 紫菜中碘的有效成分难溶于水，因此炸或炒都能提升其营养素的吸收率。
- 紫菜很容易因受潮而变质，所以储存紫菜时须放入密封的罐子或袋子中，并且置于低温干燥处存放。
- 紫菜除可做汤外，还可用于凉拌、炒食、制馅等。

忌

- 用凉水浸泡后的紫菜呈蓝紫色，说明其在干燥、包装前已被有毒物污染，这种紫菜对人体有害，不能食用。

海 带

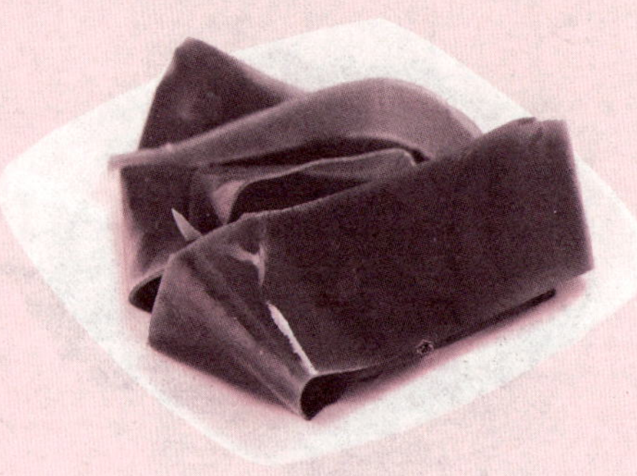

又名

昆布、海带菜、江白菜、海带草、海草、海马蔺

性味归经

性寒，味咸，归肺经

营养成分

岩藻多糖、褐藻酸、碘、钙、铁

功效解码

祛湿止痒/清热利水/理气润肠/利尿消肿

适用人群

甲状腺肿大、高血压、高脂血症、冠心病、糖尿病、动脉粥样硬化患者

禁忌人群

脾胃虚寒者、甲亢患者

相宜搭配

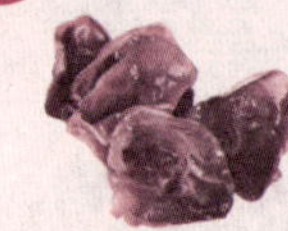

黑木耳

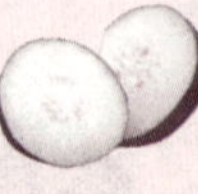

冬瓜

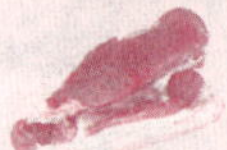

猪肉

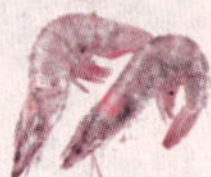

虾

禁忌搭配

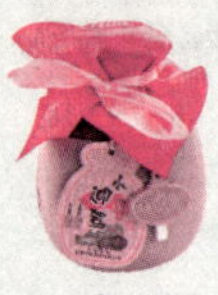

白酒

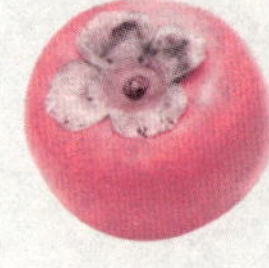

柿子

饮食宜忌

宜

- 如果是要熬煮海带汤，应挑选肉厚、颜色乌黑的海带。
- 食用海带前，宜先用净水浸泡2～3小时，中间换2次水，以免有害物质附着在海带上，对人体健康造成伤害。
- 海带食用方法很多，可煮汤和拌菜，也可炖菜食用。

忌

- 海带不宜在水中浸泡过久。其所含有的甘露醇及其他矿物质和维生素，大部分附着在表面的白粉中，如将海带在水中浸泡半小时，就会有85%以上的甘露醇溶解在水中，营养成分会大受损失。
- 吃海带后不要马上喝茶，也不要立刻吃酸涩的水果，否则有可能导致肠胃不适。

甲鱼

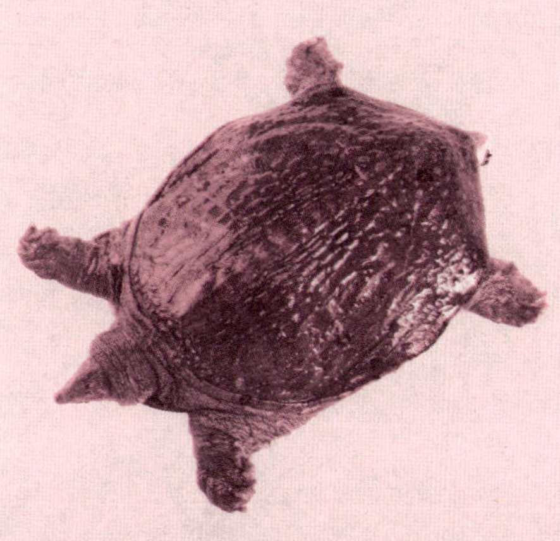

又名

水鱼、团鱼、鼋鱼

性味归经

性平，味甘，归肝经

营养成分

蛋白质

功效解码

滋阴凉血/滋补肝肾/补益调中/益气补虚

适用人群

肝脾大及月经闭止、肾亏虚弱、遗精头晕患者

禁忌人群

肝炎患者、孕妇及产后泄泻者

相宜搭配

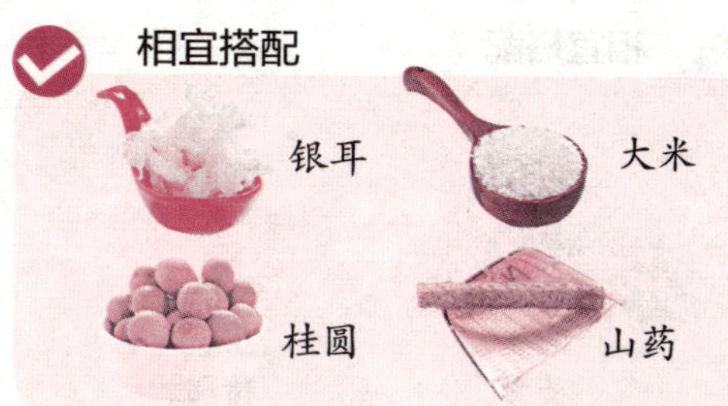

禁忌搭配

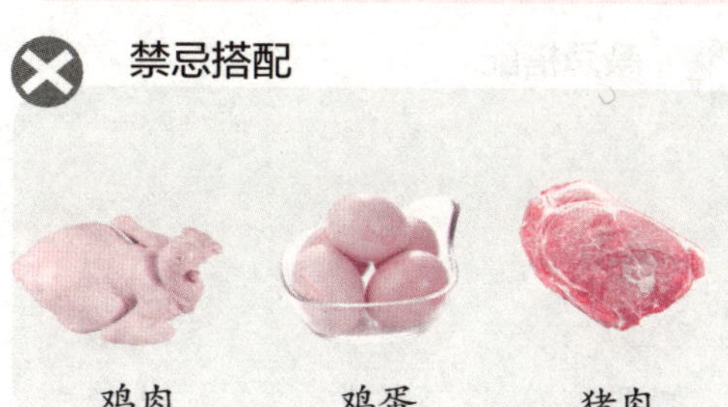

饮食宜忌

宜

- 杀甲鱼时，宜将胆囊从甲鱼的内脏中拣出，取出胆汁，待甲鱼洗净后，在甲鱼胆汁中加些水，涂抹在甲鱼全身，稍放片刻用清水漂洗干净。这样处理后的甲鱼，再烹制时就没有腥味了。
- 甲鱼以清蒸为佳。
- 食甲鱼择季节，冬季的甲鱼肥，为最好；春秋季也可，质稍次；而夏季的甲鱼俗称“蚊子甲鱼”，一般不好吃。

忌

- 忌食用死甲鱼。因死甲鱼中所含的组氨酸会在脱羧酶和细菌的作用下被分解，生成有毒的组胺，会让人中毒；同时死后胃肠内的病菌也会迅速繁殖并扩散至全身，人吃后会致病。

鱿 鱼

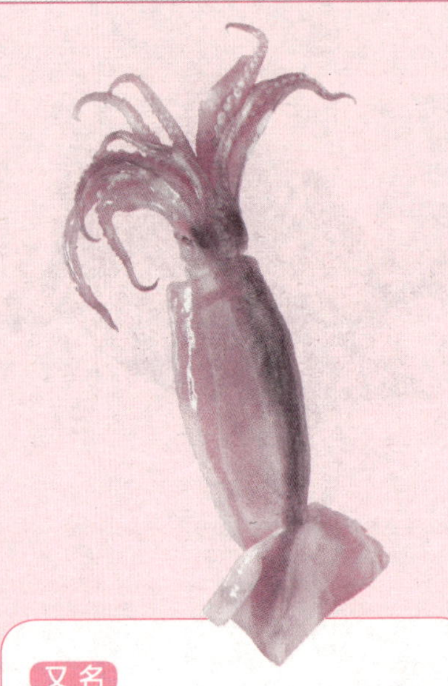

又名

柔鱼、枪乌贼

性味归经

性平，味甘、咸，归肝、胃经

营养成分

钙、磷、铁、蛋白质、氨基酸、牛磺酸

功效解码

补肝收带/强筋壮骨/滋阴养胃

适用人群

一般人

禁忌人群

脾胃虚寒者、肝病、湿疹、荨麻疹患者

相宜搭配

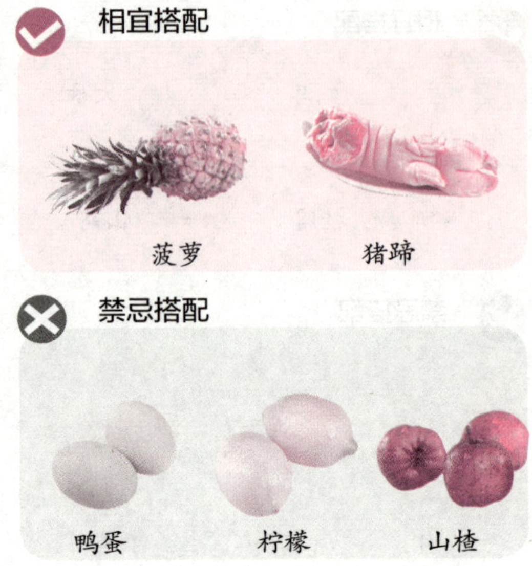

菠萝　猪蹄

禁忌搭配

鸭蛋　柠檬　山楂

饮食宜忌

宜

- 鱿鱼宜熟吃，因为生鱿鱼中含有一种多肽成分，生吃很可能会导致肠运动失调，易引发腹泻。
- 现代医学研究发现，鱿鱼的胆固醇含量虽然很高，但鱿鱼中还含有牛磺酸，而牛璜酸有抑制胆固醇在血液中蓄积的作用。鱿鱼中的牛磺酸的含量与胆固醇几乎相等，因此，食用鱿鱼时，胆固醇只是正常地被人体所利用，并不会在血液中积蓄。
- 干鱿鱼食用前须泡发，可用于炭烤、氽汤、炒、烩等。

忌

- 鱿鱼不宜食用过多，也不宜生食，以免引发腹泻症状。
- 鱿鱼不宜与啤酒同食，以免引起食物中毒现象。

墨鱼

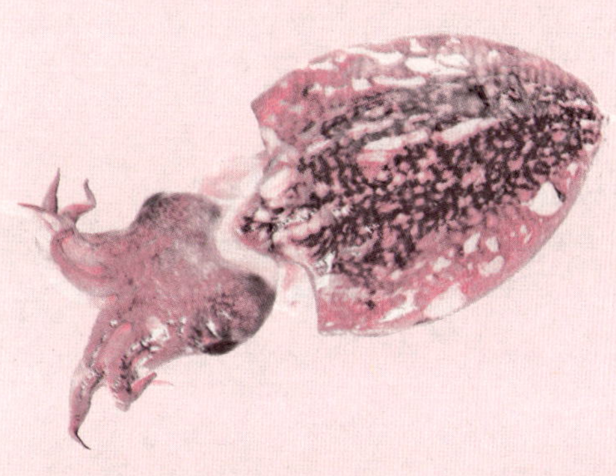

又名

乌贼鱼、墨斗鱼、目鱼

性味归经

性平，味咸，归肝、肾经

营养成分

维生素E、锌

功效解码

养血通经/补脾益肾/滋阴/安胎催乳

适用人群

贫血、劳损腰痛、神经衰弱者及产妇

禁忌人群

高脂血症、高胆固醇血症、动脉硬化及肝病患者

相宜搭配

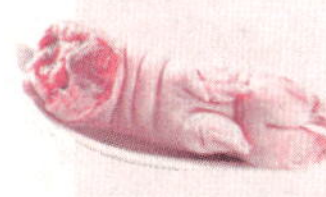

猪蹄

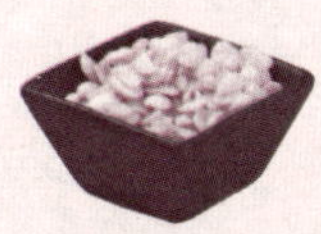

桃仁

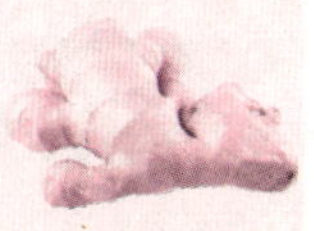

姜

禁忌搭配

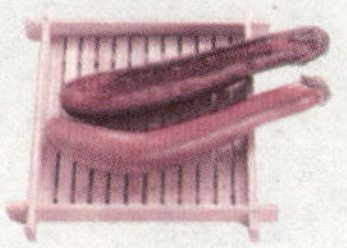

茄子

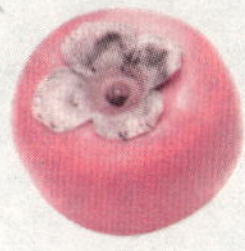

柿子

饮食宜忌

宜

- 挑选鲜墨鱼时，宜选择色泽鲜亮洁白、无异味、无黏液、肉质富有弹性的；挑选干墨鱼时，最好能用手捏一捏鱼身是否干燥，闻一下是否有异味，优质的墨鱼带有海腥味，但没有腥臭味。
- 墨鱼仔分切小块，更宜入味。
- 清洗墨鱼：墨鱼体内含有许多墨汁，不易洗净，可先撕去表皮，拉掉灰骨，将墨鱼放在装有水的盆中，在水中拉出内脏，再在水中挖掉墨鱼的眼珠，使其流尽墨汁，然后多换几次清水将内外洗净即可。

忌

- 处理墨鱼时，不宜直接去除内脏，在此之前应先摘除墨囊，防止墨液污染肉面，影响洗涤和美观。

平鱼

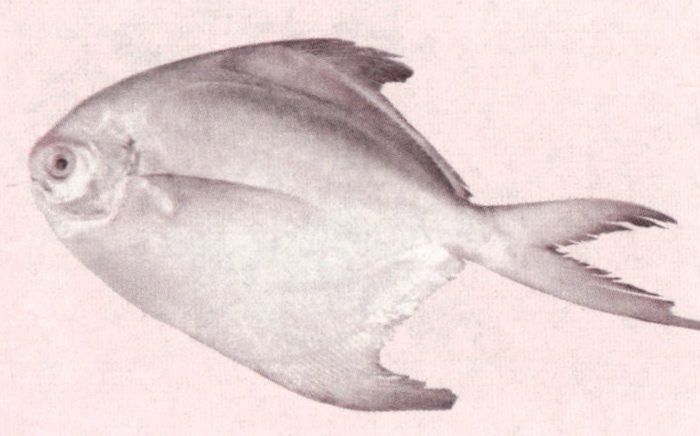

又名

鲳鱼、镜鱼

性味归经

性平，味甘，归胃经

营养成分

蛋白质、硒、镁

功效解码

益气养血/舒筋利骨/健脾养胃

适用人群

消化不良、脾虚泄泻、贫血、筋骨酸痛者以及高脂血症、高胆固醇患者

禁忌人群

慢性疾病以及过敏性皮肤病患者

相宜搭配

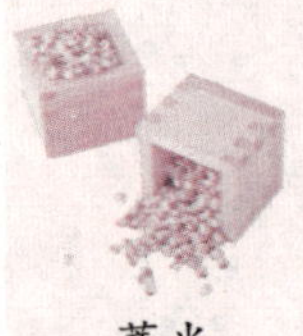

薏米

豆腐

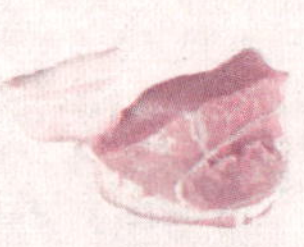

猪肉

禁忌搭配

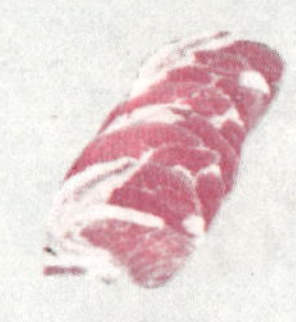

羊肉

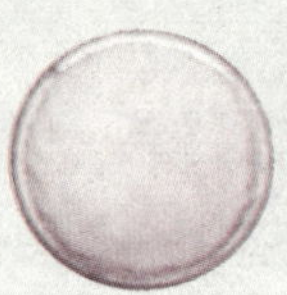

牛油

饮食宜忌

宜：巧做平鱼。选用新鲜的平鱼，在其身上划花刀，刀口可密不可深；烧制过程中，要适时翻动，以使原料入味，还要注意不让平鱼糊锅。可用鸡精或鸡汤佐味。

忌：平鱼属发物，不宜过多食用。

忌食鱼胆明目

医学证实，青鱼、草鱼、鲤鱼等鱼胆中含有一种叫鲤醇的物质，是一种强毒素，0.1毫升鲤醇就可使实验鼠立即死亡，并且鲤醇化学特性稳定，耐热又耐酸，一般烧煮不能破坏其毒性，鱼胆不论生吞、烧熟或者酒泡，吃后都会中毒。

蛤 蜊

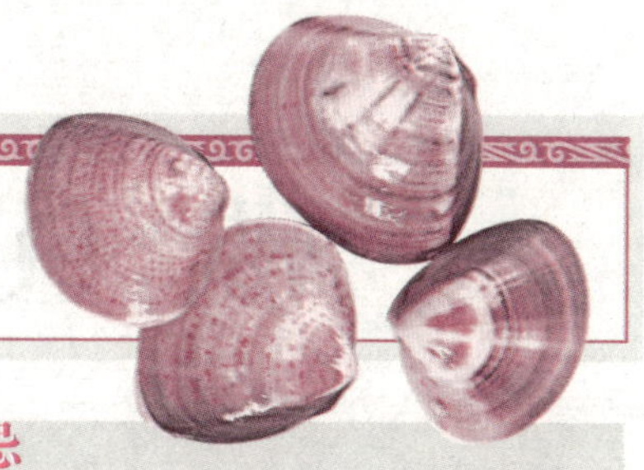

性味归经

性寒，味咸，归胃经

功效解码

滋阴润燥/利尿消肿/软坚散结

适用人群

甲状腺肿大、支气管炎患者

禁忌人群

阳虚体质及脾胃虚寒腹痛者

饮食宜忌

宜

✓烹饪时，要确保蛤蜊完全熟透后才可食用，否则容易感染传染性病菌。

忌

✗蛤蜊本身很鲜，烹制时不宜加味精，也不宜多放盐。

✗贝类中的泥肠不宜食用。

✗蒸煮蛤蜊的时间不宜过长。其肉质鲜嫩，大火久煮容易缩水，不利于咀嚼和消化。

三文鱼

性味归经

性温，味甘，归肾、肺经

功效解码

补肾固精/温肺定喘/润肠通便

适用人群

老年人、心脑血管病患者和脑力劳动者

禁忌人群

痛风、高血压患者

饮食宜忌

宜

✓三文鱼以生吃为主。在高温下，三文鱼中的有益脂肪就会被破坏，因为是多不饱和脂肪酸，所以在高温下也容易氧化；长时间高温烹饪，连三文鱼中的维生素也会变得荡然无存。

忌

✗切忌将三文鱼烧得过烂，只需八成熟即可。这样既可保存三文鱼的鲜嫩，还可以去除鱼腥味。

带鱼

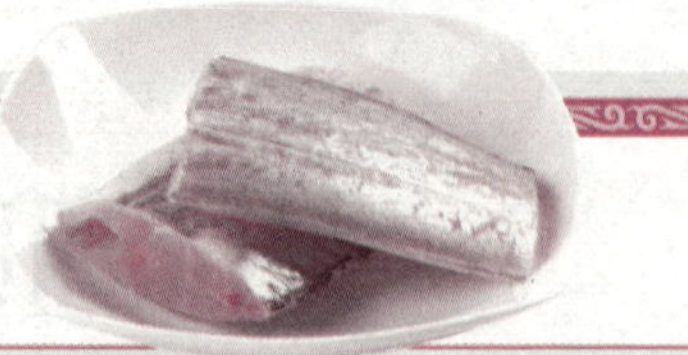

性味归经

性温，味甘，归肝、脾经

功效解码

养肝补血/泽肤养发/暖胃补虚

适用人群

久病体虚、血虚头晕、气短乏力者

禁忌人群

湿疹等皮肤病或皮肤过敏者

饮食宜忌

宜

- 带鱼腥气较重，较为适宜红烧或糖醋，不适合清蒸。
- 购买带鱼时，尽量不要买带黄色的带鱼，如果买了，要及时食用，否则鱼很快会腐烂发臭。

忌

- 带鱼身表面的银白色油脂具有抗癌、防癌的药用价值，不要去除。

泥鳅

性味归经

性平，味甘，归脾经

功效解码

补中益气/利尿除湿/解毒收痔

适用人群

心脑血管、高血压疾病的老年患者

禁忌人群

阴虚火盛者

饮食宜忌

宜

- 烹饪以前，宜往水里放点葱或辣椒浸泡泥鳅，这样泥鳅就会吐泥，可有效去除土腥味。
- 老年人可适当吃些泥鳅。

忌

- 不要贸然尝试生食泥鳅。如果没有清洗干净，或泥鳅本身已污染，会给健康带来危害。
- 泥鳅忌与茼蒿、螃蟹、黄瓜等搭配食用。

水果类

西 瓜

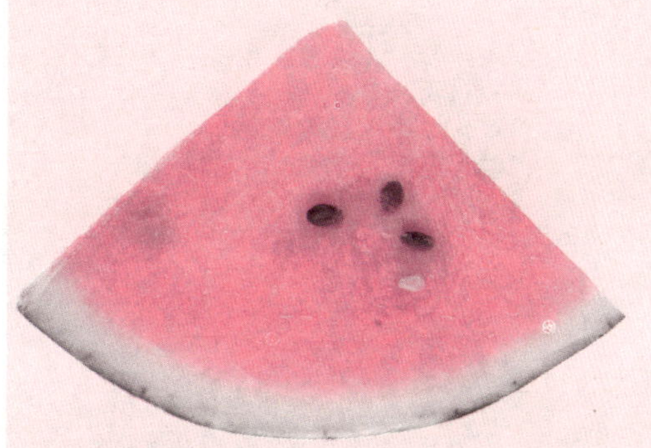

又名

寒瓜、夏瓜、水瓜

性味归经

性寒，味甘，归心、胃、膀胱经

营养成分

葡萄糖、钾、瓜氨酸

功效解码

清热开胃/止渴利尿/助消化

适用人群

高血压、水肿、胆囊炎、口疮患者

禁忌人群

胃寒、腹泻、血压低者及经期女性

相宜搭配

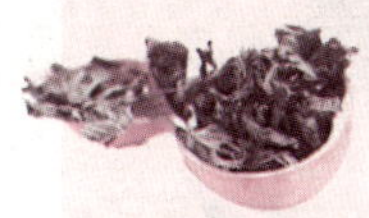

薄荷

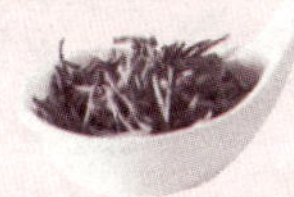

绿茶

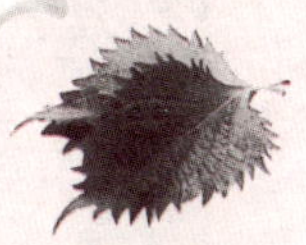

紫苏

禁忌搭配

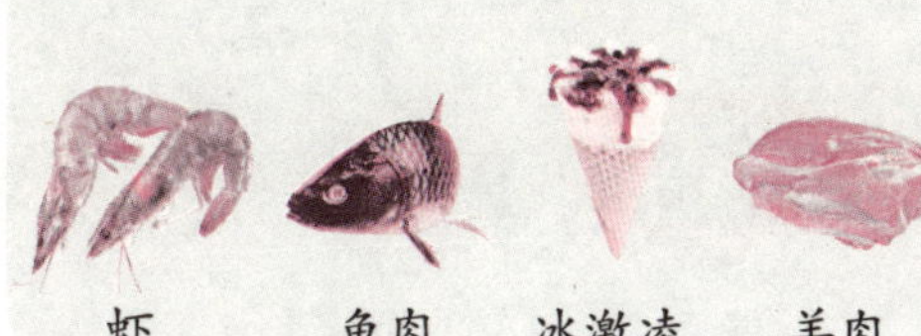

虾　鱼肉　冰激凌　羊肉

饮食宜忌

宜

✔西瓜尾部较甜，最不易保存，宜尽早食用。还没剖开的西瓜置于常温下通风处可存放2～7天。剖开后的西瓜宜用保鲜膜包好放进冰箱，若食用时觉得果肉已软，就不要再吃了。

✔用新鲜的西瓜汁和鲜嫩的瓜皮擦脸，可增加皮肤弹性，减少皱纹，增添光泽。

忌

✘不宜食用过多。西瓜虽然营养丰富，能消暑止渴，但一次食用过多，会冲淡胃液，影响胃的消化功能，导致食欲缺乏。

✘冰冻后不宜马上食用。经常食用冰冻西瓜，会损伤味觉神经，减弱脾胃功能，引起消化不良，甚至腹痛、腹泻、呕吐等。

苹果

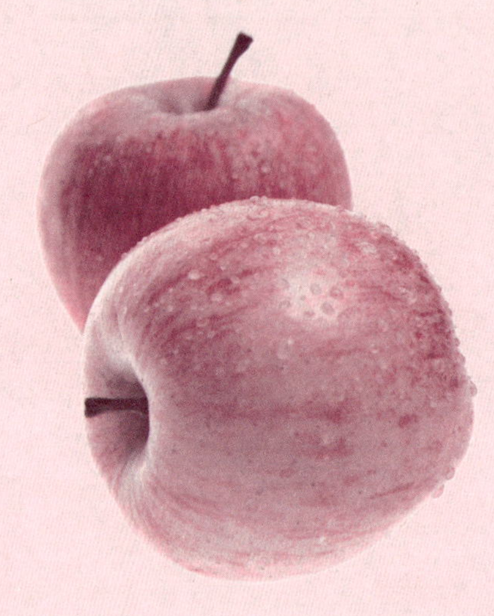

又名

柰、滔婆

性味归经

性凉，味甘、酸，归脾、肺经

营养成分

膳食纤维、有机酸、类黄酮

功效解码

提神醒脑/消除压抑/润肺除烦

适用人群

脾胃虚弱、腹泻者及胃炎、结肠炎、高血压患者

禁忌人群

胃寒者、肾炎患者

相宜搭配

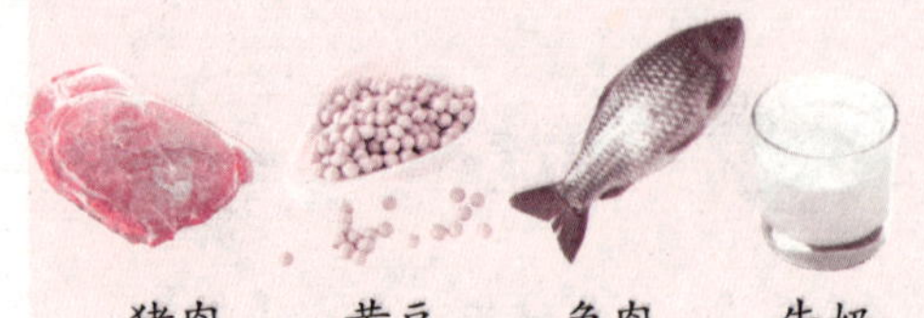

猪肉　黄豆　鱼肉　牛奶

禁忌搭配

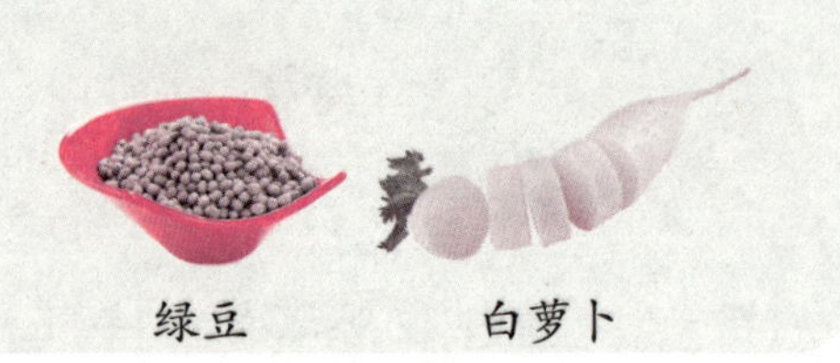

绿豆　白萝卜

饮食宜忌

宜

- 苹果切开后，切口处容易产生褐变。这是由于果肉中的绿原酸氧化而形成的，将切好的苹果浸泡在盐水中或洒些柠檬汁即可防止变色。
- 吃苹果时宜细嚼慢咽，这样不仅有利于消化，更重要的是对提高免疫力大有好处。
- 苹果带回家后应由塑料袋中取出，置于阴凉通风处保存。如果放在冰箱中，最好先用塑料袋装好，约可保存7天。

忌

- 饭后不能立即吃苹果。因食物进入胃以后需经过1～2小时的消化过程，若立即吃水果，会被食物阻滞在胃内，影响消化；而且还会引起腹胀、腹泻等。

柑橘

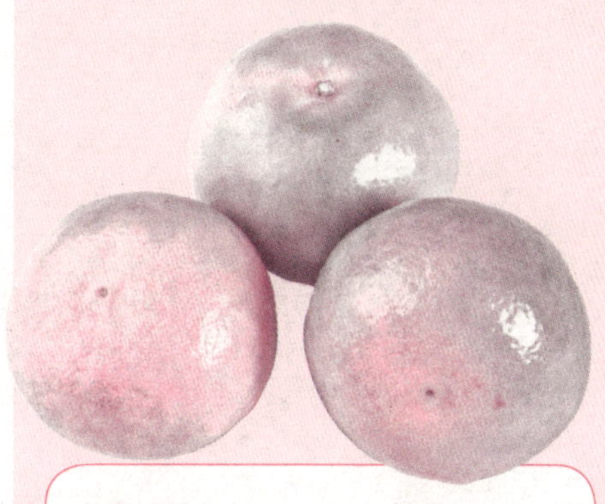

又名

蜜橘、大红袍、朱砂橘、潮州柑

性味归经

性微温，味甘、酸，归肺、胃经

营养成分

维生素C、柠檬酸、糖分

功效解码

开胃理气/止渴润肺/止咳化痰

适用人群

消化不良、咳嗽、高血压、气管炎、冠心病、脑血管疾病患者

禁忌人群

胃溃疡、风寒咳嗽、泌尿系统结石患者

相宜搭配

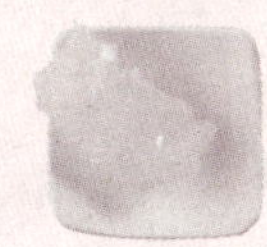

冰糖

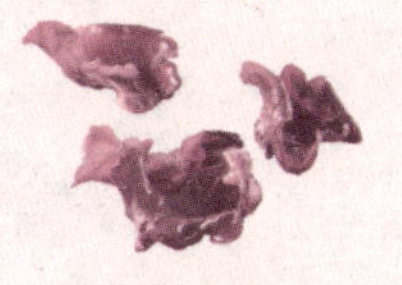

黑木耳

禁忌搭配

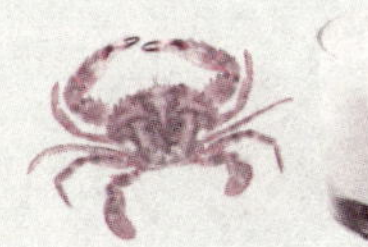

螃蟹

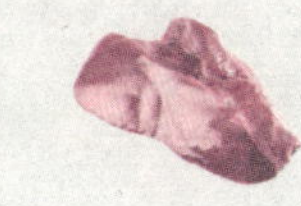

牛奶

动物肝脏

饮食宜忌

宜

- 选购柑橘时，以中等个、颜色橙红或橙黄、皮光滑，用两手指轻压时弹力好者为佳。
- 柑橘不但适宜生食，而且还可以用来做成粥或羹。
- 柑橘可保存的时间很长，置于阴凉通风处，一般可保存2～4周。

忌

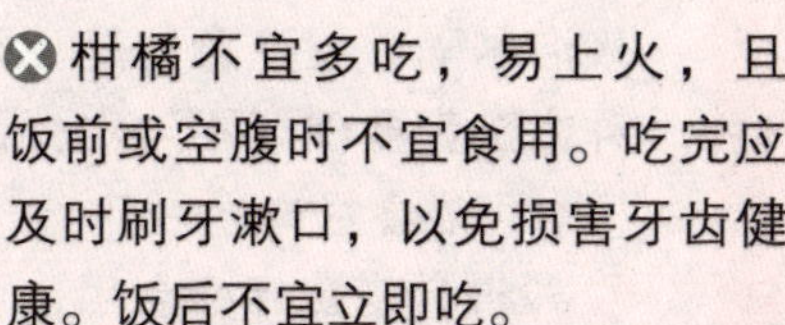

- 柑橘不宜多吃，易上火，且饭前或空腹时不宜食用。吃完应及时刷牙漱口，以免损害牙齿健康。饭后不宜立即吃。
- 忌吃柑橘去橘络。中医认为，橘络性平味苦，具有清热化痰、畅通人体经络、调理人体气机的作用。可辅助治疗久咳、胸闷、胸痛、咯痰带血等症，还能防治高血压等病症。

柠檬

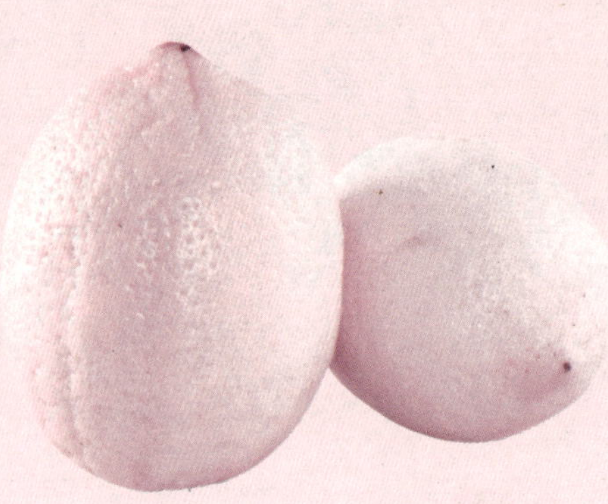

又名

黎檬子、柠果

性味归经

性温，味酸，归肺、胃经

营养成分

钙、磷、铁、维生素B_1、维生素C

功效解码

生津止渴/祛暑安胎/开胃消食

适用人群

高血压、肾结石、心脑血管疾病患者

禁忌人群

溃疡患者、胃酸过多者及痰多气弱者

相宜搭配

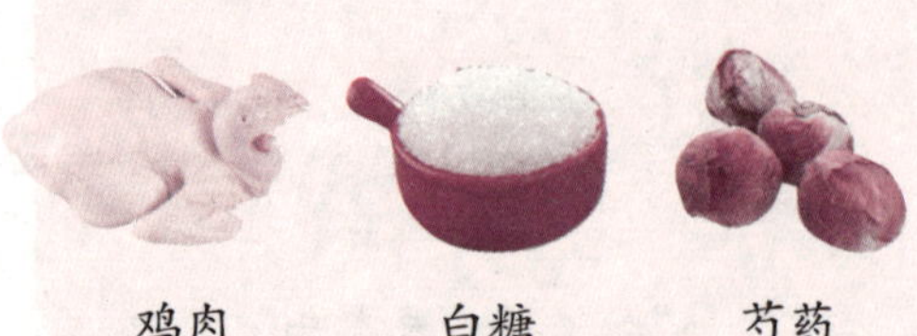

鸡肉　白糖　芍药

禁忌搭配

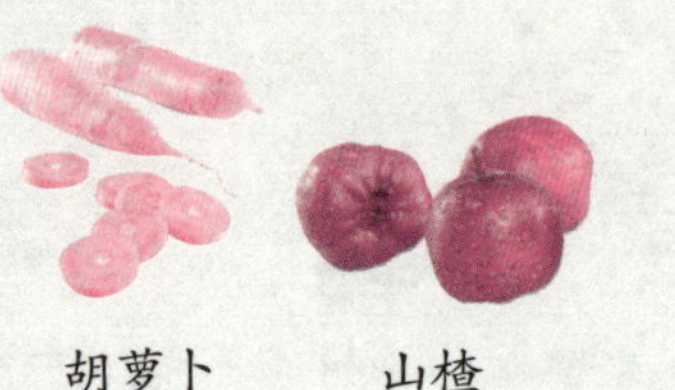

胡萝卜　山楂

饮食宜忌

宜

- 柠檬中含有丰富的维生素C，其属于水溶性维生素，容易流失与损毁，而且不耐热。因此，柠檬最好榨成果汁饮用，且要现榨现喝。
- 切开后一次吃不完的柠檬，宜切成片放在蜂蜜中腌渍，也可放在冰糖或白糖中腌渍，待日后拿来泡水喝。要注意的是，无论哪种方法都要保证不沾水，否则柠檬有可能会烂掉。
- 柠檬宜搭配蜂蜜食用，可美白养颜；柠檬搭配醋饮用，可减肥美容。

忌

- 柠檬不宜鲜食、多食，因为柠檬味道过酸，生食、多食后胃肠道功能会受损，易导致腹泻。

菠 萝

相宜搭配

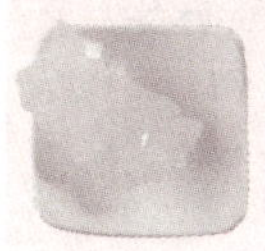
冰糖

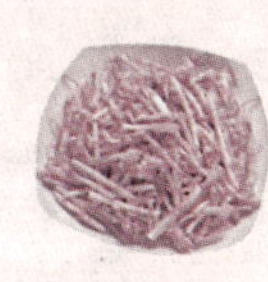
茅根

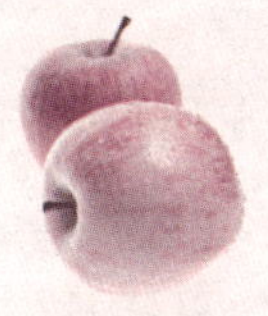
苹果

禁忌搭配

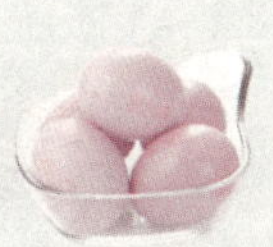
鸡蛋

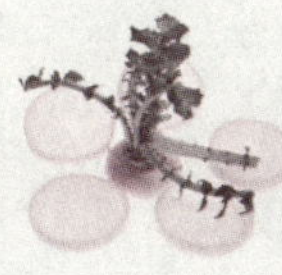
白萝卜

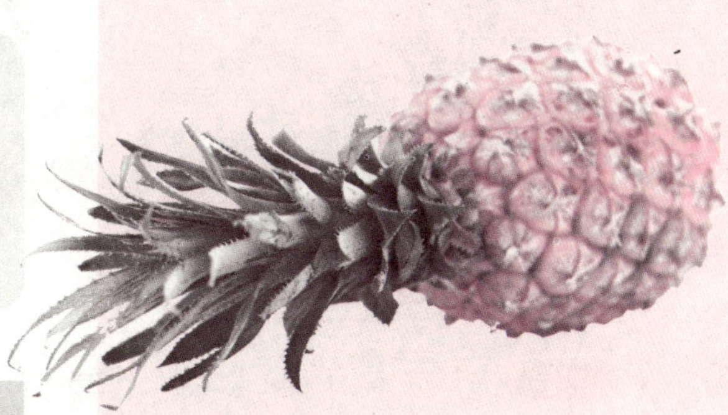

又名

凤梨、黄梨

性味归经

性平，味甘、微酸，归肺、大肠经

营养成分

菠萝蛋白酶

功效解码

改善血液循环/消除水肿

饮食宜忌

宜

- 新鲜菠萝宜用报纸包好后在常温下保存，也可放入冰箱冷藏保存，一般可保存2~3天。
- 用鲜菠萝汁加入凉开水服用，能清热除烦、生津止渴。

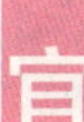

忌

- 发烧期间及患有湿疹、疥疮的人不宜多吃菠萝。
- 忌菠萝不浸盐水吃。菠萝有些成分如菠萝苷类，对人的皮肤、口腔黏膜有一定的刺激性。少量菠萝蛋白酶到胃里会被胃液分解破坏，但是有少数人对这种酶有过敏反应，吃后15分钟到1小时左右会出现腹痛、恶心、呕吐、荨麻疹（俗称风疹块）、头痛、头晕等症状，严重的还会出现呼吸困难及休克。

适用人群

腹泻、食欲不振、消化不良者

禁忌人群

湿疹、发热、疥疮、凝血功能障碍者

猕猴桃

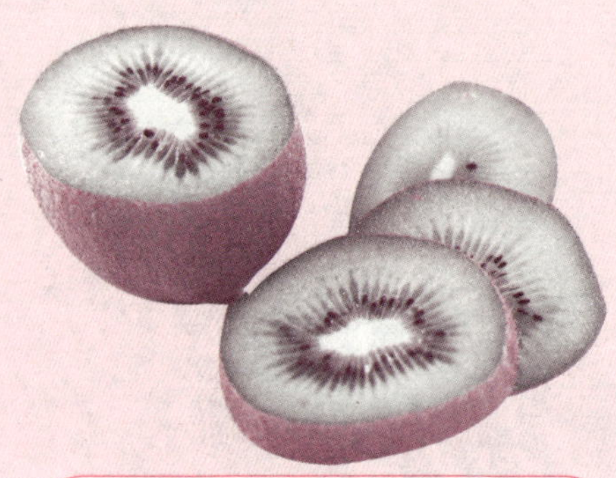

又名

毛桃、藤梨

性味归经

性寒，味甘、酸，归肾、胃、膀胱经

营养成分

维生素C、膳食纤维、钾、氨基酸

功效解码

美白肌肤/美容瘦身/预防坏血病

适用人群

高脂血症、高血压、冠心病、脑梗死患者

禁忌人群

脾胃功能较弱者、经期女性、慢性胃炎患者

相宜搭配

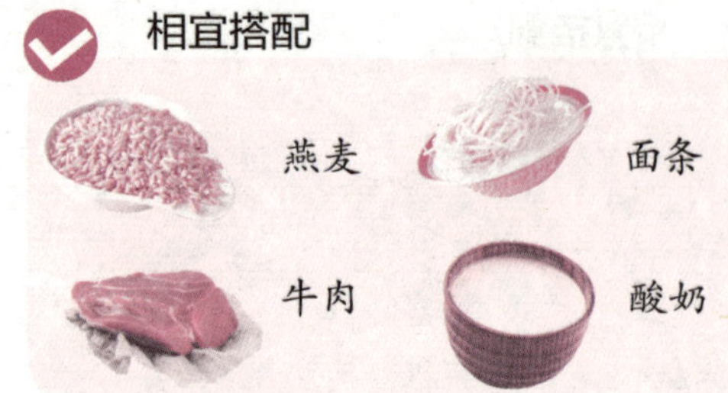

禁忌搭配

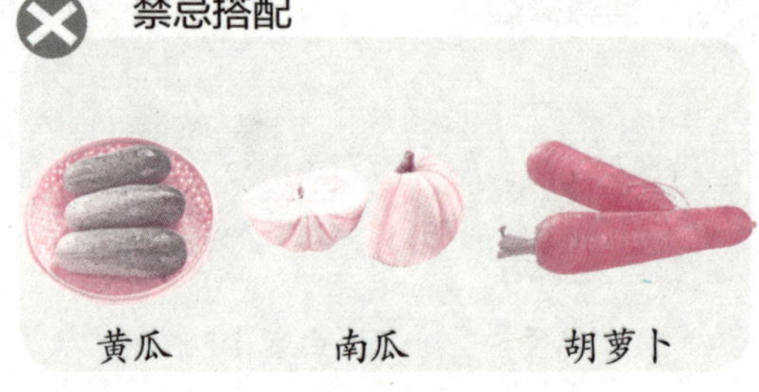

饮食宜忌

宜

- 熟透的猕猴桃，质地较软，并有香气，适宜食用。
- 食酸菜鱼后宜吃猕猴桃。经过腌制后的酸菜，维生素C已丧失殆尽；此外，酸菜中还含有较多的草酸和钙，由于酸度高食用后易被肠道吸收，在经肾脏排泄时，极易在泌尿系统形成结石；且腌制后的酸菜，含有较多的亚硝酸盐，可与人体中的胺类物质生成一种容易致癌的物质——亚硝胺。而猕猴桃可阻断亚硝胺合成，阻断率达98%。

忌

- 不宜食用未成熟的猕猴桃。未成熟的猕猴桃不仅口味差，而且含有对身体有害的成分。挑选时应注意分辨。

荔枝

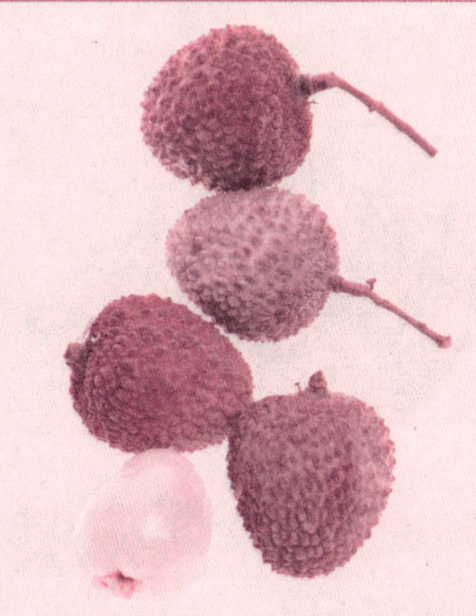

又名

离支、丹荔

性味归经

性温，味甘，归脾、胃经

营养成分

葡萄糖、维生素C、蛋白质

功效解码

益气补血

适用人群

产妇、老年人、体质虚弱者以及贫血、胃寒、口臭者

禁忌人群

咽喉干燥、牙龈肿痛、鼻出血及阴虚火旺者

相宜搭配

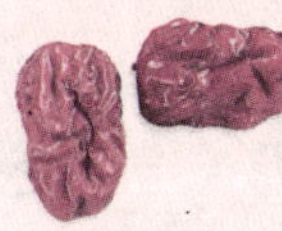

红枣

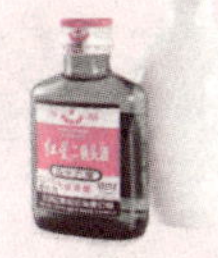

白酒

禁忌搭配

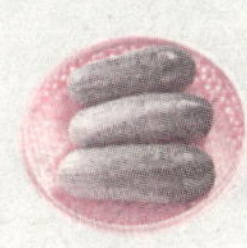

黄瓜

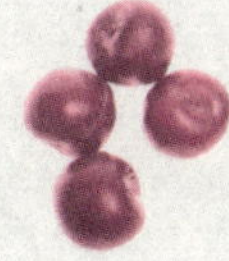

李子

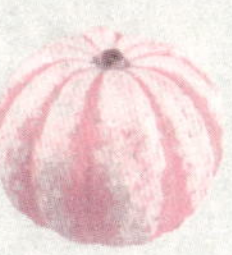

南瓜

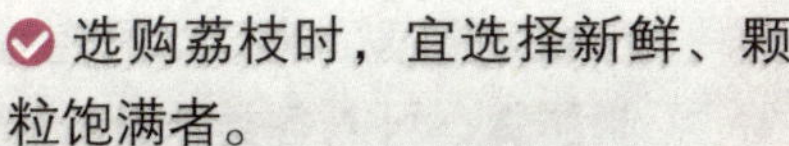

饮食宜忌

宜

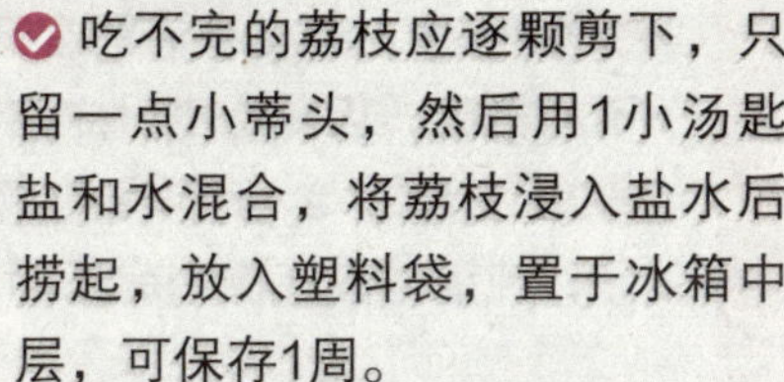

- 选购荔枝时，宜选择新鲜、颗粒饱满者。
- 吃不完的荔枝应逐颗剪下，只留一点小蒂头，然后用1小汤匙盐和水混合，将荔枝浸入盐水后捞起，放入塑料袋，置于冰箱中层，可保存1周。
- 想剥出完整无损的荔枝，可用手在其表皮上的接缝线处捏一下，就自然裂成两半。

忌

- 荔枝不宜多食。因其含有较多的果糖，必须经肝脏转化成葡萄糖，才能供机体利用。如多食会出现低血糖症状，即患“荔枝病”，其表现为心悸、头晕、出汗、饥饿等，严重者甚至会抽搐及意识不清。

红 枣

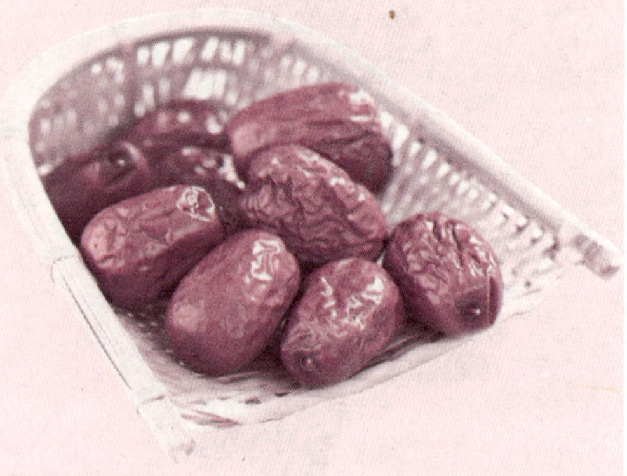

又名

大枣、枣子

性味归经

性温，味甘，归脾、胃经

营养成分

维生素C、类黄酮、钙、铁

功效解码

补脾和胃/益气生津/养血安神

适用人群

胃虚食少、脾虚便溏、气血不足、营养不良、心慌失眠、神经衰弱者

禁忌人群

月经期间有眼肿或脚肿、腹胀现象的女性以及糖尿病患者

相宜搭配

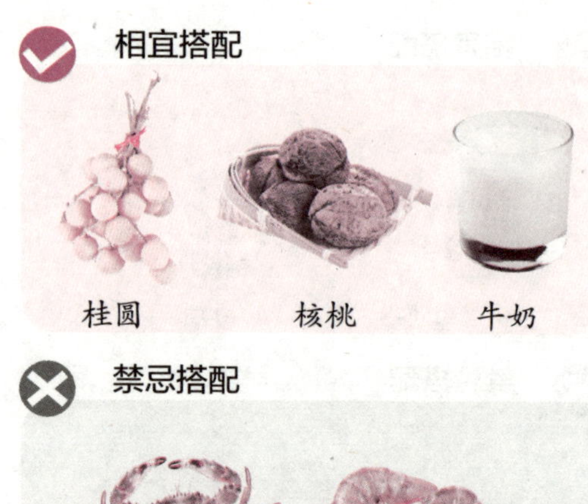

桂圆　核桃　牛奶

禁忌搭配

螃蟹　虾

饮食宜忌

宜

- 红枣可煮、可蒸、可生食、可制甜羹、可入各类补膏及汤药。
- 生吃时，枣皮易滞留在肠道中不易排出，因此吃枣时应细嚼。
- 红枣皮中含有丰富的营养成分，炖汤时应连皮一起烹调。

忌

- 吃枣2个小时后才能吃高蛋白食品，如海鲜和奶制品等。因为维生素C会使这类食品中的蛋白质凝成块而导致不易吸收。
- 长期食用红枣容易导致腹部胀气，且会使身材变胖，怕胖的人不宜长期食用，一周吃2~3次即可。
- 不宜食用腐烂的红枣。因为腐烂的红枣会产生果酸和甲醇，食用后会出现头晕、视力障碍等中毒反应，重者可危及生命。

桂 圆

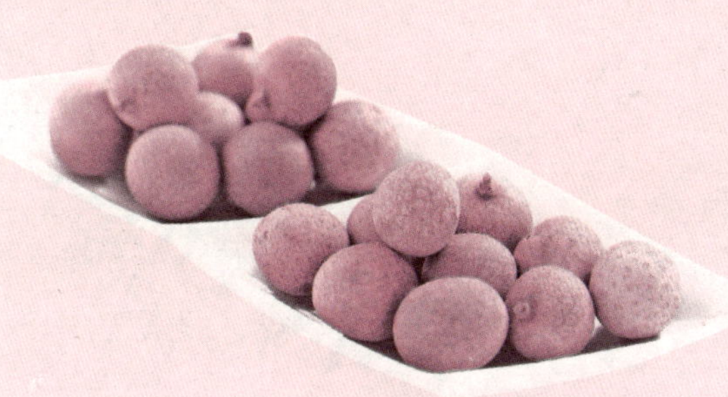

又名

益智、蜜脾、龙眼

性味归经

性平，味甘，归心、脾经

营养成分

葡萄糖、蔗糖、维生素A、B族维生素

功效解码

益心脾/补气血/安神志

适用人群

贫血、健忘、失眠、神经衰弱、产后虚弱者

禁忌人群

阴虚火旺者及糖尿病、肺结核患者

相宜搭配

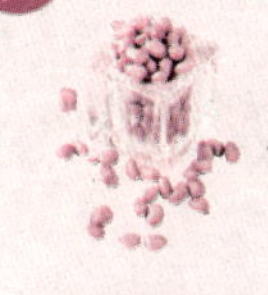
花生

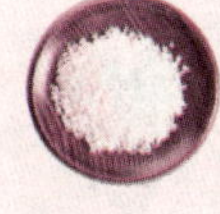
大米

姜

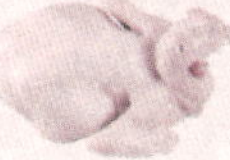
鸡肉

禁忌搭配

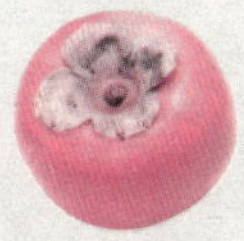
柿子

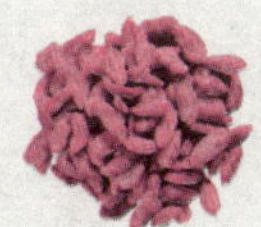
枸杞子

饮食宜忌

宜

- 选购桂圆时，以新鲜、果肉厚实、成熟度适中者为宜，选购时一定要以此为原则，以免挑选到不新鲜的桂圆。
- 桂圆具有补益心脾、养血安神的作用；鸡肉也是强身健体的食物。两者一起炖食，营养丰富，尤其适合久病体虚及产后虚弱者食用。
- 桂圆与鸡蛋一起煮汤，白糖最后加。这是一款养生糖水，早上空腹时饮用可以补脾养心、生血益气。

忌

- 桂圆作为水果食用，不宜食用变味的果粒，而应该鲜食。
- 桂圆虽美味且养颜，但健康女性不宜多吃，以免上火。

香蕉

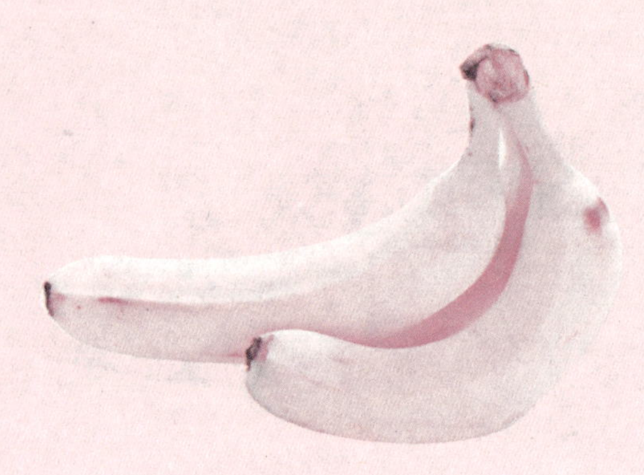

又名

甘蕉、蕉果、蕉子

性味归经

性寒，味甘，归肺、大肠经

营养成分

碳水化合物、钾、镁、磷、维生素B_1

功效解码

纤体美肤/滋阴润肠/润肺止咳

适用人群

胃溃疡、高血压、便秘、冠心病、动脉硬化患者

禁忌人群

胃酸过多者、腹泻者、急慢性肾炎及肾功能不全患者

相宜搭配

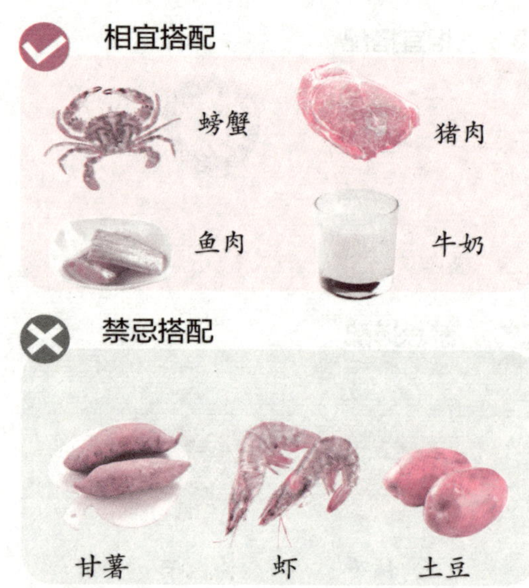

禁忌搭配

甘薯　虾　土豆

饮食宜忌

宜

挑选香蕉时，以表皮呈金黄者为佳；而果皮上有棕色小点的最香甜，但是其已经足够成熟、不耐存放，需要尽快吃完。

香蕉非常甜，因此被人们认为热量一定很高。其实不然，1根香蕉（净重约100克左右）只有80～90卡热量而已，与一餐的米饭量（150克，200卡）比起来大约相当于一半。另外，香蕉的膳食纤维含量比较丰富，因此，香蕉对减肥相当有效。

忌

不宜空腹食用。香蕉中含有丰富的钾、镁离子，空腹多食，可使血液中的钾、镁含量骤然升高，易导致缓慢型心律失常，甚至发生晕厥。

梨

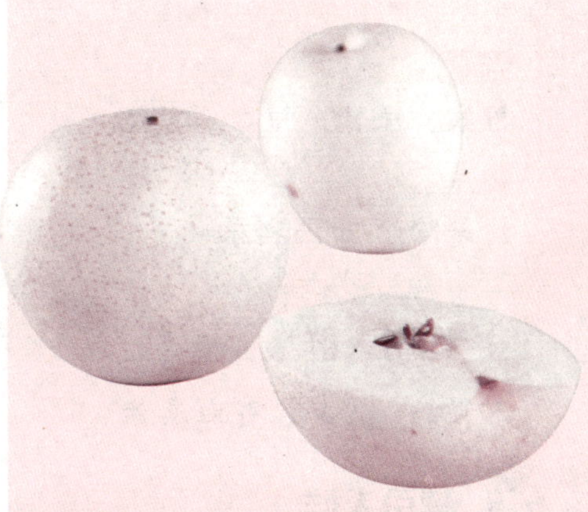

又名

快果、玉乳

性味归经

性凉，味甘、微酸，归肺、胃经

营养成分

膳食纤维、维生素B_1、维生素B_2、维生素C

功效解码

清心润肺/养阴清热/醒酒解毒

适用人群

心脏病、肝炎、支气管炎、高血压患者

禁忌人群

腹泻、胃寒者

相宜搭配

橙子

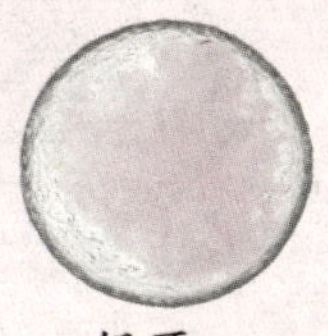

银耳

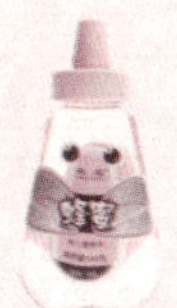

蜂蜜

禁忌搭配

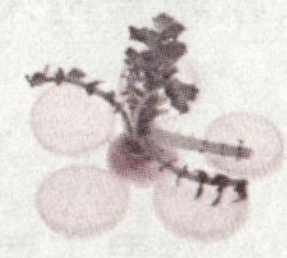

白萝卜

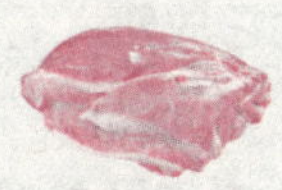

羊肉

饮食宜忌

宜

- 可用作其他水果的催熟剂。梨是一种与其他水果比较难“相处”的水果，因为它很容易释放出乙烯，而且放出的数量也比其他水果多。当把梨和香蕉放在一起的时候，香蕉很快就变软并发黑，这就是梨起的作用。由于这一特性，人们有时把它作为催熟剂。
- 秋季气候干燥时，吃一两个梨可缓解秋燥，有益于身体健康。歌手、主持人经常食用煮好的梨，可增加体内的津液、保养嗓子。

忌

- 不宜食用霉变的梨。霉变的梨含有真菌及其他毒素，食后很容易发生食物中毒，导致腹泻。
- 食梨时不宜食用油腻食品，否则易导致腹泻。

哈密瓜

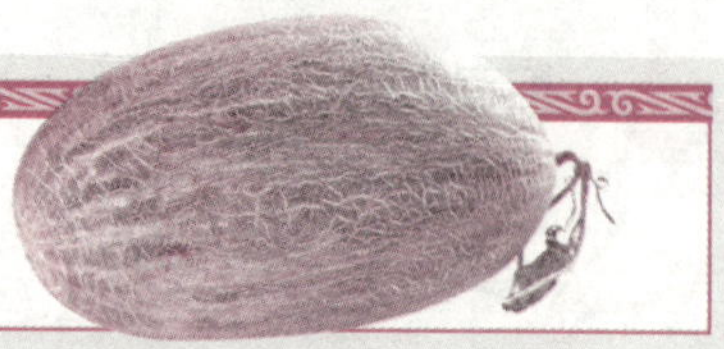

性味归经

性寒，味甘，归心、胃经

功效解码

清暑除烦/止渴利尿

适用人群

胃病、肾病、贫血患者

禁忌人群

腹胀、黄疸、便溏者

饮食宜忌

宜

选购哈密瓜时，以瓜皮青黄色、表面有网纹、不太熟的为佳。买回来放入冰箱一两天可促进它成熟。

忌

未切开的哈密瓜室温下置于避光、干燥处存放即可。但搬动时应轻拿轻放，不要碰伤瓜皮。切开后的哈密瓜，可用保鲜膜封好后放入冰箱冷藏，能保存3天。

榴 莲

性味归经

性热，味辛、甘，归肝、肾、肺经

功效解码

滋阴壮体/疏风清热/利胆退黄

适用人群

痛经女性、寒性体质者

禁忌人群

肥胖者、糖尿病患者

饮食宜忌

宜

好的榴莲气味浓烈，无酸味，其果柄处气味最浓，因此最好购买带果柄的榴莲，吃起来更香。

食后多喝水可助消化，吃几个山竹能克榴莲的燥热。

忌

榴莲虽好，但不宜多吃，它在肠胃中会吸水膨胀，且由于其营养丰富，当肠胃无法完全吸收时还会导致上火，引发便秘。

草莓

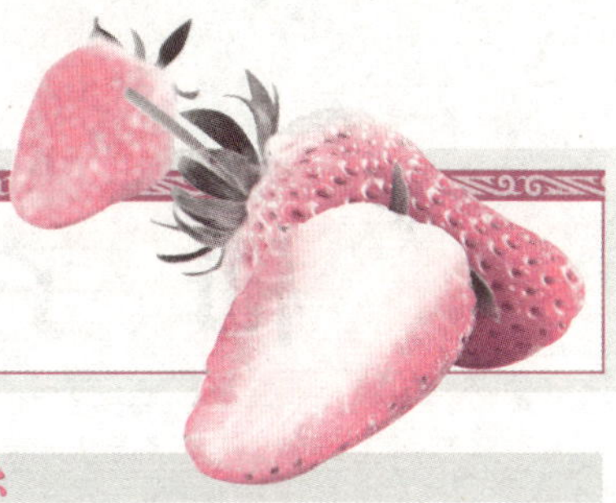

性味归经

性凉，味甘、酸，归脾、胃、肺经

功效解码

美白肌肤/瘦身/预防坏血病

适用人群

口渴、虚痨骨蒸、肝病腹水者

禁忌人群

尿路结石、肠滑腹泻者

饮食宜忌

宜

- 选购草莓时，以果粒完整，富有光泽、无病虫害者为佳。
- 草莓宜先洗净，再以保鲜膜包好后置于冰箱内，这样保鲜效果更好。

忌

- 洗干净的草莓也不要马上吃，最好再用淡盐水或者淘米水略浸泡5分钟。

李子

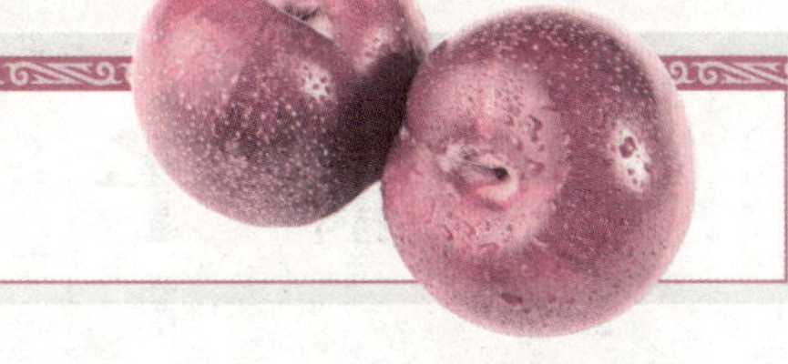

性味归经

性平，味甘、酸，归肝、脾、胃经

功效解码

清肝热/生津液/利小便

适用人群

发热、口渴、虚痨骨蒸者

禁忌人群

脾虚痰湿者、肾病患者

饮食宜忌

宜

- 洗李子要小心，果蒂部位不宜沾水，否则易变坏，而凡用水冲过的李子均不能久存。

忌

- 李子含大量的果酸，不宜过量食用，否则易引起胃痛。
- 李子容易生痰，胃酸过多、胃及十二指肠溃疡、脾胃虚弱、体虚气弱者不宜多食。此外肠胃功能不佳者也应少吃，以免腹泻。

柿子

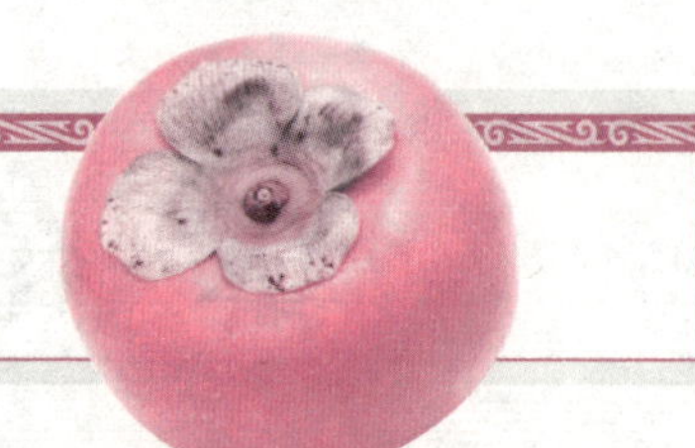

性味归经

性寒，味甘、涩，归肺、胃、大肠经

功效解码

润肺生津/降压止血

适用人群

慢性支气管炎、高血压患者

禁忌人群

糖尿病患者、胃功能低下者

饮食宜忌

宜

柿子放在冰箱冷冻室1～2天，再取出解冻后食用，可使柿子迅速脱涩，使得口感更好。

忌

如果柿子颜色好看，但味道却很淡，说明其使用过催熟剂，不宜购买。

空腹不宜吃柿子，否则易患胃柿石症。

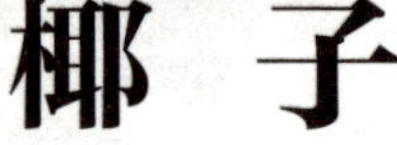

椰子

性味归经

椰肉性平、味甘，椰汁性温、味甘，归肺、胃经

功效解码

补脾益胃/杀虫清疳/强心治风

适用人群

脾胃倦怠、食欲不振者

禁忌人群

中风、高血压患者

饮食宜忌

宜

要贮藏椰子，最好将其浸在水里，这样可保存较长时间，但椰汁倒出后最好尽快饮用。

忌

椰汁不宜长时间放置。椰汁离开椰壳味道会渐变，上午倒出的椰汁较甜，下午会变淡。

大便清泄者以及病毒性肝炎、脂肪肝、支气管哮喘、高血压、中风和胰腺炎患者不宜食用。

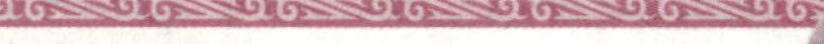

杏

性味归经

性温，味酸，归肺、大肠经

功效解码

止咳定喘/生津止渴/润肠通便

适用人群

咳喘、痢疾患者

禁忌人群

肠胃病患者及产妇

饮食宜忌

宜

选购杏时，以表皮光滑的为佳。如想马上就吃，挑软的；如想留几天，就挑选稍硬一点的。但别挑青色或很硬的，这种杏很可能还没有熟。

忌

杏不宜吃太多，以免损害身体健康，严重者会抑制中枢神经，导致呼吸麻痹，甚至死亡。

桃

性味归经

性温，味甘、酸，归肝、大肠经

功效解码

生津/润肠/活血/消积

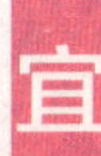

适用人群

低血糖、缺铁性贫血者

禁忌人群

肠胃不佳者

饮食宜忌

宜

选购时以果体大，形状端正，外皮无伤，果色鲜亮者为佳。

忌

桃不宜放在冰箱中，因为桃在冰箱的干燥环境中，会使其香味不断挥发，拿出来食用的时候会觉得没有香味。

婴幼儿忌吃桃子，因桃子中含有大分子物质，婴幼儿肠胃透析能力差，无法消化吸收。

芒果

性味归经

性凉，味甘、酸，归肺、脾、胃经

功效解码

益胃止呕/解渴利尿

适用人群

便秘、高血压、动脉硬化患者

禁忌人群

过敏体质者、糖尿病患者

饮食宜忌

宜

- 选购芒果时，以其软硬程度作为标准，即熟度在八九成以上的，通常近蒂头处感觉硬实、富有弹性；过硬或过软者都不佳。
- 过多食用芒果会有失声之感，要马上用淡盐水漱口化解。

忌

- 饭后不可食用芒果。因为芒果富含蛋白质，饱饭后再吃，会加重胃的负担。

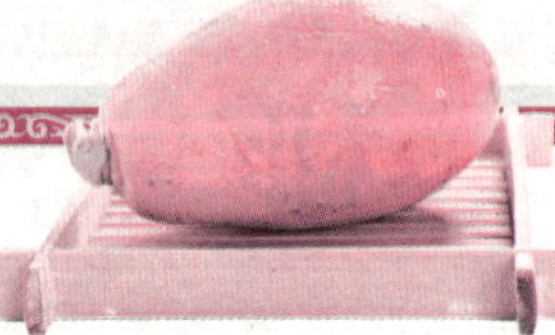

木瓜

性味归经

性温，味酸，归肝、脾经

功效解码

平肝舒筋/和胃化湿/防癌抗癌

适用人群

消化不良、风湿性关节炎患者

禁忌人群

过敏体质、小便淋痛者及孕妇

饮食宜忌

宜

- 选购木瓜时，一般以大半熟的程度为佳，肉质爽滑可口。用手触摸，果实坚而有弹性者为佳。

忌

- 木瓜中的番木瓜碱，对人体有微毒，每次食用量不宜过多。
- 不宜多食木瓜种子，因木瓜种子里含有毒性很强的氰氢酸，多食木瓜种子会中毒。

干果类

板 栗

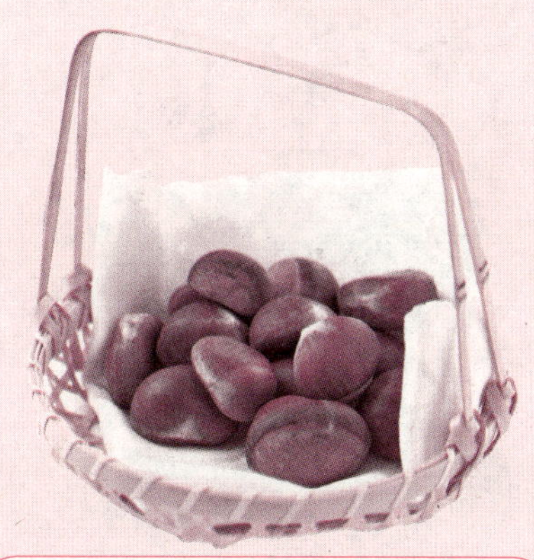

又名

栗子、棋子、栗果、大栗

性味归经

性温，味甘，归脾、胃、肾经

营养成分

淀粉、B族维生素、不饱和脂肪酸、无机盐

功效解码

补脾健胃/补肾强筋/活血止血

适用人群

冠心病、动脉硬化、骨质疏松及肾虚、大便溏泻等患者

禁忌人群

脾胃虚弱所致的消化不良者以及风湿病患者

相宜搭配

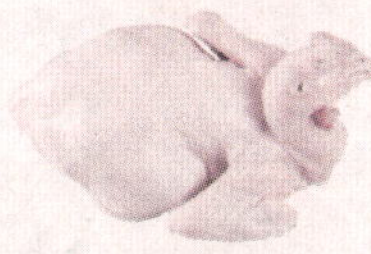

鸡肉

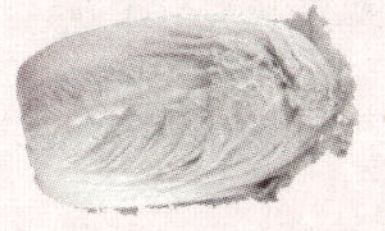

白菜

禁忌搭配

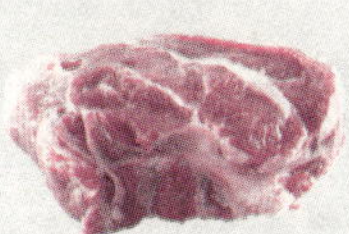

牛肉

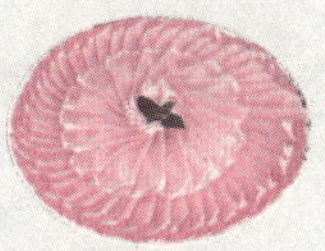

羊肉

饮食宜忌

宜

- 选购板栗时，以颗粒饱满、没有发霉、没有虫蛀者为佳。不要一味追求果肉的色泽洁白或金黄，金黄色的果肉有可能是经过化学处理的。
- 板栗全身是宝，可以加工制作栗干、栗粉、栗酱、栗浆、糕点、罐头等食品。
- 板栗巧剥壳：在其顶部先用不锈钢小刀削去一小块皮，切口以不切伤果肉为宜，然后再用刀除去其余外壳。或者可先将板栗放入烤箱高温加热一下，壳会自动裂开。

忌

- 板栗生吃不易消化，因此最好不要生吃，而熟吃又容易滞气，所以一次不宜吃得太多。

莲子

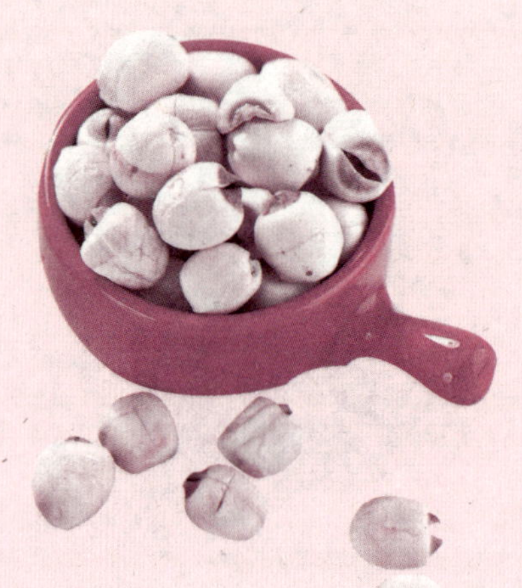

又名

藕莲、莲蓬子、莲肉、莲米

性味归经

性平，味甘、涩，归脾、肾、心经

营养成分

蛋白质、脂肪、碳水化合物、钙

功效解码

益心补肾/健脾止泻/固精安神

适用人群

心律不齐、遗精频繁或滑精者以及久病、产后或老年体虚者

禁忌人群

中满痞胀、大便燥结者

相宜搭配

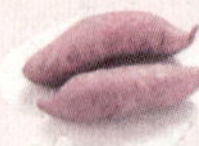

甘薯

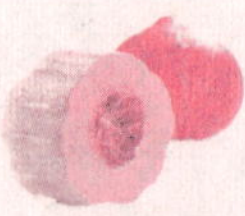

南瓜

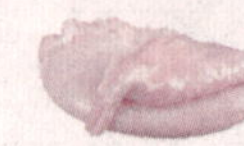

猪肚

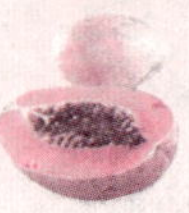

木瓜

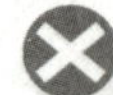

禁忌搭配

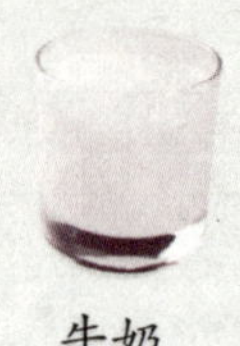

牛奶

饮食宜忌

宜

- 选购莲子时，以外皮上有一点自然的皱皮或残留的红皮、莲子孔较小的为佳，选购时一定要留心观察。
- 莲子应置于干燥处密封保存，并加入花椒防虫，且要经常翻晒。
- 莲子作为保健药膳食疗时，一般是不弃莲芯的。莲芯是莲子中央的青绿色胚芽，味苦，有清热、固精、安神、强心之功效，将莲芯用开水浸泡饮之，可用于治疗高烧引起的烦躁不安、神志不清和梦遗滑精等症。
- 莲子吃法很多，可用来配菜、做羹、炖汤、制饯、做糕点等，也可以与其他药食搭配食用。

忌

- 变黄发霉的莲子不要食用。

相宜搭配

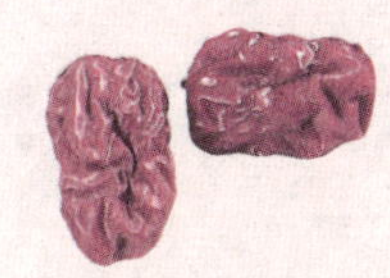

红枣

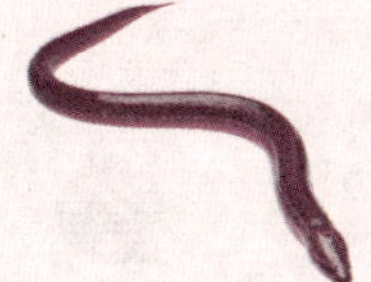

鳝鱼

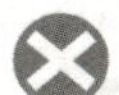

禁忌搭配

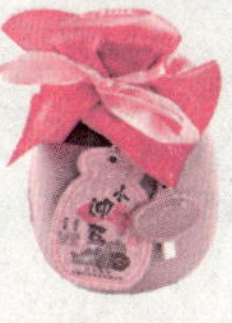

白酒

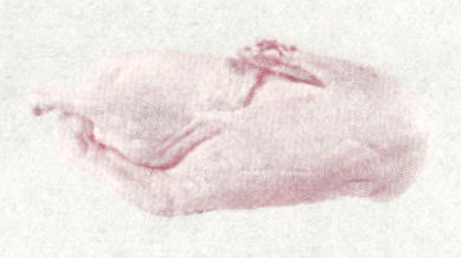

烤鸭肉

饮食宜忌

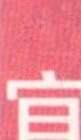

宜

- 购买核桃时，以色泽光鲜，呈鲜褐色，手感重的为佳；经漂白过的核桃表面虽然白净，但没有光泽。
- 将核桃仁和薏米、板栗等同煮做粥食用，可辅助治疗尿频、遗精、大便溏泻等病症。

忌

- 许多人喜欢将核桃仁表面的褐色薄皮剥掉，这样会损失掉一部分营养，所以最好不要剥掉这层薄皮。
- 核桃一次不宜吃得太多，否则会影响胃肠消化功能。
- 不宜食用霉变的核桃仁。因为霉变的核桃仁中含有真菌及毒素，食后易食物中毒。

核桃

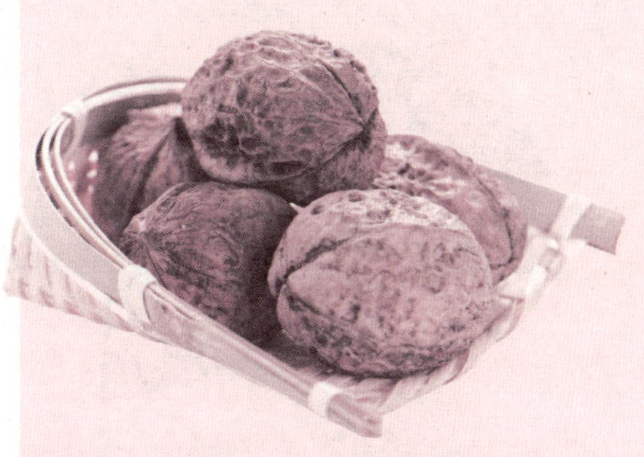

又名

胡桃、羌桃

性味归经

性温，味甘，归肺、肾、大肠经

营养成分

亚油酸、磷脂、维生素E、锌

功效解码

温补肺肾/定喘润肠

适用人群

老年人及高脂血症、心肌功能不全患者

禁忌人群

凡痰内盛引起的痰黄、鼻出血以及大便稀薄者

花 生

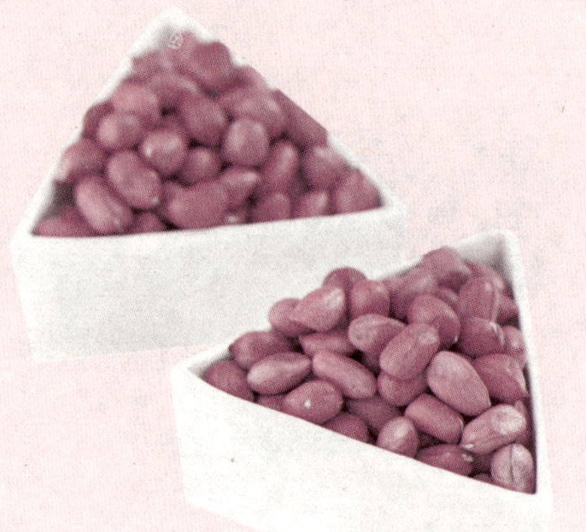

又名

落花生、地果、唐人豆

性味归经

性平，味甘，归肺、脾、胃经

营养成分

卵磷脂、维生素E、维生素K、植物固醇

功效解码

止血/散瘀/润肺和胃/敛肺止咳/消肿

适用人群

食欲不振、营养不良、咳嗽者

禁忌人群

高脂血症患者、胆囊切除者、消化不良者、跌打瘀肿者

相宜搭配

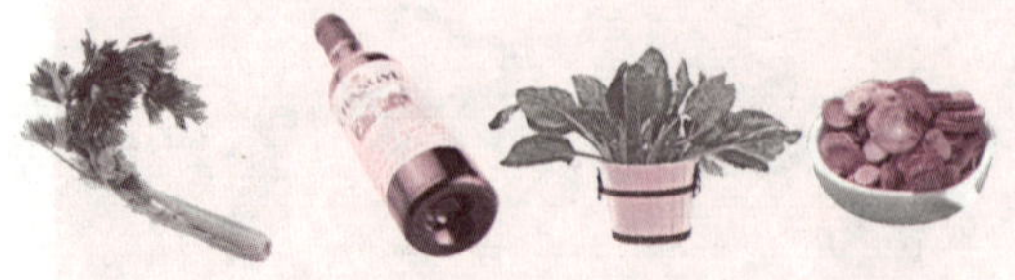

芹菜　红酒　菠菜　甘草

禁忌搭配

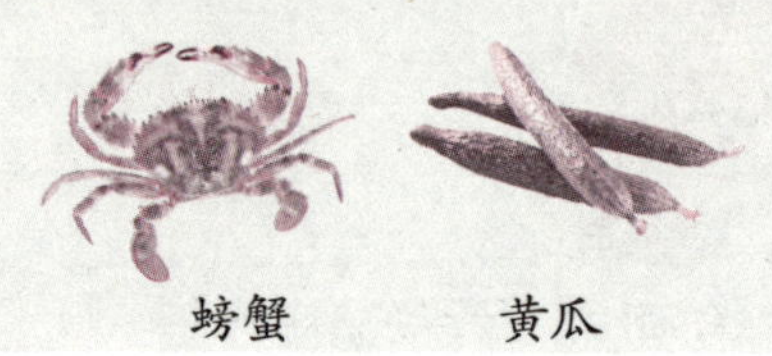

螃蟹　黄瓜

饮食宜忌

宜

花生容易受潮发霉，产生致敏性很强的黄曲霉菌毒素。所以，花生应贮于低温、干燥处妥善保存，并经常检查。

忌

忌吃发芽的花生，有致癌危险。

忌食发霉花生。某些亚非国家以及我国肝癌流行病学调查研究发现，亚洲、非洲某些地区是黄曲霉毒素污染食品较为严重的地区，其肝癌发病率也高。黄曲霉毒素B_1是世界公认的肝癌发病的主要因素。黄曲霉毒素耐热，在一般烹调加工的温度下破坏很少，只有温度达到280℃，才会发生裂解。所以花生发霉后应弃之不食用，靠烧熟煮透是不能破坏其毒素的。

松子

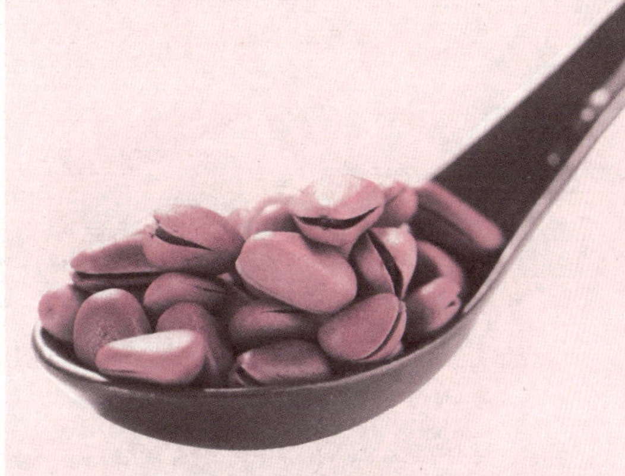

又名

罗松子、海松子、红松果、松仁

性味归经

性温，味甘，归肝、肺、大肠经

营养成分

维生素E、亚油酸、亚麻油酸

功效解码

健身和血/滋润皮肤/延年益寿

适用人群

学生、脑力劳动者以及老年人

禁忌人群

脾虚便溏、肾亏遗精、湿痰甚者以及胆功能严重不良者

相宜搭配

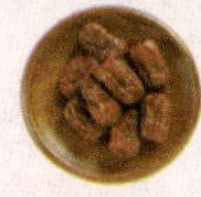
红枣

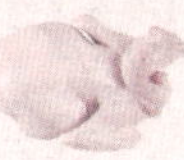
鸡肉

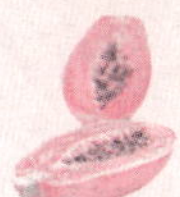
木瓜

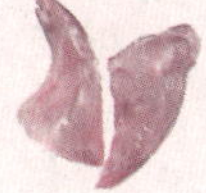
兔肉

禁忌搭配

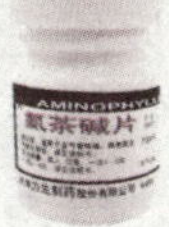

氨茶碱

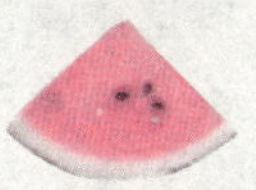
西瓜

饮食宜忌

宜

- 选购松子时，以外表干燥不潮湿、颗粒大而饱满、无异味、颜色白净、带清香气味者为佳。
- 松子宜置于阴凉、通风、干燥处密封保存。

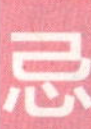

忌

- 松子存放时间长了会产生“哈喇”味，不宜食用。

用脑过度找松子帮帮忙

松子中的不饱和脂肪酸具有增强脑细胞代谢，维护脑细胞功能和神经功能的作用，是大脑的优质营养补充剂，特别适合用脑过度人群食用。松子中谷氨酸含量达16.3%，谷氨酸有很好的健脑作用，可增强记忆力。

腰 果

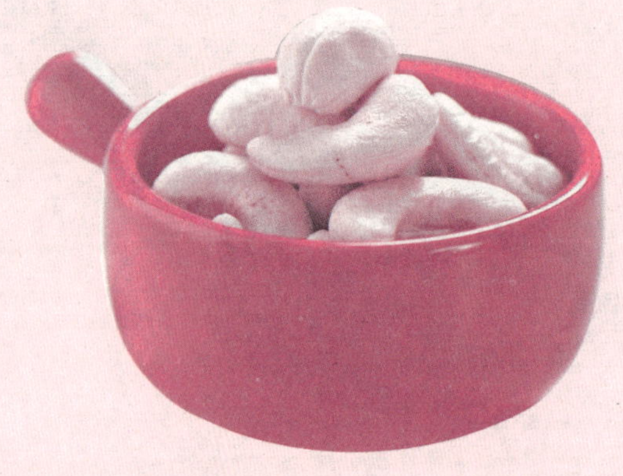

又名

鸡腰果、介寿果

性味归经

性平，味甘、无毒，归肺经

营养成分

脂肪、蛋白质、淀粉

功效解码

润肠通便/排毒养颜/延缓衰老

适用人群

一般人

禁忌人群

过敏体质、胆功能严重不良者

相宜搭配

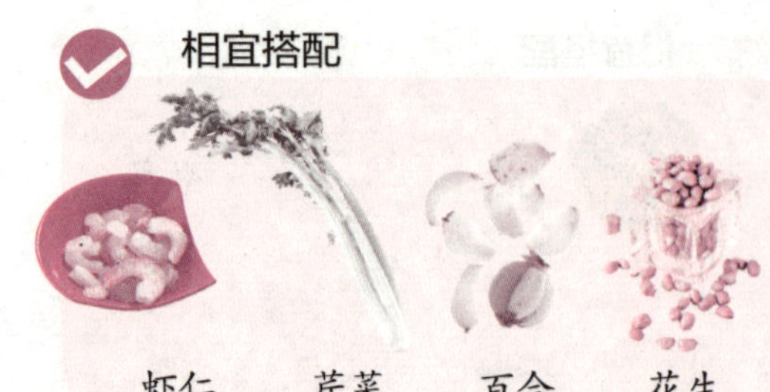

饮食宜忌

宜

- 挑选腰果时，以外观呈完整月牙形，色泽白，气味香，饱满，油脂丰富，无斑点、无蛀虫者为佳；如果有粘手或受潮现象，则表示新鲜度不够。
- 腰果宜放进冰箱中密封冷藏，也可以直接放在阴凉通风处，但一定要避免阳光直射。

忌

- 腰果中的热量较高，不宜多吃，否则易发胖。

过敏体质预防腰果过敏的方法

过敏体质的人吃了腰果，常常会发生过敏反应，严重的吃1～2颗腰果，就会引起过敏性休克。为了避免严重后果的出现，可先吃1～2颗后停十几分钟，如果不出现嘴内刺痒、流口水、打喷嚏时再吃；其次，对其他食物和其他物品过敏的人，也容易对腰果过敏。这样的人最好不要食用腰果。一旦出现过敏反应，要及时就医。

开心果

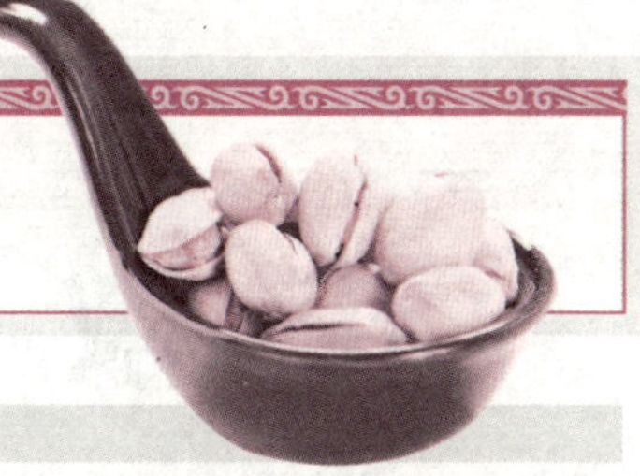

性味归经

性温，味甘，归肝、胃经

功效解码

理气宽中/和胃止痛/益肾强体

适用人群

一般人

禁忌人群

肥胖者、高脂血症和心血管疾病患者

饮食宜忌

宜

- 购开心果时，以果仁颜色为绿色的为佳，它比黄色的要新鲜。
- 食用开心果时，应将果衣和果仁一起食用。

忌

- 储藏时间太久的开心果不宜再食用。
- 开心果含有很高的热量，并且脂肪含量也比较高，不宜多食。

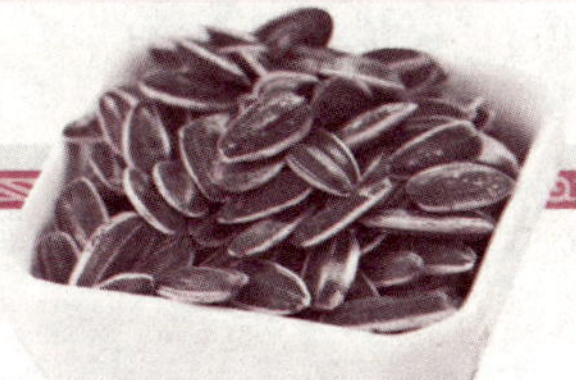

葵花子

性味归经

性平，味甘，归大肠经

功效解码

补血/安神/润肠/排脓/驱虫

适用人群

动脉粥样硬化、高血压、冠心病及脑梗死患者

禁忌人群

肝炎患者、育龄男性

饮食宜忌

宜

- 购买葵花子时，以有黑白相间长条纹、颗粒大、均匀、饱满、壳面有光泽、无哈喇味、味道鲜美的为佳。

忌

- 大量嗑瓜子会严重耗费唾液，长时间食用还会影响口腔健康甚至影响消化。因此，瓜子一次不宜吃得太多，以免上火、口舌生疮、消化不良、腹胀腹痛等。

花椒

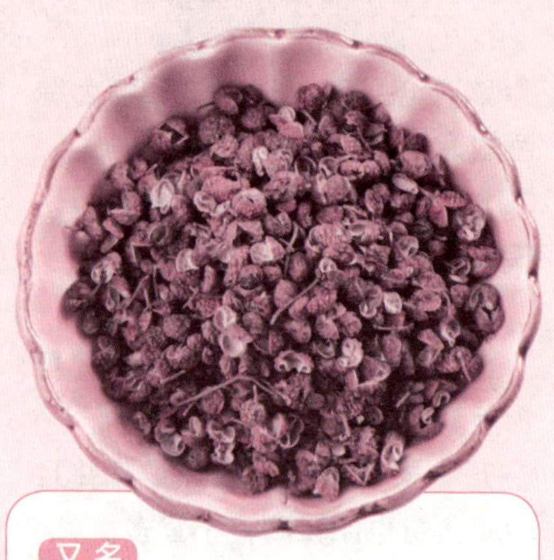

又名

香椒、大花椒、椒目

性味归经

性温，味辛，归脾、胃、肾经

营养成分

蛋白质、碳水化合物、钙、磷、铁

功效解码

温中散寒/除湿止痛/杀虫解毒/止痒解腥

适用人群

胃部及腹部冷痛、呕吐腹泻、食欲不振者

禁忌人群

孕妇、先兆流产者、慢性咽炎以及高血压患者

相宜搭配

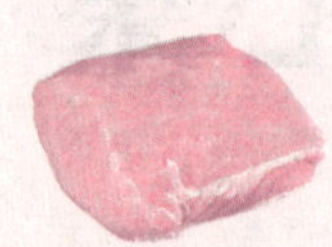

猪肉

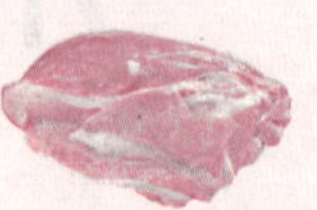

羊肉

禁忌搭配

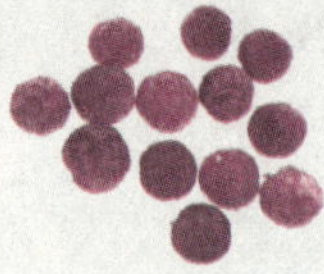

杨梅

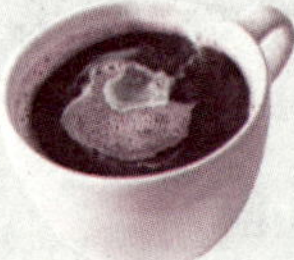

咖啡

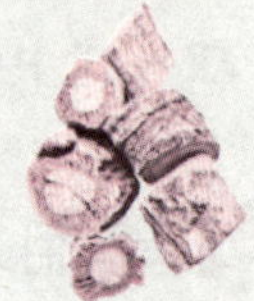

防风

饮食宜忌

宜

- 挑选花椒时，以颜色为棕褐或深红，干燥而富油润感的为佳。
- 花椒宜放在干燥、密闭的容器中保存，通常可保存3个月左右。
- 无论红烧、卤味、小菜、四川泡菜、鸡鸭鱼羊牛等菜肴均可用到花椒。也可将其粗磨成粉和盐拌匀为椒盐，供蘸食用。

忌

- 花椒是热性香料，不宜多食，否则易造成便秘。
- 忌顿顿吃花椒。花椒含花椒素，多吃可导致血压升高、消化道黏膜充血、水肿等，长期刺激可致消化道溃疡，大量长期食用还会损伤肝细胞，破坏肝细胞的正常功能，并可致癌。因此花椒应少吃为宜、适可而止。

大蒜

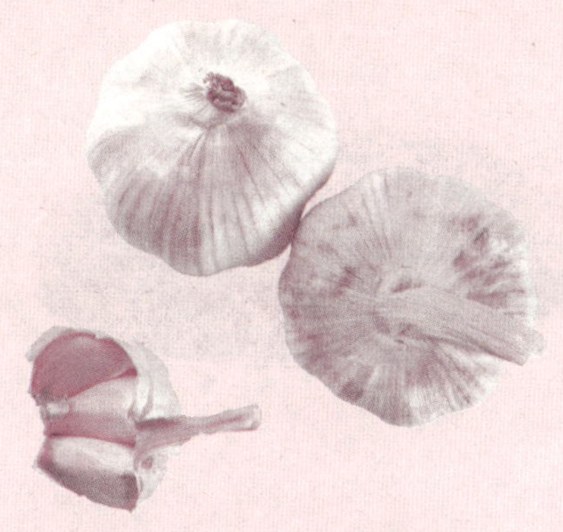

又名

蒜头、大蒜头、独蒜、胡蒜

性味归经

性温，味辛，归脾、胃、肺经

营养成分

硒、大蒜素、维生素C、维生素A

功效解码

温中消食/解毒杀虫

适用人群

免疫力低下者、食欲不振者以及糖尿病患者

禁忌人群

口角炎、口唇炎、舌炎患者及阴虚火旺者

相宜搭配

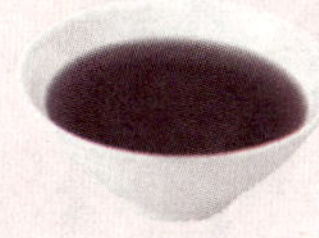

醋

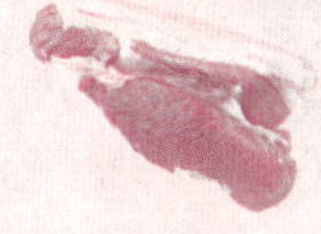

猪肉

禁忌搭配

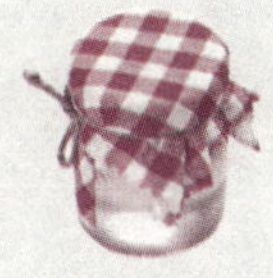

蜂蜜

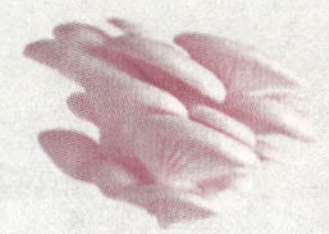

蘑菇

饮食宜忌

宜

大蒜所含的蒜素不耐高热，煮熟或煎炸均会破坏其有效元素，极易降低大蒜的杀毒抗菌防癌的功效，因此，大蒜宜生吃。但是，对于不习惯或不喜欢大蒜辛辣味道的人，最好将大蒜捣成蒜泥，然后加入适量香油和酱油，将其与凉菜一同搅拌均匀，再食用，以便于初食者能够适应蒜味，养成生吃大蒜的习惯。

忌

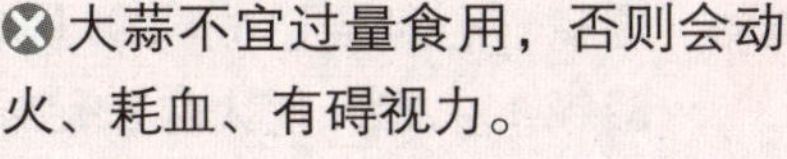

大蒜不宜过量食用，否则会动火、耗血、有碍视力。

大蒜的水分若不是很多，就不应该放在阳光下暴晒，最好将其放在阴凉干燥通风处晾晒，也不要用纸包起来或用盒子、袋子装起来存放。

醋

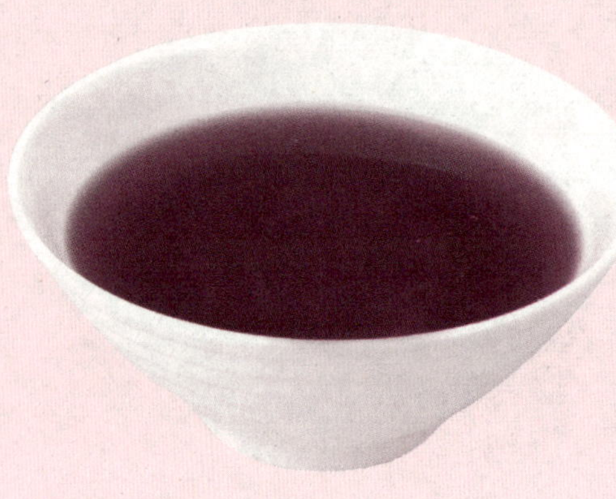

又名

苦酒、酢

性味归经

性温，味酸、苦，归肝、脾经

营养成分

有机酸、蛋白质、糖类、钙

功效解码

帮助消化吸收/预防肠道疾病/缓解疲劳

适用人群

胆管蛔虫、体癣、灰指甲、流行性腮腺炎、腰腿痛患者及毒虫叮咬者

禁忌人群

孕妇、儿童、心脏病患者及肝肾功能不全者

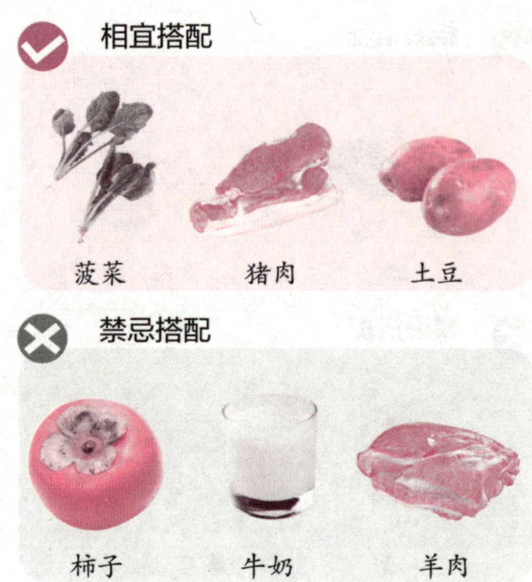

禁忌搭配

柿子　牛奶　羊肉

饮食宜忌

宜

- 挑选食醋时，优质红醋应为琥珀色或红棕色，优质白醋应无色透明。
- 人们在洗澡时，可以在水中加点醋，能消除疲劳、增加舒适感。在洗脸水中加些醋，有美容养颜作用。

忌

- 大量饮用醋会导致体内钙的流失，所以不宜过多食用。
- 铜器不宜长久与醋接触或加热烹煮，否则会造成铜绿（碱性醋酸铜）中毒，使人体细胞质受损伤，导致溶血、尿少、休克、中枢神经抑制等症状，重者甚至可引起死亡。另外，还应注意不要用有铜绿的铜器盛放食物或烹炒菜肴。

葱

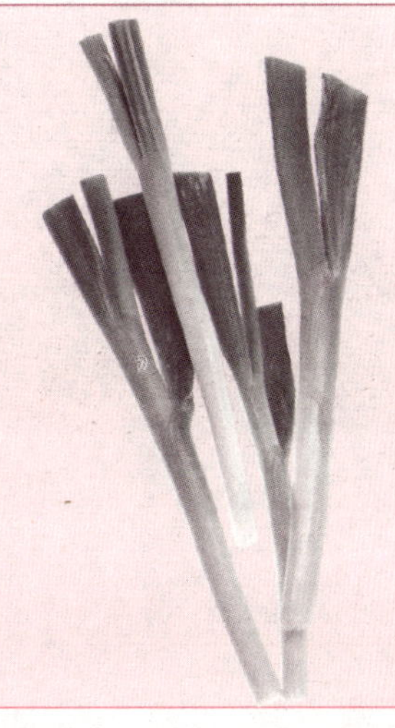

又名

葱头白、和事草、四季葱

性味归经

性温，味辛，归肺、胃经

营养成分

维生素C、硒、蒜素

功效解码

通阳发表/解毒止痛/祛痰/利尿/增强食欲

适用人群

风寒感冒、脾胃肠道不适、头痛、水肿者

禁忌人群

胃肠道疾病，特别是溃疡病患者

相宜搭配

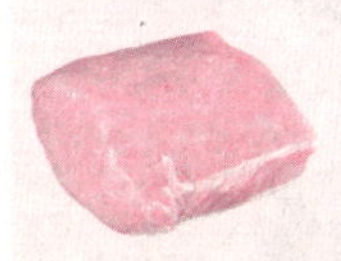
猪肉

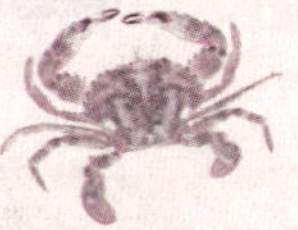
螃蟹

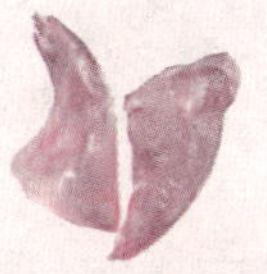
兔肉

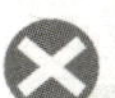

禁忌搭配

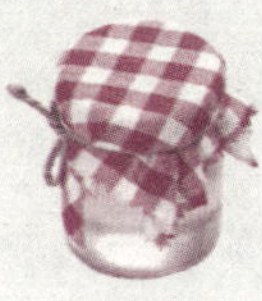
蜂蜜

糖类

饮食宜忌

宜

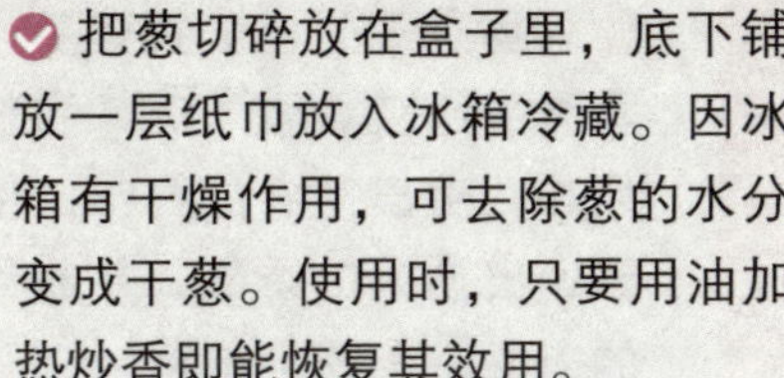

- 把葱切碎放在盒子里，底下铺放一层纸巾放入冰箱冷藏。因冰箱有干燥作用，可去除葱的水分变成干葱。使用时，只要用油加热炒香即能恢复其效用。
- 葱的贮存宜极力避免潮湿，可将其捆绑成束，根朝下放在背阳面，以免其沾水而腐烂；也可将大葱栽种在自家不太暖和的地方，任其慢慢生长。

忌

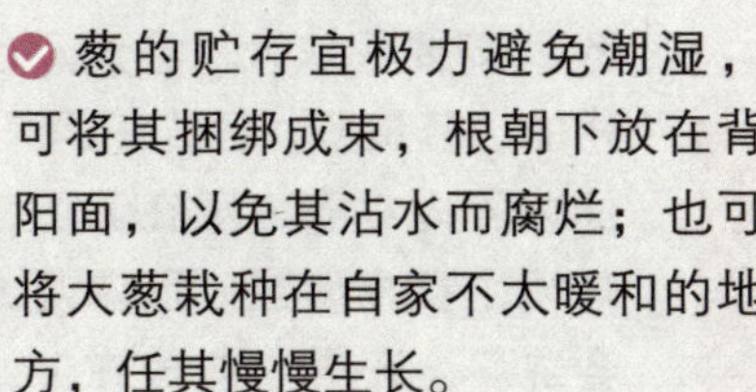

- 葱不宜过量食用，否则会引起头昏、视物不清等，从而损伤视力。
- 葱对汗腺刺激比较强，有腋臭的人在夏季应慎食。
- 葱在贮存过程中忌搬动，即便冬天较冷，也不应该随意搬动。

姜

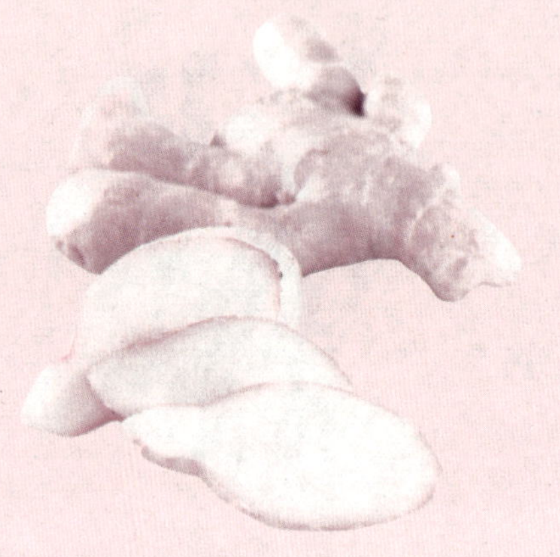

又名

生姜、鲜姜、均姜

性味归经

性温，味辛，归肺、胃、脾经

营养成分

姜辣素、膳食纤维、B族维生素、维生素C

功效解码

发表散寒/温胃止呕/解毒

适用人群

伤风感冒、呕吐、跌打损伤、慢性胸膜炎、腹痛等患者

禁忌人群

痈疮等皮肤病、眼部炎症、痔疮、泌尿系统感染、功能性子宫出血患者

相宜搭配

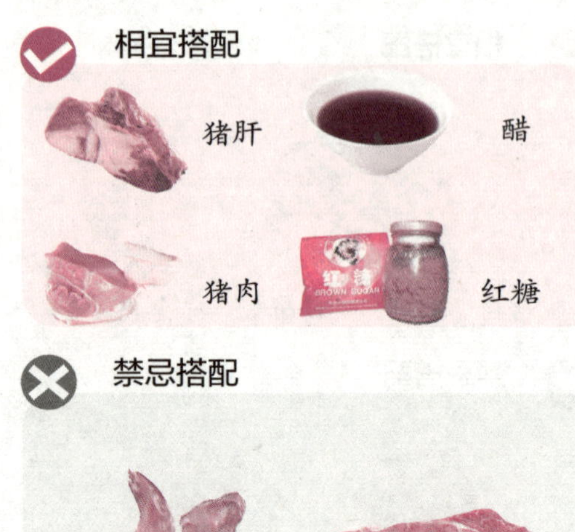

禁忌搭配

兔肉　狗肉

饮食宜忌

宜

做菜肴时，宜先拍碎姜，主要是为了给菜肴赋予美味和独特的风味，突出菜肴的鲜味，使菜肴飘逸出诱人的香气，并起到一定的去毒、化湿等作用。

买姜要买块大、丰满、色泽正常的。若量多，宜放在2℃～10℃的冰箱内冷藏。姜在温度较高的环境中极易腐烂，而温度太低则会冻坏。干姜也应放在低温或通风处保存，否则也会腐烂。

忌

姜一次不宜食用过多，以免吸收大量姜辣素，在排泄过程中会刺激肾脏，并产生口干、咽痛、便秘等上火症状。

冻姜也不要吃，因为姜冷冻后会产生致癌物质。

相宜搭配

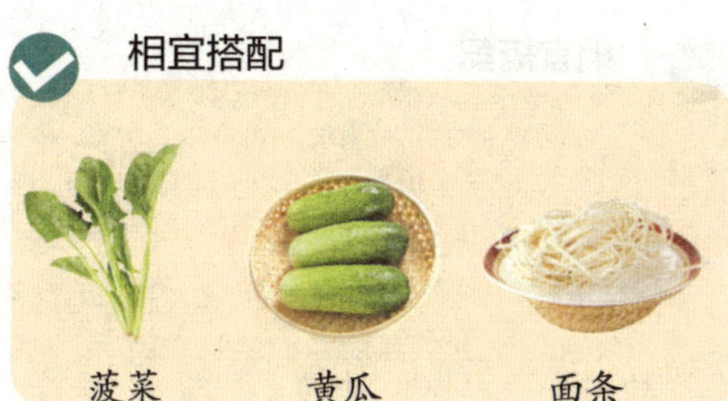

菠菜　　黄瓜　　面条

禁忌搭配

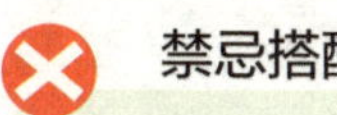

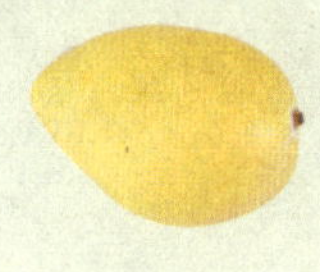

芒果

饮食宜忌

宜

- 香油的两大辨别方法：一是辨色法，纯香油呈红色或橙红色，机榨香油比小磨香油颜色淡，香油中掺入菜籽油则颜色深黄，掺入棉籽油则颜色深红。二是水试法，用筷子蘸一滴香油滴到平静的凉水面上，纯香油会呈现出无色透明的薄薄的大油花，而后凝成若干个细小的油珠。掺假香油的油花小而厚，且不易扩散。
- 睡前喝一口香油，次日起床后再喝一口，咳嗽能明显减轻，坚持数天可有效缓解症状。

忌

- 高温烹饪会破坏香油的营养成分，使芝麻酚等挥发，导致香味消失，因此香油不宜用高温烹饪。

香油

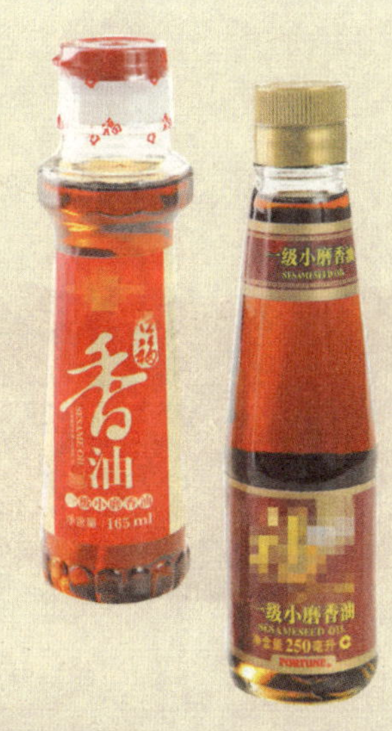

又名

胡香油、芝麻油

性味归经

性凉，味甘，归大肠经

营养成分

维生素E、亚麻酸、维生素B_1

功效解码

润肠通便/解毒生肌

适用人群

身体虚弱、头发早白、贫血萎黄、大便燥结、头晕耳鸣患者

禁忌人群

高脂血症、高血压患者

糖

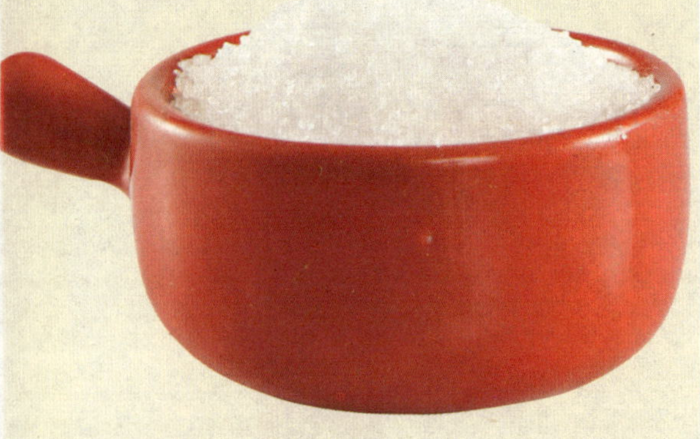

又名

糖类、单糖、寡糖

性味归经

性平，味甘，归脾、肺经

营养成分

双糖

功效解码

补中缓急/润肺生津

适用人群

阴虚气虚的女性、抵抗力低下者

禁忌人群

糖尿病患者、孕妇、儿童以及阴虚内热者

相宜搭配

猪肉　牛肉

禁忌搭配

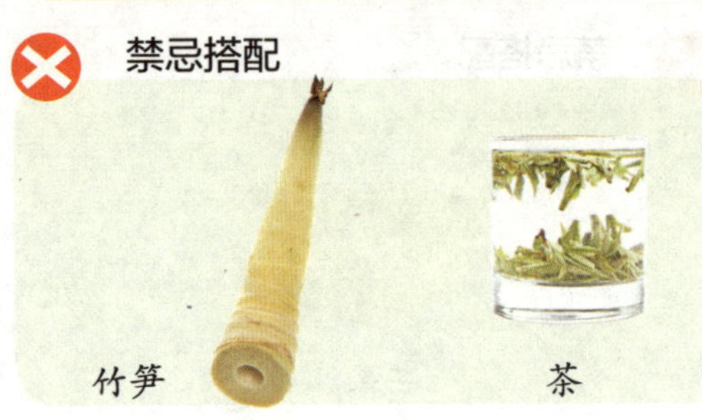

竹笋　茶

饮食宜忌

宜

选购红糖时，以外观干燥，颗粒均匀、有光泽，闻之有清甜之香，无异味，无杂质的为佳。

忌

忌嗜食白糖。常吃甜食，为口腔内的细菌提供了生长繁殖的良好条件，易形成龋洞。过多食用白糖还可消耗过多维生素B_1而影响视力。

忌空腹吃糖。有人习惯饥饿时先吃些糖来缓解饥饿，但医学研究证实，长久会对健康不利。

忌食久放的白糖。有一种属于食甜螨科的螨虫，特别喜欢甜食，尤其对白糖更是喜爱有加，在其上面生长繁殖，故而放久的白糖中常有这种螨虫寄生，尤其是发黄了的白糖。

橄榄油

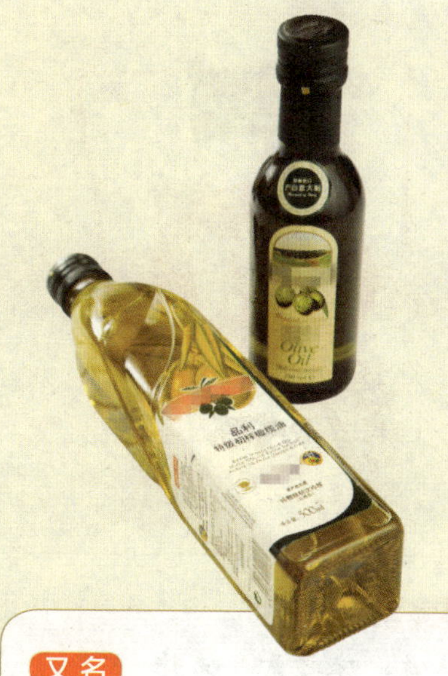

又名

油橄榄

性味归经

性温，味甘、淡，归脾、胃经

营养成分

维生素E、不饱和脂肪酸

功效解码

健胃消食/降低血脂/防癌抗癌/美容护肤

适用人群

动脉粥样硬化、心血管疾病、消化系统失调等患者

禁忌人群

肥胖者、高脂血症患者

相宜搭配

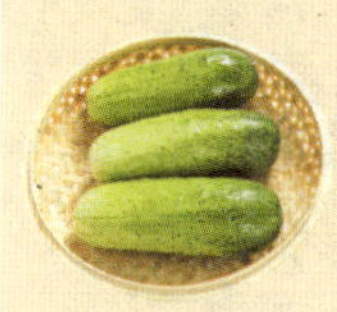

黄瓜

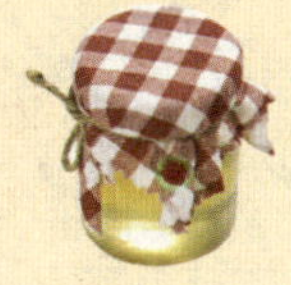

蜂蜜

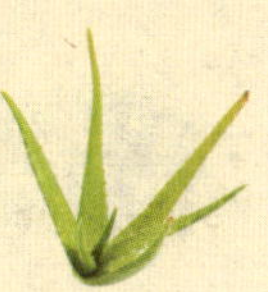

芦荟

禁忌搭配

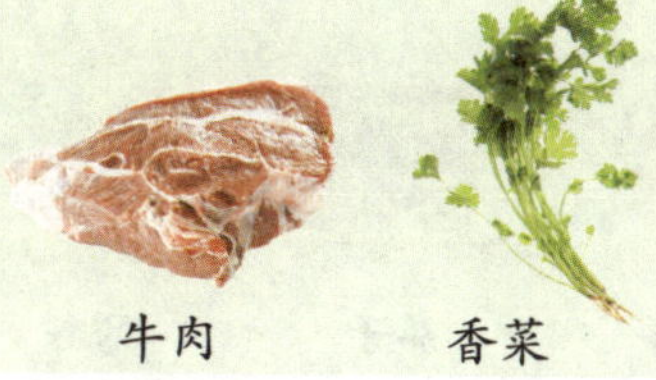

牛肉　　香菜

饮食宜忌

宜

- 选购橄榄油时，以油体透亮而味浓，呈金黄色为佳，且颜色越深越好。
- 橄榄油带有橄榄果的清香，特别适合凉拌，也可用于烧煮煎炸，但凉拌最能避免橄榄油中的营养成分流失。
- 卸妆时，用化妆棉蘸取少量橄榄油轻轻擦掉妆容，可有效地清除掉化学物质、滋润肌肤。

忌

- 橄榄油不宜重复多次使用，最好将重复次数控制在4～5次以下。
- 橄榄油不宜久存，其果味易挥发，保存时忌与空气接触，忌用高温烹制。

味精

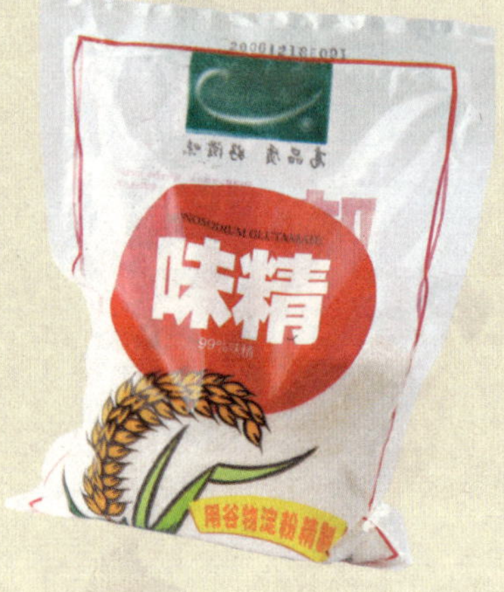

又名

味素、味之素、味丹

性味归经

性温，味甘，归胃、肝经

营养成分

谷氨酸钠、蛋白质、B族维生素

功效解码

滋补/开胃/助消化/增强记忆力

适用人群

慢性肝炎、肝昏迷、神经衰弱、癫痫病、胃酸缺乏患者

禁忌人群

哮喘患者及老人、婴幼儿、孕妇

相宜搭配

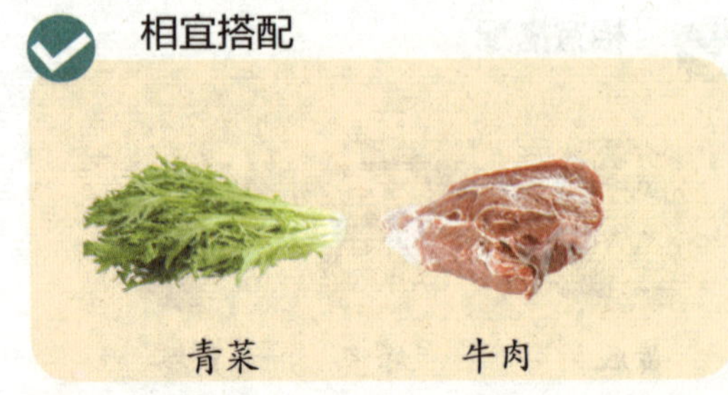

青菜 牛肉

禁忌搭配

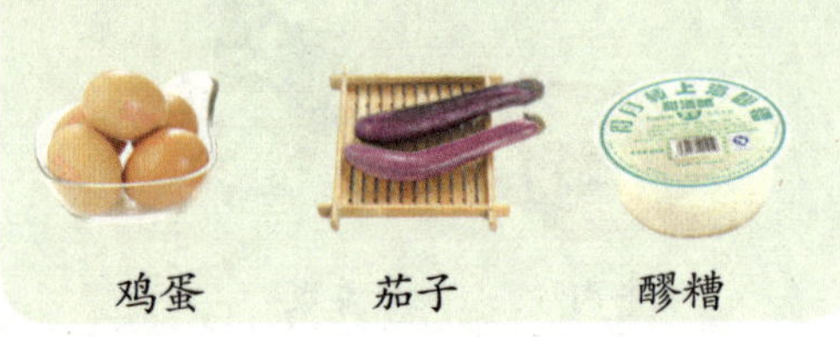

鸡蛋 茄子 醪糟

饮食宜忌

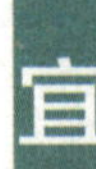

宜

味精宜在菜肴将要出锅的时候投放。

忌

不宜过量过频食用味精。如每天食用味精的量超过6克，血液中谷氨酸的含量就会升高，会影响钙、镁、锌等二价阳离子的利用，导致机体缺乏钙、镁、锌等离子，影响身体的发育和正常功能，对生殖系统和心血管系统亦有不利影响。

忌高温后食用。烹调时，如温度过高，味精中的谷氨酸钠就会焦化，生成焦谷氨酸钠，不但失去鲜味，还会对健康不利。

拌凉菜时不宜加入味精。凉菜温度较低，加入的味精不易融化，起不到调味的作用。

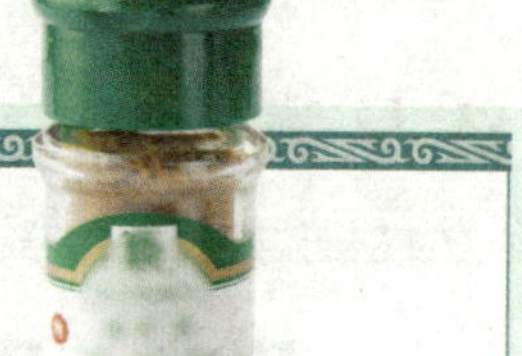

孜然

性味归经

性温，味辛，归肝、肾、胃经

功效解码

醒脑通脉/降火平肝/驱寒除湿

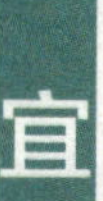

适用人群

消化不良、胃寒疼痛、肾虚便频者

禁忌人群

便秘、痔疮患者

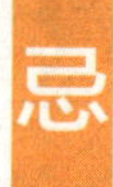

饮食宜忌

宜

✔选购时，以充分爆干且香味浓烈者为佳。

✔孜然与牛肉、羊肉、鸡肉等搭配同食，可增添风味。

忌

✘孜然性温，夏季应少食；用孜然调味，用量不宜过多。

茴香

性味归经

性温，味辛，归肝、肾、脾、胃经

功效解码

散寒/健胃/行气/止痛/暖肝

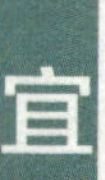

适用人群

脾胃不适、胀气肝郁者

禁忌人群

失眠者、眼部炎症患者

饮食宜忌

宜

✔鲜茴香做菜或做馅前宜先用开水汆烫一下。

忌

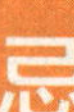

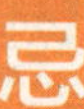

✘茴香的果实是一种常用的调料，但发霉的茴香不适宜食用，易引发中毒现象，导致出现呕吐、腹泻等症状。

✘皮肤病、支气管哮喘、糖尿病患者及阴虚火旺者忌食。

饮品类

咖 啡

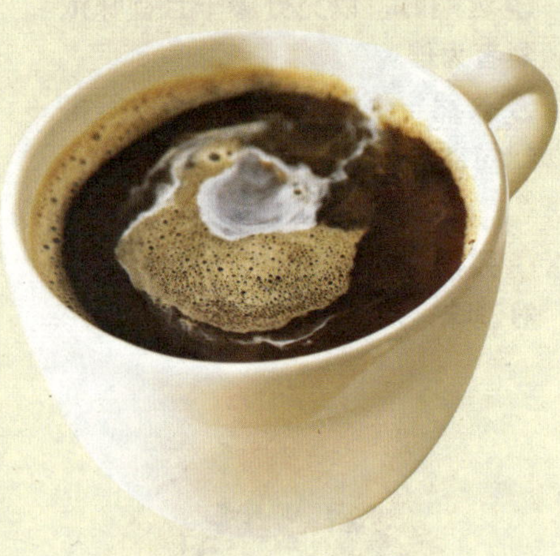

性味归经

性寒，味苦，归心、肝、胆、胃、大肠经

营养成分

咖啡因

功效解码

消除疲劳/恢复体力/振奋精神

适用人群

体质弱、免疫力低下、易患感冒者

禁忌人群

孕妇以及高血压、溃疡患者

相宜搭配

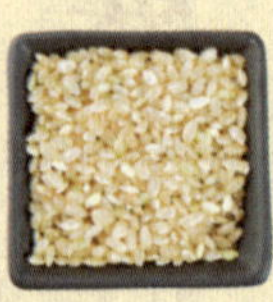

糙米

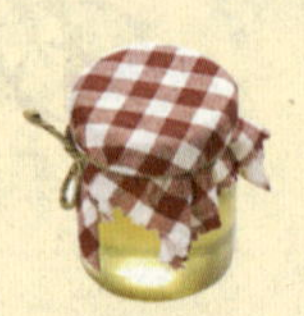

蜂蜜

禁忌搭配

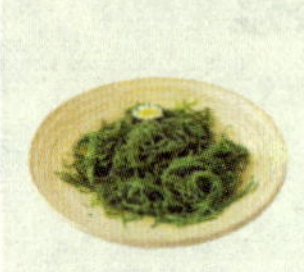

海藻

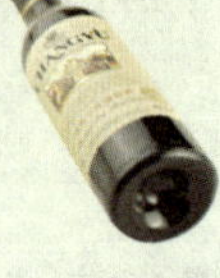

红酒

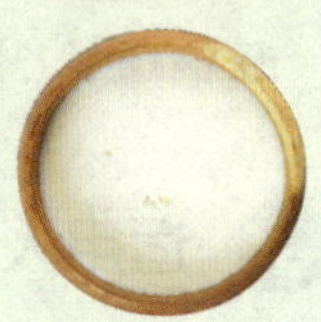

豆浆

饮食宜忌

宜

在品咖啡时宜搭配一杯白开水。品咖啡前先喝一口白开水，冲掉口中异味，再品咖啡才会感受到香醇。且由于咖啡有利尿功能，多喝白开水可以增加排尿量，既增强肾功能又不必担心上火。

忌

忌美酒加咖啡。这是因为喝酒之后，酒精很快被消化系统吸收，接着进入血液循环系统，会影响肠胃、心脏、肝、肾、大脑和内分泌等器官的功能。

忌多喝浓咖啡。这是因为在咖啡因的刺激下，会使体内肾上腺素剧增，使人心率加快、血压升高，以致出现耳鸣、肢体不自主颤抖等症状。如果经常喝浓咖啡，甚至会引起胃炎及胃溃疡。

啤酒

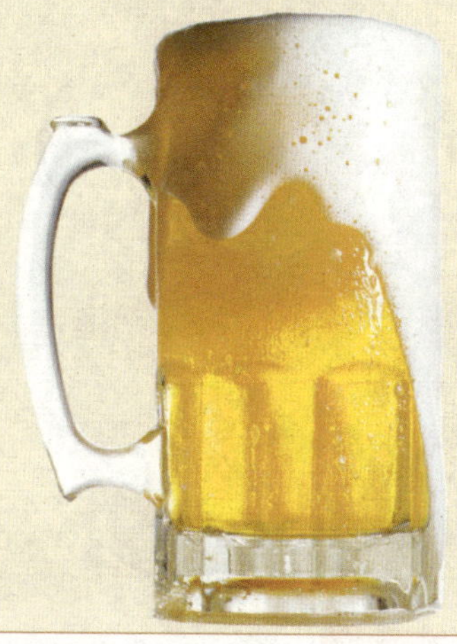

又名

鲜啤酒

性味归经

性热，味辛，归脾、肺经

营养成分

B族维生素

功效解码

强心/利尿/健胃/镇痛/消暑降温/软化血管

适用人群

一般人

禁忌人群

胃炎、肝病、痛风、糖尿病、心脏病、泌尿系统结石和溃疡病患者

禁忌搭配

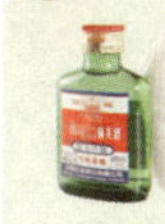

白酒

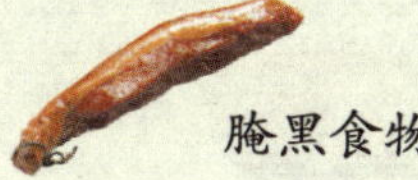

腌黑食物

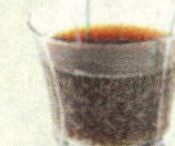

汽水

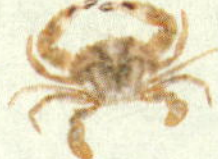

螃蟹

饮食宜忌

宜

✔ 普通浅色啤酒应选淡黄色或金黄色的，黑啤酒应选红棕色或淡褐色的。

忌

✘ 大量饮用啤酒会导致啤酒肚，并对肝脏、生育等有很大影响，甚至会导致癌症，所以啤酒不宜过度饮用。

✘ 忌借酒催眠。人喝了酒以后，暂时抑制了大脑中枢神经系统的活动，似乎能促使人加快入睡，但实际上这并不是正常的睡眠。所以，人在酒后醒来仍有昏昏沉沉的酒醉感和头晕不适等症状，皆因大脑并未得到真正休息。另外，睡前饮酒者在睡眠过程中可能会出现呼吸紊乱，尤其是对于有心肺疾病的人更危险。

✘ 忌喝过凉啤酒。过凉的啤酒进入体内，尤其是盛夏饮用过量，极易引起胃肠道血管的急剧收缩，造成消化道短时间的缺血，轻则使人感觉胃肠不适、腹痛；重则可引起消化道缺血性坏死。

牛奶

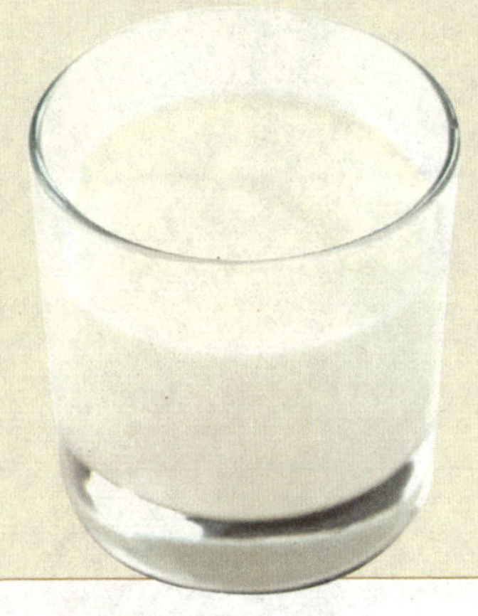

性味归经

性平，味甘，归心、肺、肾、胃经

营养成分

胆碱、蛋白质、乳糖、维生素B_2、钙

功效解码

改善体质虚弱/缓解便秘/美白肌肤

适用人群

产后体虚、反胃噎嗝、大便秘结、气血不足、阴虚便秘者

禁忌人群

缺铁性贫血、返流性食道炎、腹部手术后、消化道溃疡患者

相宜搭配

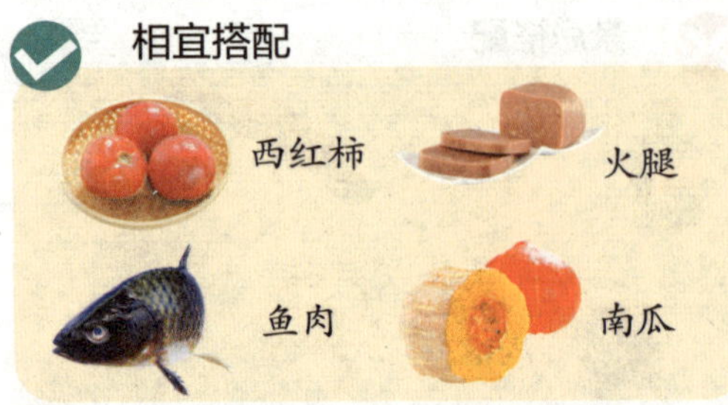

禁忌搭配

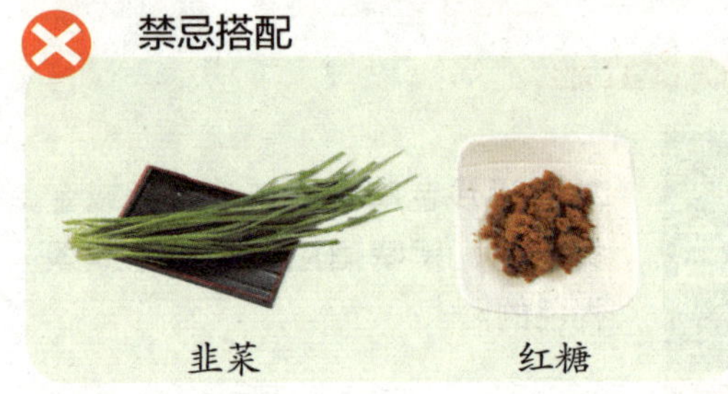

饮食宜忌

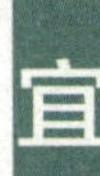

宜

- 晚上临睡前适宜喝牛奶，可以促进睡眠。

忌

- 牛奶不宜冷冻后饮用。牛奶受冻后会发生絮凝现象，继而很可能转为沉淀，更严重时会产生分层现象，严重影响牛奶的组织状态，最终导致其口感稀薄，完全没有牛奶的自然香气。
- 忌早晨空腹喝牛奶。
- 忌用保温杯存放牛奶。牛奶和豆浆极易腐败变质，而保温杯是一个相对密闭的环境，牛奶和豆浆装在保温杯内，较长时间内温度不会明显下降，使细菌大量生长繁殖。又因牛奶和豆浆有丰富营养，使得微生物迅速大量繁殖，最终导致变质。

蜂 蜜

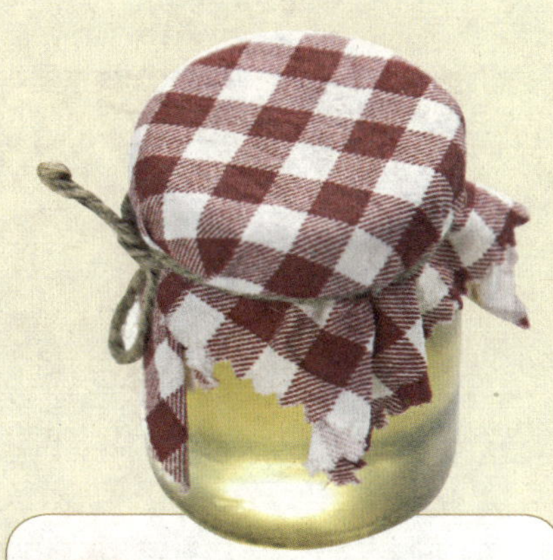

又名

石蜜、食蜜、白蜜、蜜糖、蜂糖

性味归经

性平，味甘，归脾、肺、大肠经

营养成分

果糖、葡萄糖

功效解码

补中缓急/润肺止咳/润肠通便/解毒

适用人群

容易上火、睡眠不佳、食欲不良、精神不振者

禁忌人群

肥胖者、婴幼儿、脾胃虚弱者及高脂血症患者

相宜搭配

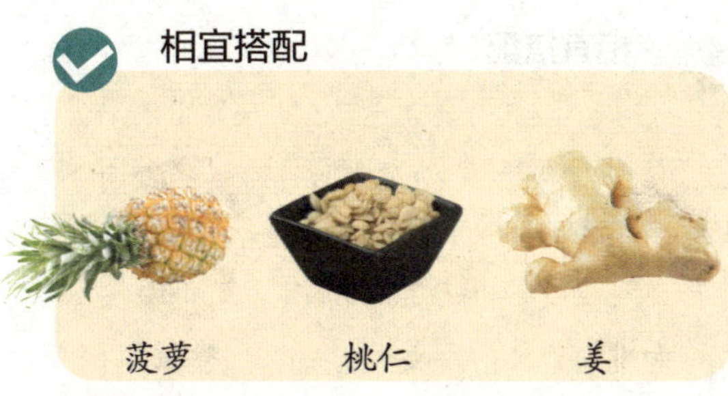

菠萝　桃仁　姜

禁忌搭配

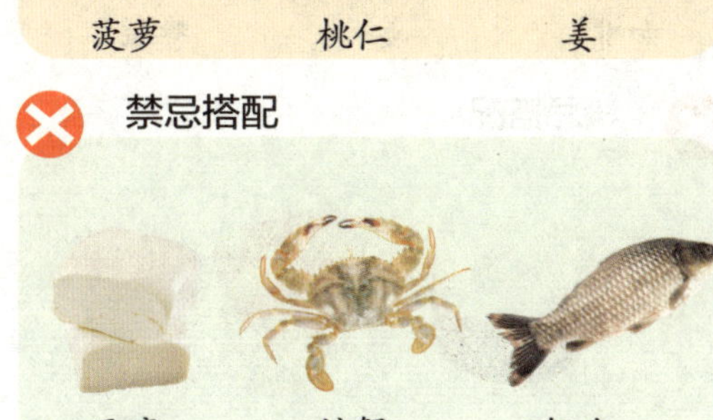

豆腐　螃蟹　鲫鱼

饮食宜忌

宜 蜂蜜有美容功效。一般可以用2～3倍的水稀释后，每天涂敷面部；也可用麦片、蛋清加蜂蜜制成面膜敷面，并按摩面部10分钟，使其渗透到皮肤细胞中。

忌 蜂蜜不宜盛放在金属器皿中，以免增加蜂蜜中重金属的含量。

如何鉴别真假蜂蜜

◎**口尝鼻嗅：**一般质量好的蜂蜜味甜且具有清淡的、与花香一致的气息，如果香气太浓郁，则有可能掺入香精。

◎**水分含量鉴别：**质量好的蜂蜜含水量少，黏稠性大，用消毒棉棒将蜂蜜挑起，蜂蜜会成丝状，极为绵长。

茶

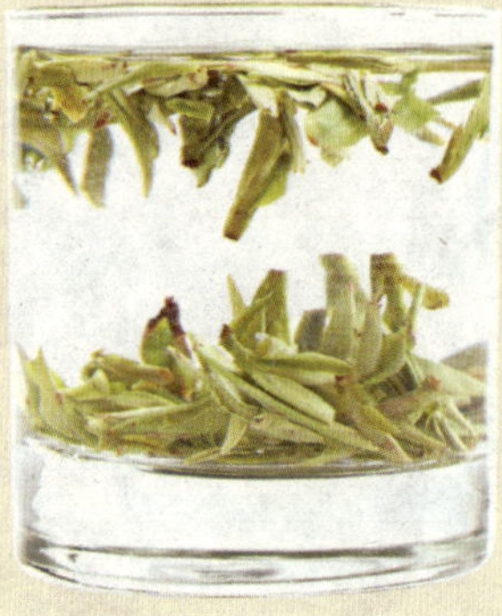

性味归经

性凉，味甘、微苦，归肺、膀胱、肝、胃、心、大肠经

营养成分

维生素A、维生素K、维生素C、维生素E

功效解码

强心利尿/抗菌消炎/收敛止泻

适用人群

痢疾、伤寒、霍乱、高血压、糖尿病、动脉粥样硬化患者

禁忌人群

孕妇、哺乳期的女性、儿童以及发热、肾功能不良、心血管疾病、习惯性便秘、消化道溃疡、神经衰弱、失眠患者

相宜搭配

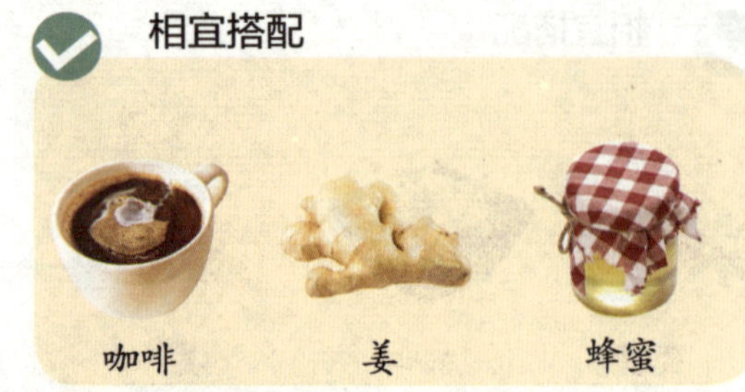

咖啡　姜　蜂蜜

禁忌搭配

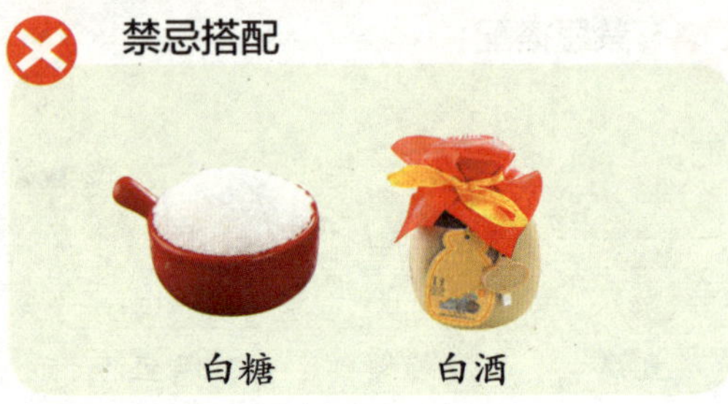

白糖　白酒

饮食宜忌

宜

- 饮茶宜以清淡为主。
- 泡茶的水温在80℃左右最好，茶与水的比例为1∶50。冲泡时注水至离杯沿2厘米左右。

忌

- 茶的浸泡时间不宜过长，一次茶叶泡2~3次为宜。
- 隔夜茶不要喝。
- 忌用茶水服药。茶叶中含有多种化合物，用茶水服药会使茶叶中的化合物与药物起化学作用。如鞣酸易和药物中的蛋白质、生物碱、重金属盐起作用，从而使药物失效。
- 忌过多饮茶。饮茶过量，会加重心脏、肾脏负担，还会使神经系统长时间处于兴奋状态，这对身体健康都是不利的。

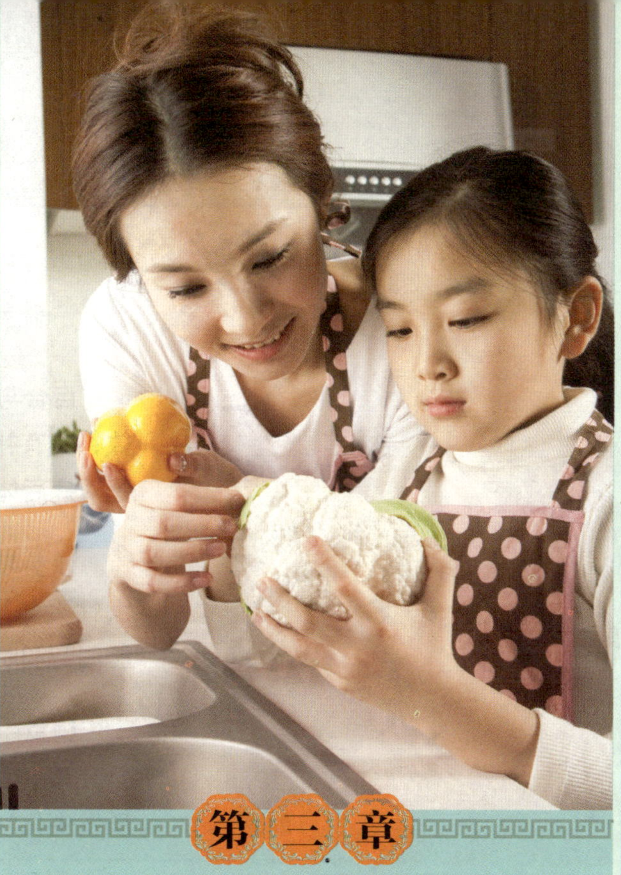

第三章

27种常见药物之搭配宜忌

日常生活中的很多食物和药物之间存在着相互对抗、相互制约的关系。药食相融、功力相助，效力才会倍增。如果不小心配伍错误，反而会降低药物应有的疗效，甚至还会导致中毒或产生各种不良反应，对人体健康不利。因此，人们需要熟知药食搭配宜忌。

中药类

沙参

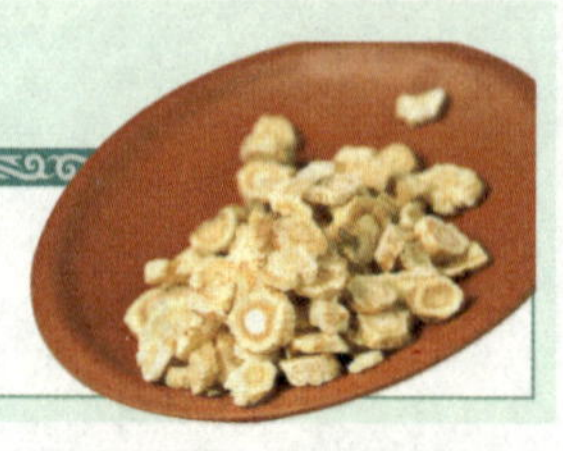

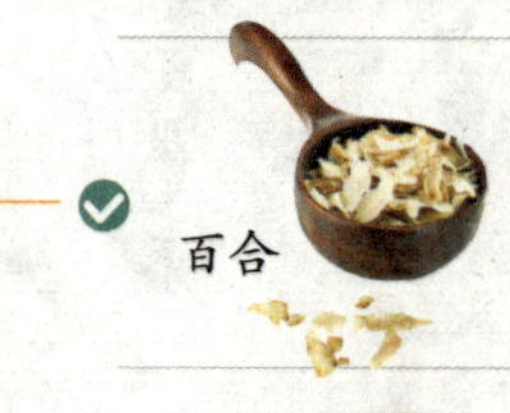

百合

百合与沙参共食，有良好的营养滋补功效，具有补中益气、温肺止咳的功能。特别是对病后体弱、神经衰弱等症大有裨益。

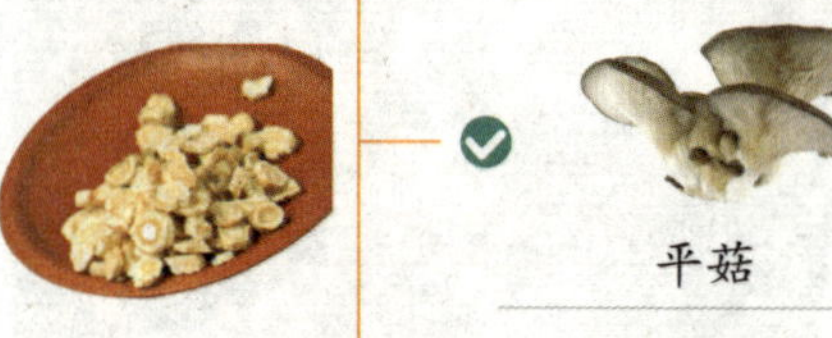

平菇

沙参与平菇共食，对肝炎、慢性胃炎及女性更年期综合征等都有疗效，对降低血胆固醇和防治尿道结石也有一定效果。

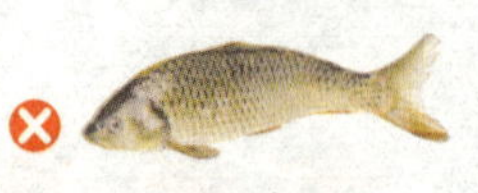

鲤鱼

鲤鱼中含有丰富的蛋白质、矿物质和微量元素，同沙参同食会与沙参中的功能物质发生化学反应，降低营养价值。

常山

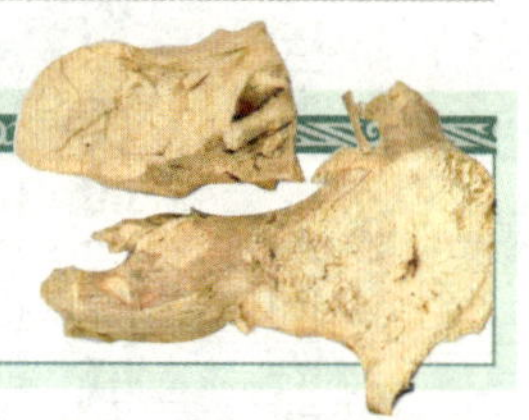

鹌鹑肉

鹌鹑肉与常山共食，有补脾益气、健筋骨、固肝肾之功效，同时对神经衰弱、胃病、肺病均有一定的改善作用。

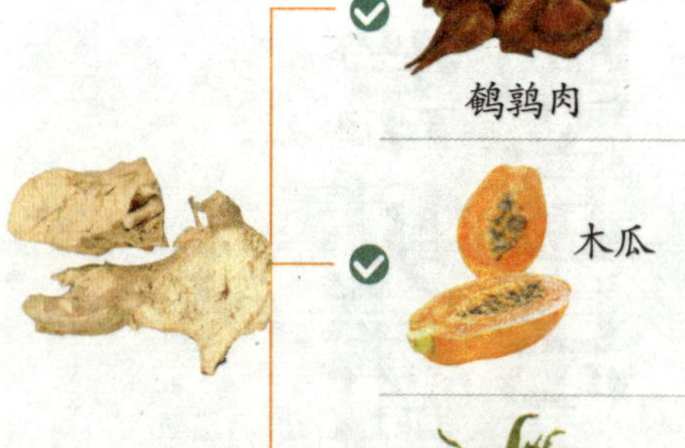

木瓜

木瓜和常山同食，可用于改善风湿性关节炎、腰膝酸痛、脚气、小腿肌肉痉挛、消化不良、呕吐、腹泻、腹痛等疾病。

莴笋

莴笋所含的某些物质，与常山生物碱相遇，易发生不良的生化反应。其机理有待研究，二者不宜同食。

人参

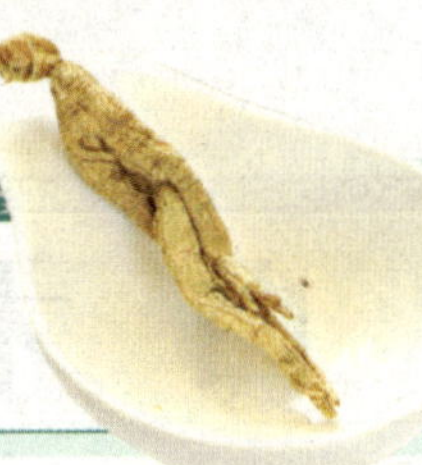

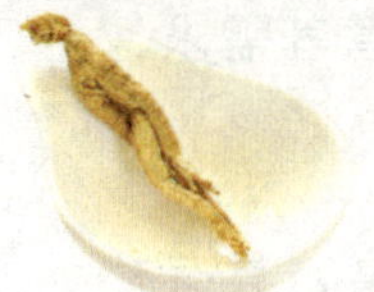

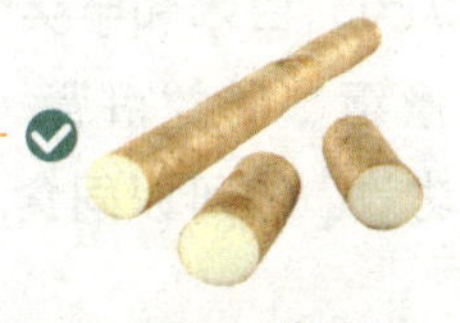

山药

人参是大补之物，与山药同食对于癌症及治疗后遗症的调理极具疗效，经常食用有助于提高免疫力、预防高血压、降低胆固醇、利尿、润滑关节。

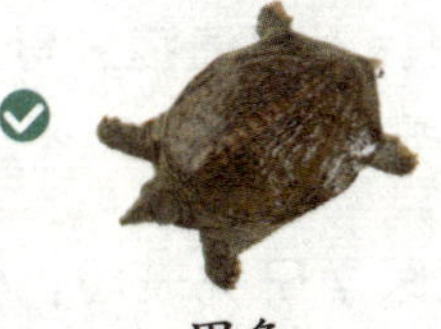

甲鱼

经常食用人参和甲鱼能起到滋阴补阳的作用，有助于人体阴阳恢复到相对平衡的状态，从而利于达到强身健体、祛病延年的功效。特别适宜于中老年及体质虚弱者进补。

白萝卜

人参的补益作用很强，白萝卜有顺气宽中之功效。二者功能相近，但同时食用易导致腹胀。所以要尽量避免人参与白萝卜同食。

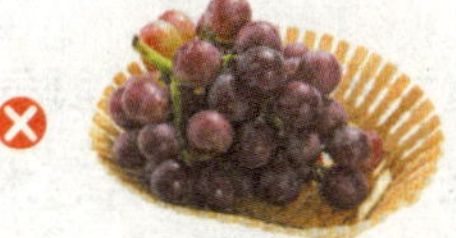

葡萄

人参能大补元气，有补脾益肺、生津、安神益智之功效；葡萄含有鞣酸，与人参食用会导致腹泻。故不可同食。

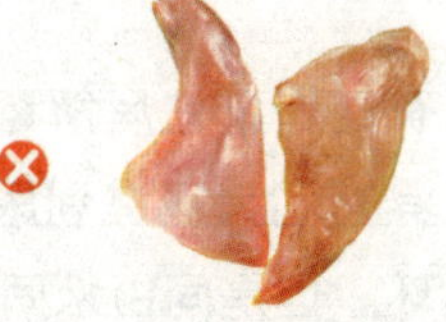

兔肉

人参能大补元气，具有补脾益肺、生津、安神益智的作用；兔肉是一种酸性食品，酸能助火。所以兔肉同人参同食会导致上火。

白术

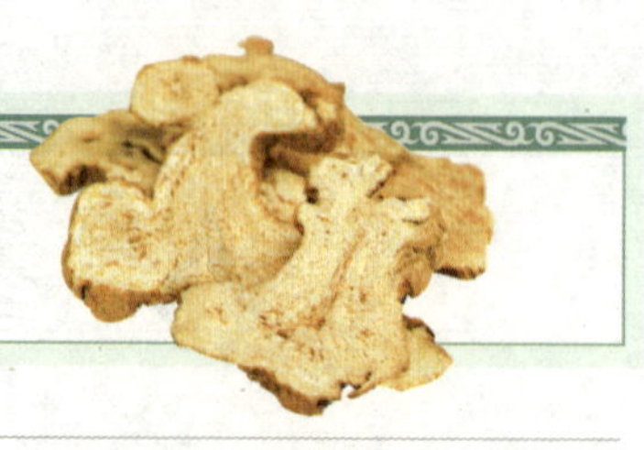

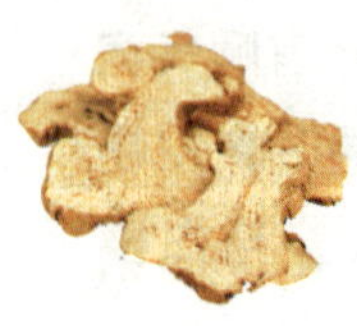

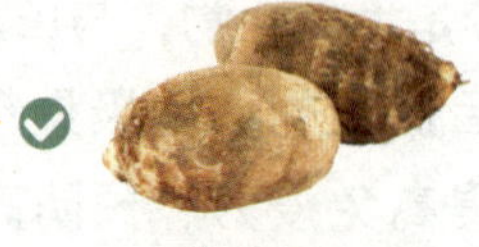

芋头

中医认为，白术和芋头同食，有益胃宽肠、通便解毒、补益肝肾、散结化痰和调节中气之功效。故可以同食。

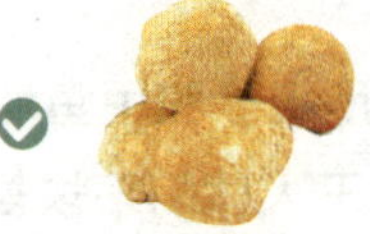

猴头菇

现代医学研究证明，猴头菇与白术共同食用，对消化道系统肿瘤有一定的抑制和医疗作用，对胃溃疡、胃炎、胃病和腹胀等也有一定的疗效。

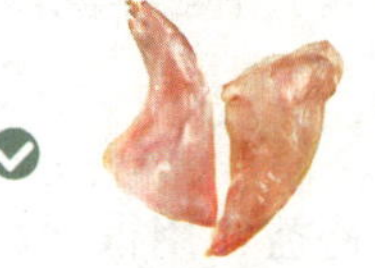

兔肉

现代医学研究表明，心血管病、肝脏病、糖尿病患者以及其他新陈代谢障碍的人常吃兔肉和白术，既可满足营养需求，又可祛病健身。

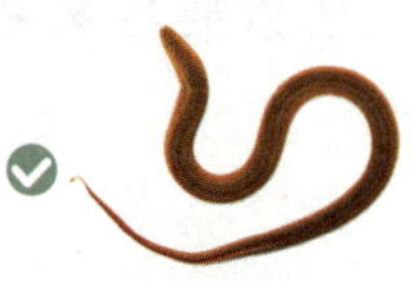

鳝鱼

中医认为，白术和鳝鱼同食，具有补气、养血、温阳益脾、滋补肝肾、祛风通络等功效。所以在服用白术时可以食用一些鳝鱼。

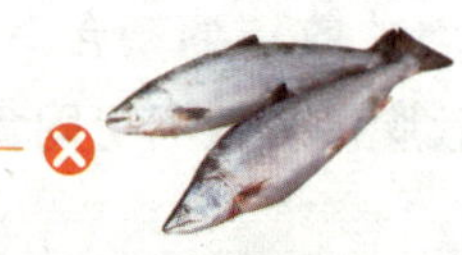

青鱼

青鱼甘平，可改善脚气湿痹。二者相克的原因在于术类中所含苍术酮、苍术炔、苍术醇、P桉油醇等物质与青鱼的某些成分起不良反应，对人体有害或降低白术的药效。

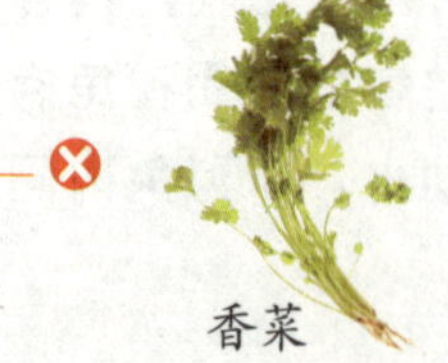

香菜

香菜有健胃、祛风解毒之功效，能解毒治感冒，具有利大肠、利尿等功效，还能促进血液循环。但是同白术同食会导致上火。

黄 连

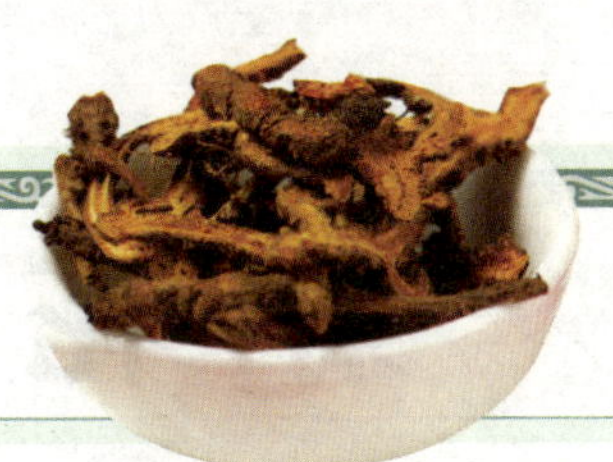

鲢鱼能缓解胃痛。鲢鱼中的蛋白质、氨基酸含量很高，对促进智力发育、降低胆固醇和血液黏稠度、预防心脑血管疾病有帮助。配合黄连食用效果更加明显。

鲢鱼

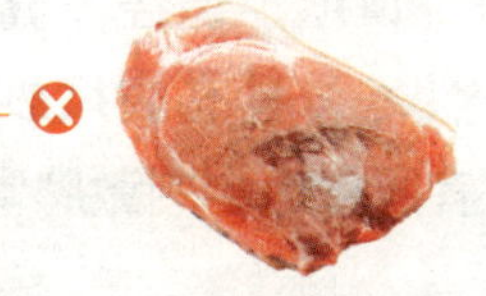

黄连苦寒，猪肉多脂、酸寒滑腻；黄连燥湿，猪肉滋阴润燥。二者同食会降低药效，且易致腹泻。所以中药配方以黄连为主的患者，应忌食猪肉。

猪肉

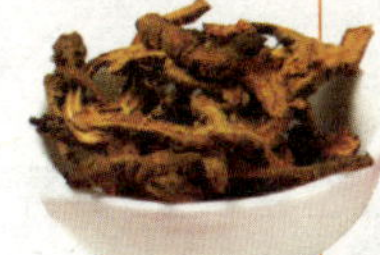

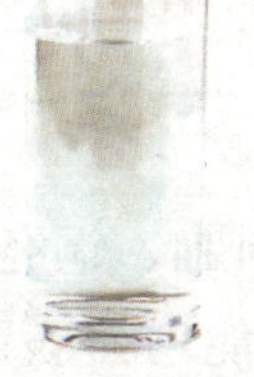

冷水冷利，送服黄连时，易伤肠胃。所以服用黄连时，不宜用冷水。

冷水

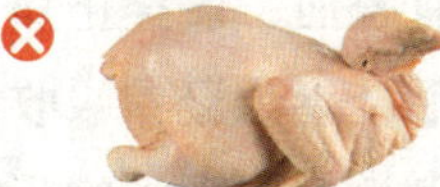

鸡肉味甘、性温，归脾、胃、肝经，有温中益气、补精填髓、益五脏、补虚损的功效；黄连大苦大寒，过服、久服易伤脾胃。因此不能与鸡肉同食。

鸡肉

菊花

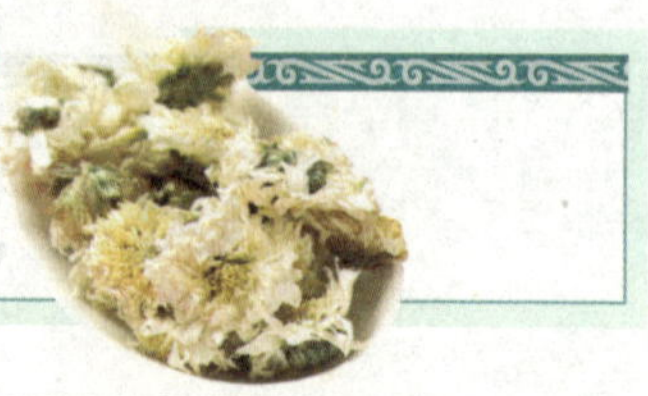

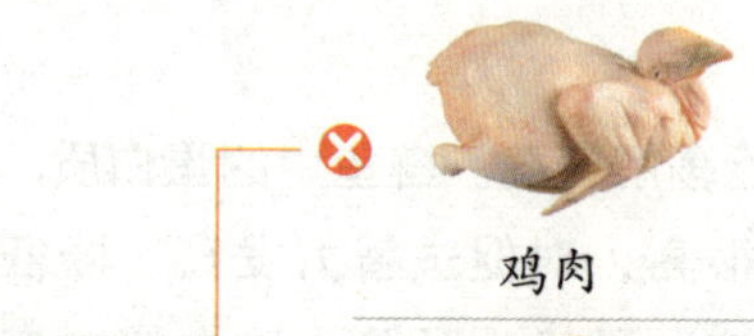

鸡肉

菊花味甘、性寒，具有散风热、平肝明目之功效。鸡肉和菊花性味相反，同食容易刺激胃肠道。故不可同食。

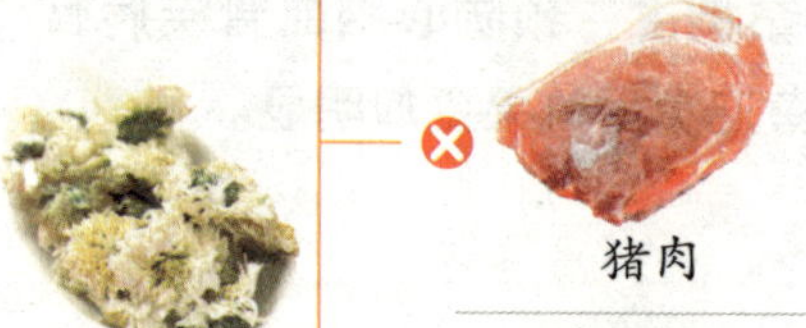

猪肉

菊花具有散风热、平肝明目之功效；猪肉助湿生痰。二者同食，严重者会死亡。所以，服用菊花时，不宜食用猪肉。

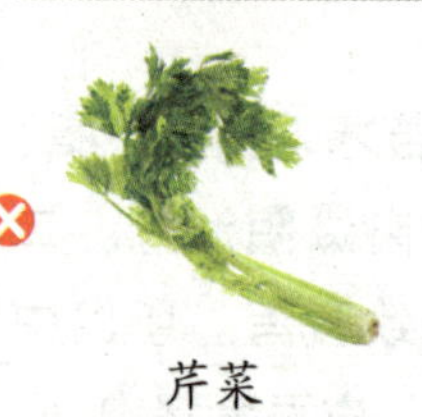

芹菜

芹菜有清热利尿、降血压、降血脂、净血、镇静、镇痉、调经、健胃的功效；菊花味甘、性寒，具有散风热、平肝明目之功效。二者同食，会刺激脾胃。

当归

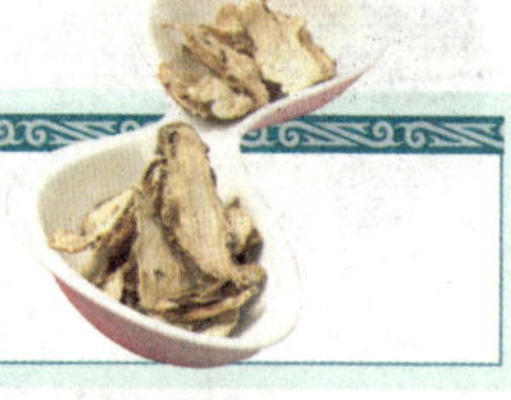

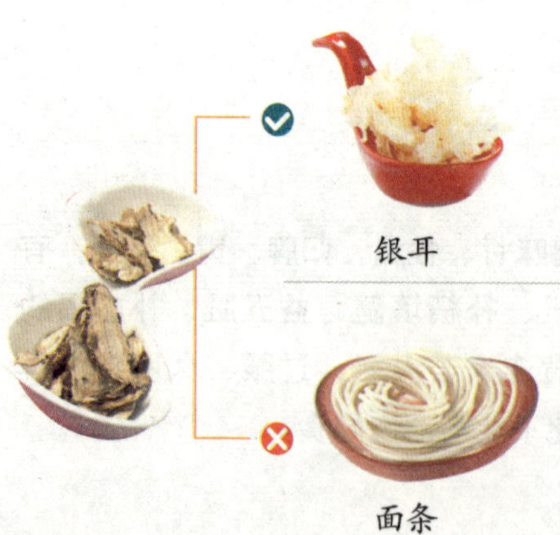

银耳

当归有补血、调经止痛、润肠通便的功能。进食后能增强肠胃吸收能力，促进新陈代谢和刺激卵巢，对女性延迟衰老有一定食疗作用。与银耳同食，美容作用十分明显。

面条

当归有补血、调经止痛、润肠通便的功能。进食后能增强肠胃吸收能力，促进新陈代谢和刺激卵巢，对女性延缓衰老有一定治疗作用。与面条同食会降低当归的药效。

甘草

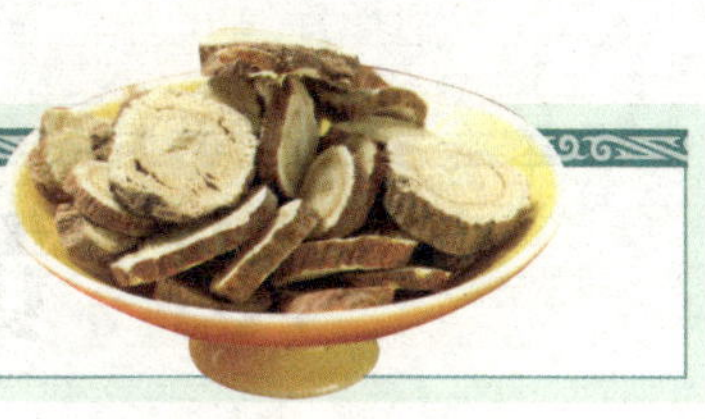

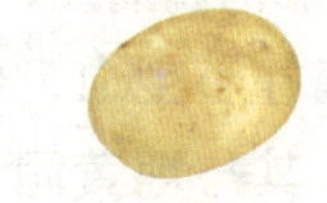

土豆

土豆性平、味甘，具有和胃调中、益气健脾、强身益肾、消炎、活血消肿等功效。配合甘草食用，可辅助治疗消化不良、习惯性便秘、神疲乏力等症。

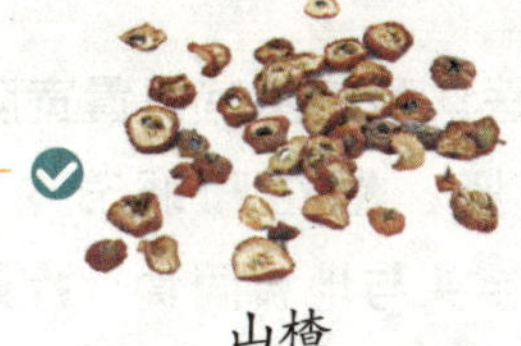

山楂

山楂性微湿，味酸甘，归脾、胃、肝经，有消食健胃、活血化瘀、收敛止痢之功能。同甘草食用，对胀满吞酸、泻痢肠风等均有疗效。

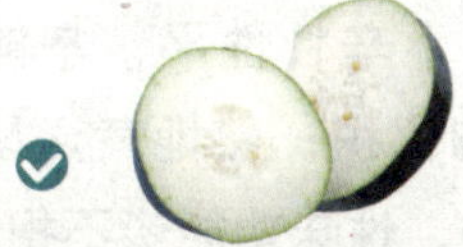

冬瓜

中医认为，冬瓜与甘草同食，不但能解渴消暑、利尿，还可使人免生疔疮。二者是慢性肾炎水肿、营养不良性水肿、孕妇水肿的消肿佳品。

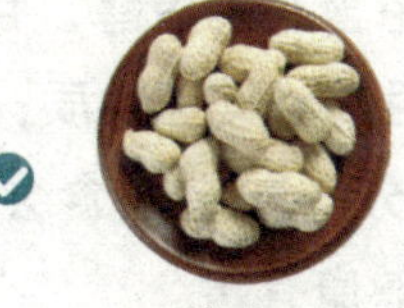

花生

花生不但可以降低血胆固醇，同时对防治动脉粥样硬化和冠心病的发生均有明显疗效。花生同甘草食用，还可以调理脾胃功能。

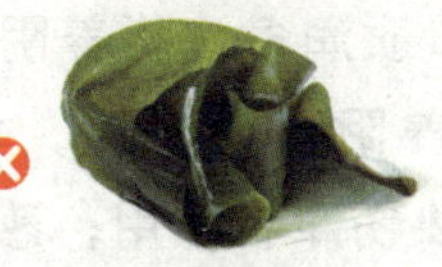

海带

海带中含有大量的碘；甘草中含有甘草黄苷、异甘草黄苷、二羟基甘草次酸、甘草醇、异甘草醇等生物活性物质。二者同食对健康不利。

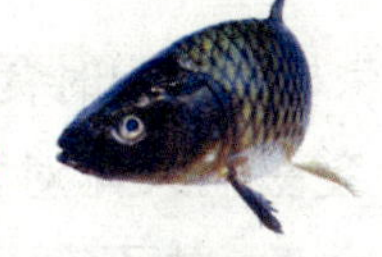

鲤鱼

鲤鱼中含有多种矿物质元素；甘草中含有甘草酸，二者同食会导致腹痛。

地 黄

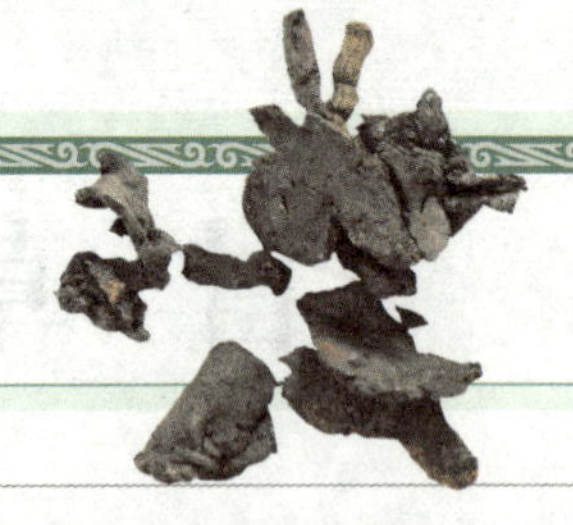

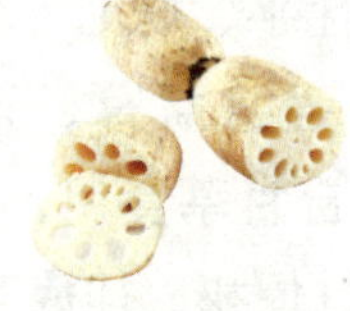

莲藕

生莲藕能消瘀清热、除烦解渴、止血健胃，熟莲藕补心生血、健脾开胃、滋养强壮。因此，其与地黄同食，滋阴、补气、养血作用明显。

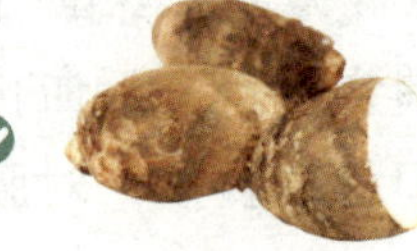

芋头

中医认为芋头有益胃宽肠、通便解毒、补益肝肾、散结和调节中气、化痰的功效，故芋头与地黄同食，疗效更加明显。

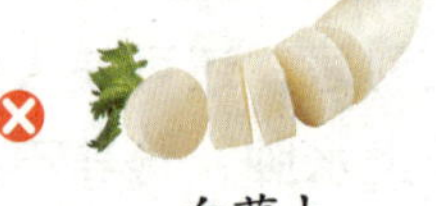

白萝卜

白萝卜辛甘性平，辛能发散，下气消谷，宽胸化积；熟地黄滋阴补血，生地黄凉血清热，性味功能皆不相合。

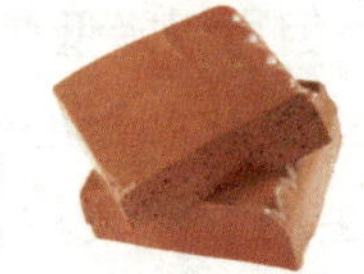

猪血

地黄中含有谷甾醇、甘露醇、梓醇、地黄素、维生素A类等物质；猪血中也含有多种营养成分。二者同食会发生复杂的化学反应，对健康有害。

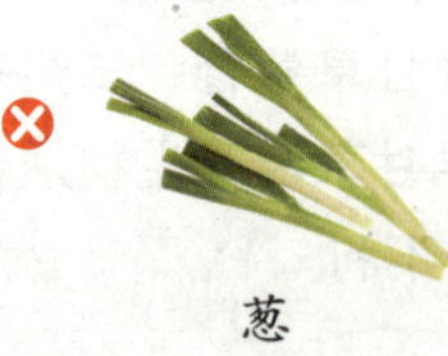

葱

地黄质润多液能养阴、味甘性寒能生津，有养阴生津作用，多用于温热病后期，邪热伤津者服用；葱属辛热食物。二者同食会降低药效。

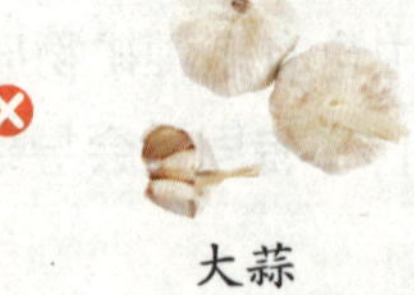

大蒜

地黄忌与大蒜同时食用。因为若二者同时食用，会影响人体对营养成分的吸收，降低营养价值。故不宜一同食用。

桔梗

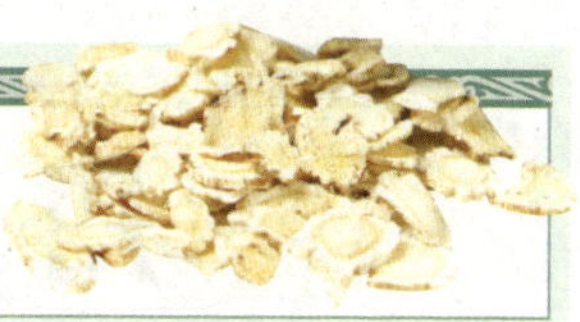

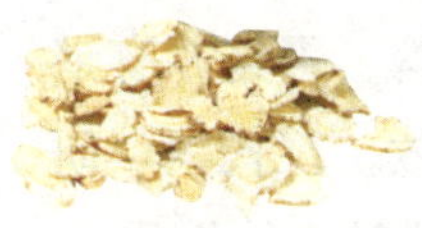

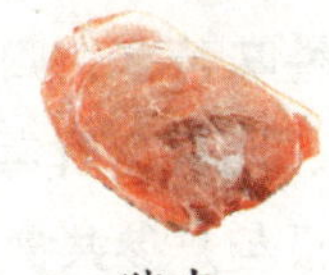

猪肉

从中医学的理论来讲，猪肉有反桔梗的特点。因此，做猪肉的时候，最好不要放上桔梗。

何首乌

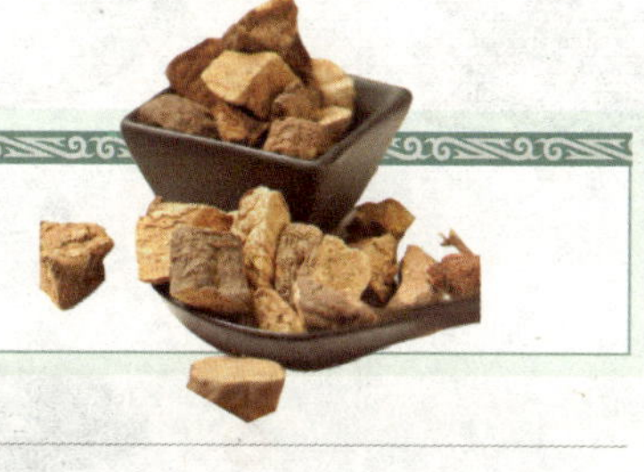

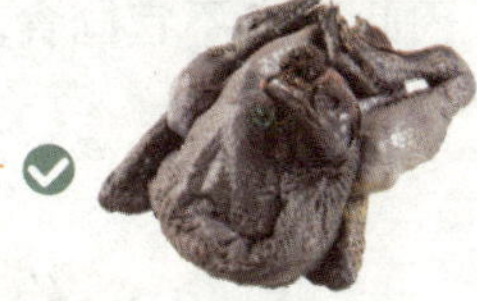

乌鸡

乌鸡味甘、性微温、无毒，有补中止痛、滋补肝肾、益气补血、滋阴清热、调经活血、止崩治带等功效；何首乌也有滋阴调经之功效。二者同食效果更加明显。

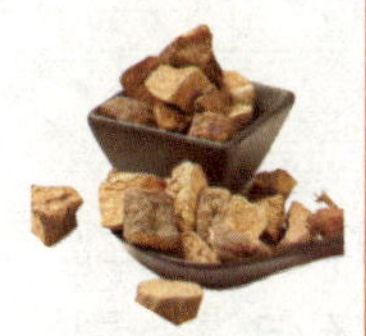

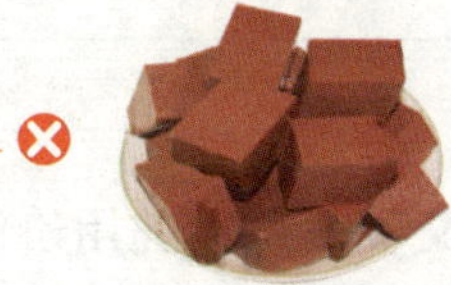

猪血

猪血味咸、性平、无毒，含有多种矿物质元素。何首乌中含有多种生物活性物质，与猪血同食会发生化学反应，对健康不利。

白萝卜

白萝卜为顺气、消食之物；而何首乌对人体有很好的补益功能。但二者同时食用对健康不利。

丹参

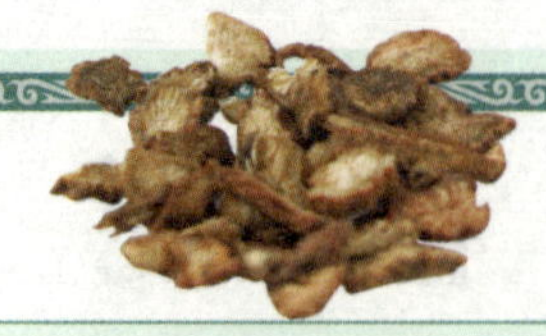

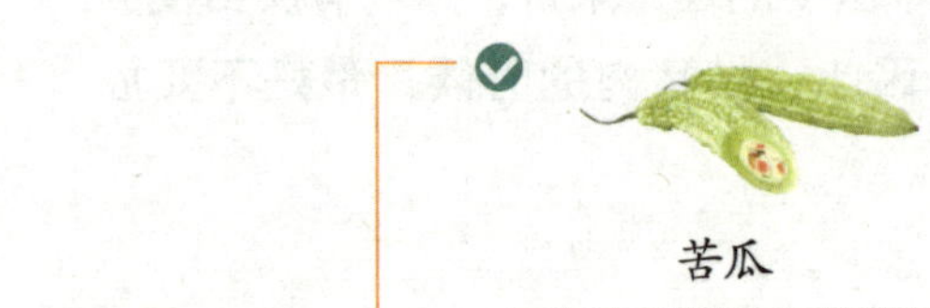

苦瓜

苦瓜性味苦寒，归心、脾、胃经，有消暑、解热、明目、解毒之功效。现代科学研究发现苦瓜与丹参共食，有抗肿瘤的作用。

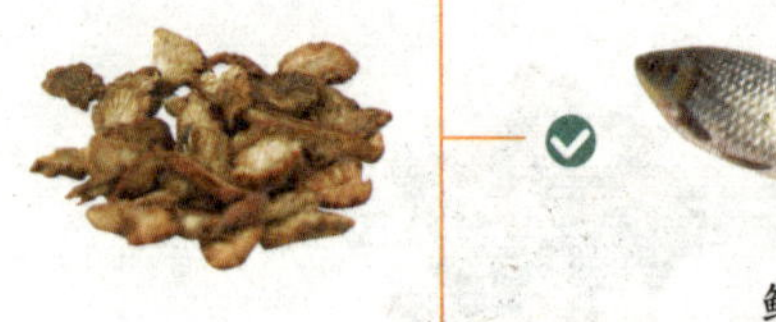

鲫鱼

中医认为，鲫鱼和丹参同食，可补阴血、通血脉、补体虚，还有益气健脾、利水消肿、清热解毒、通络下乳、祛风湿病痛之功效。

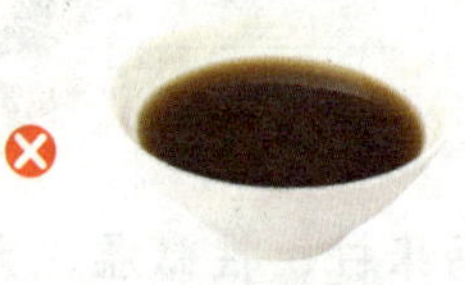

醋

丹参的主要活性成分是脂溶性的二萜醌类和水溶性的酚酸类，它们在酸性环境下会失效，因此二者不宜同食。

菖蒲

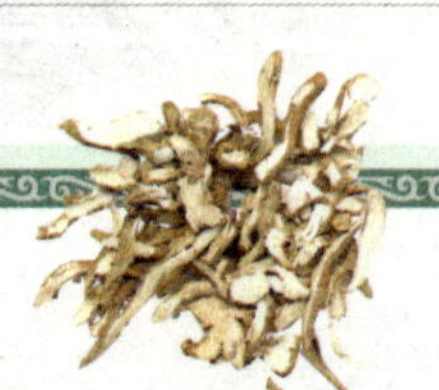

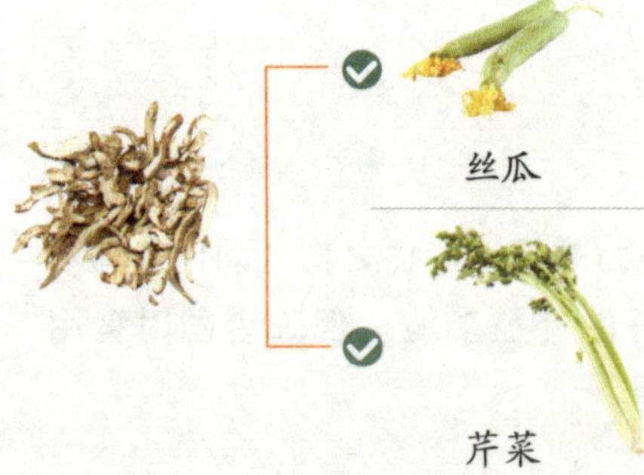

丝瓜

丝瓜又称吊瓜，药用价值很高，全身都可入药。若与菖蒲一同食用，不但没有副作用，且可提高药效。

芹菜

菖蒲和芹菜叶可以同时食用，能提高人体对有效营养物质的吸收，对身体健康有益。所以二者可以同时食用。

半夏

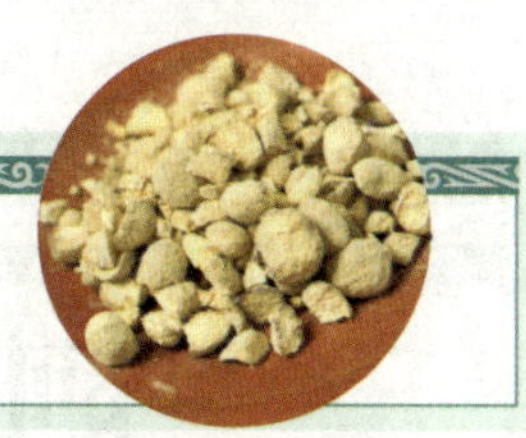

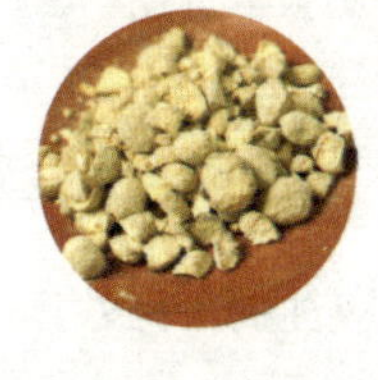

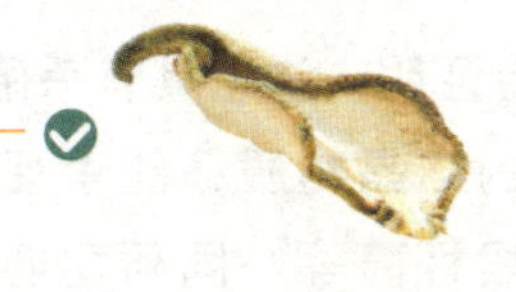

佛手瓜

佛手瓜在瓜类蔬菜中营养全面丰富，常食可增强人体抵抗疾病的能力。经常吃佛手瓜可利尿排钠，有扩张血管、降压之功能。与半夏同食，可以预防及改善心血管疾病。

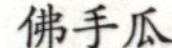

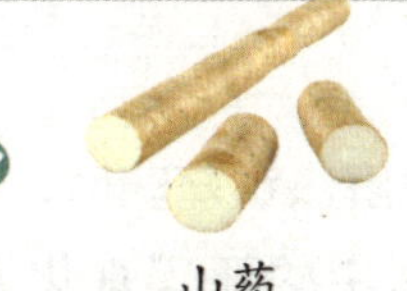

山药

半夏为降逆止呕的主药，山药又有健脾益气的功效，与山药同食，可使半夏的药力充分发挥作用。

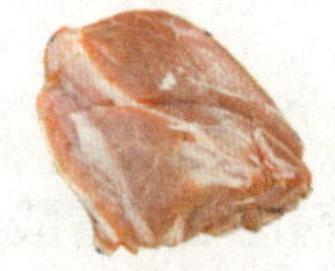

羊肉

羊肉味甘、性温、无毒，归脾、肾两经，为益气补虚、温中暖下之品；半夏多用于除湿、平喘等症。二者药性相反，不宜同食。

白果

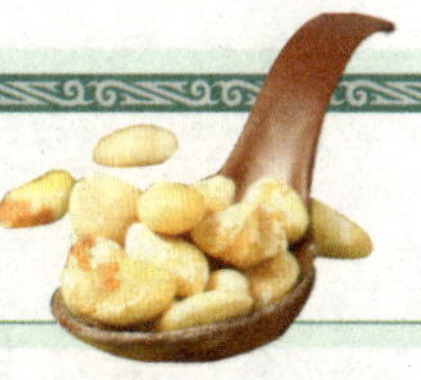

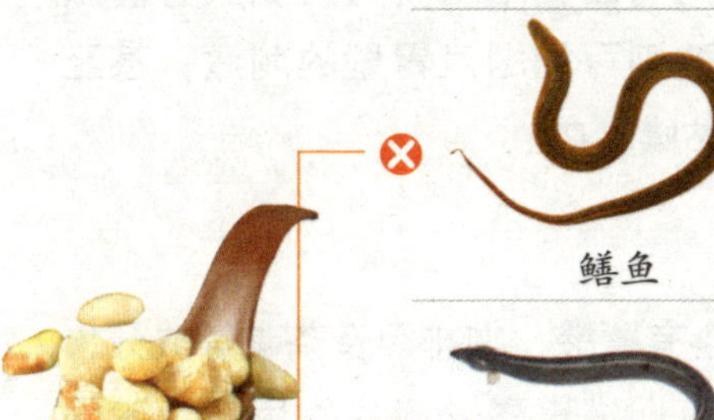

鳝鱼

服用中药白果（银杏）不宜再食用鳝鱼。鳝鱼与白果同食会影响疗效或引起中毒。故白果与鳝鱼不宜一同食用。

鳗鱼

鳗鱼含有丰富的维生素A、维生素E及多元不饱和脂肪酸等，一向被视为滋补之佳品。但与白果同食易引起中毒。

阿司匹林

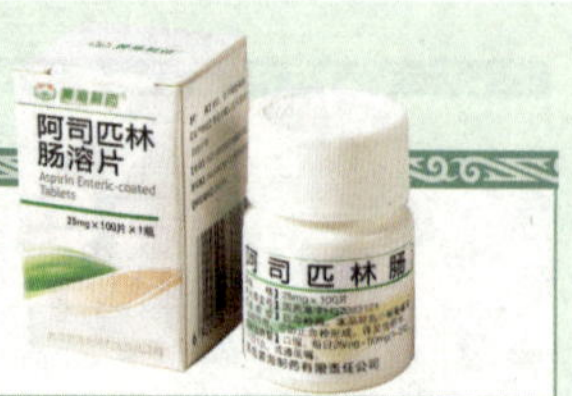

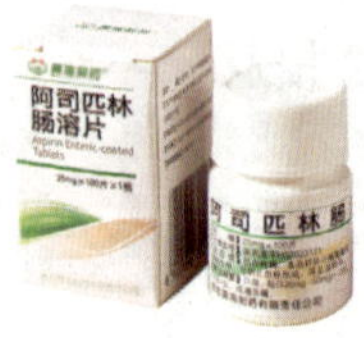

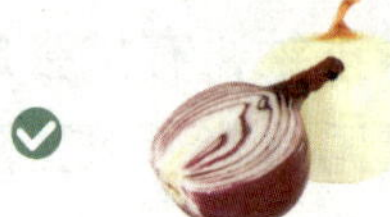

洋葱

实验证明，洋葱具有杀菌作用，从中分离所得的结晶物质，能杀死金黄色葡萄球菌、白喉杆菌等。同阿司匹林共用，杀菌效果更加明显。

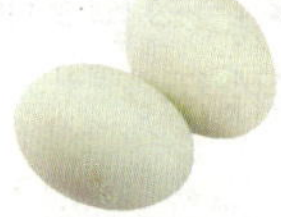

咸鸭蛋

服用解热镇痛药时，药物中氨基比林会与咸鸭蛋中的亚硝基化合物反应生成有致癌作用的亚硝胺，容易诱发癌症。

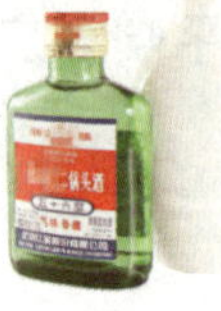

酒

因酒精能增加胃酸分泌，并且二者都能使胃黏膜血流加快，如果同食可加重胃黏膜的损害，易导致胃出血。

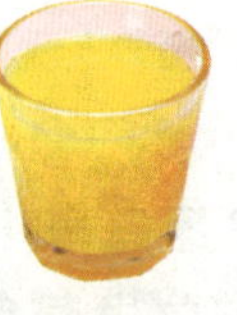

果汁

果汁的果酸容易导致药物提前分解或溶化，不利于药物在小肠内的吸收而降低药效，并且阿司匹林本来就对胃黏膜有刺激作用，果酸则可加剧对胃壁的刺激，甚至会造成胃黏膜出血。

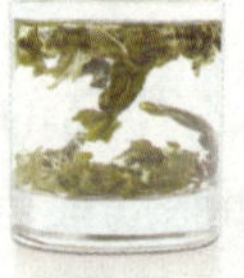

茶

茶中含有鞣酸、咖啡因及茶碱等成分，而咖啡因有促进胃酸分泌的作用，二者同食会加重阿司匹林对胃的损害。

消炎痛（吲哚美辛）

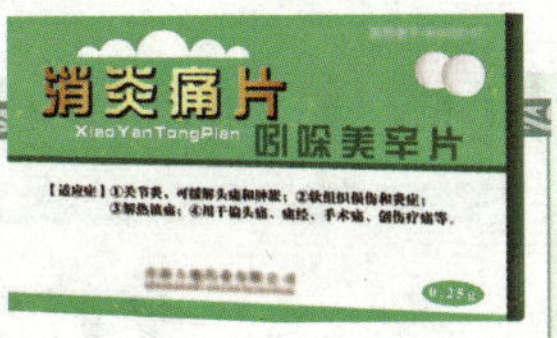

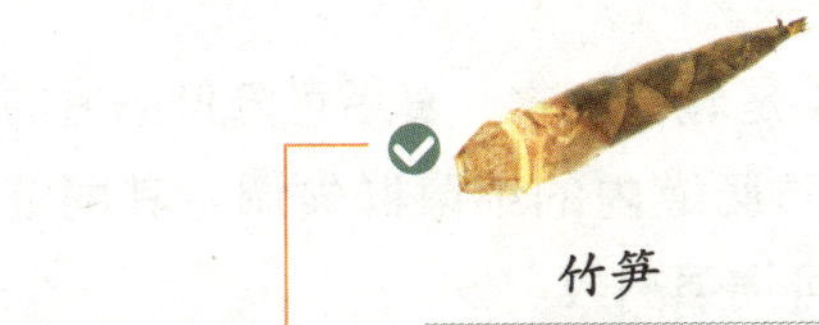
竹笋

竹笋味甘、性微寒、无毒，具有消炎、解毒、利九窍、通血脉、化痰涎、消食胀之功效。其同消炎痛共用，有助于抗菌消炎。

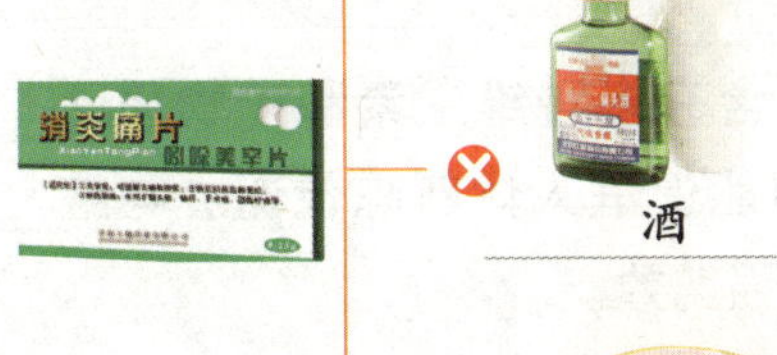
酒

酒精能增加胃酸分泌，并且二者都能使胃黏膜血流加快。如果同用会加重胃黏膜的损害，导致胃出血。

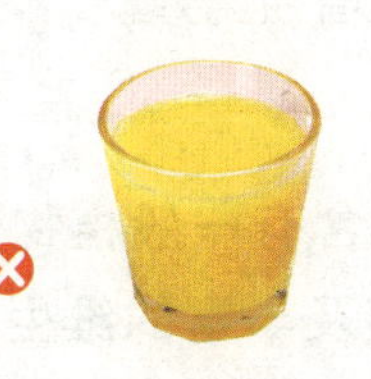
果汁

果汁中的果酸易导致消炎痛提前分解或溶化，不利于药物在小肠内的吸收而大大降低药效；并且消炎痛对胃有刺激性，而果酸则可加剧本品对胃壁的刺激，甚至可造成胃黏膜出血。

去痛片

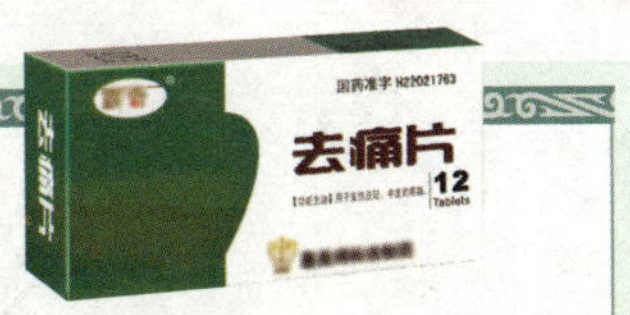

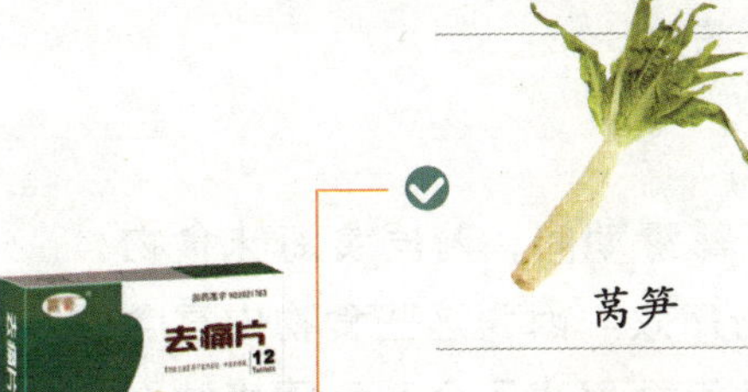
莴笋

莴笋气味苦冷，有利五脏、通经脉、坚筋骨、白牙齿、明耳目、利小便的功效。将莴笋与去痛片共用，有利于药物的吸收。

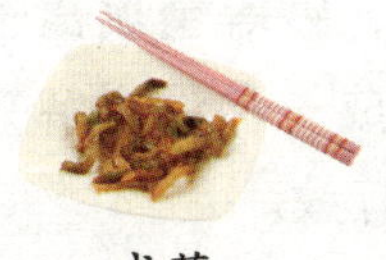
咸菜

患者服药期间不宜食用咸菜，因腌制食物与去痛片里氨基比林作用时，会形成致癌物质亚硝胺。

红霉素（赛乐林）

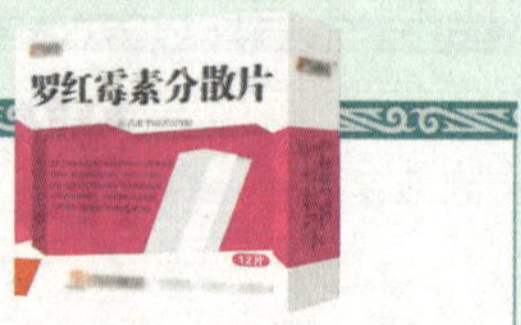

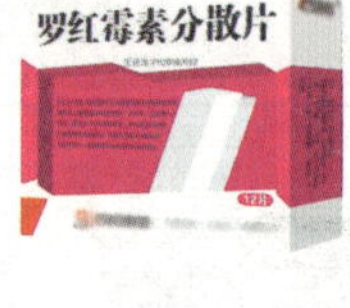

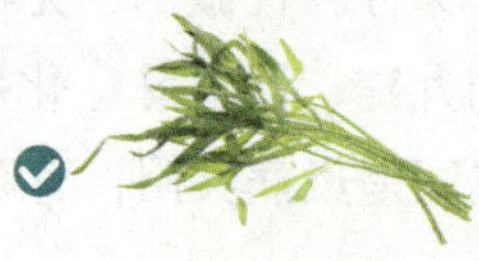
空心菜

空心菜是碱性食物，食后可降低肠道的酸度，预防肠道内的细菌群失调。其同红霉素共用可增强药效。

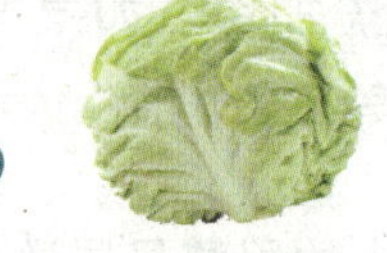
圆白菜

圆白菜中含有多种维生素和矿物质元素，经常食用能促进人体新陈代谢。与红霉素共用可增强药效。

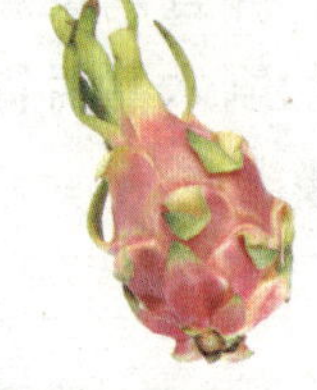
火龙果

火龙果含有一般植物少有的植物性蛋白、花青素及丰富的维生素和水溶性膳食纤维，对重金属中毒具有解毒的功效。其同红霉素类药物共用能促进人体对药物的吸收。

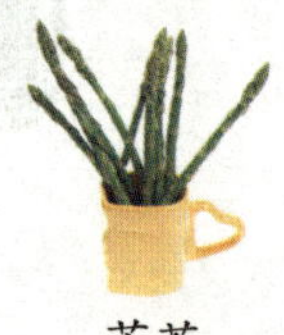
芦荟

芦荟中所含的芦荟多糖的免疫复活作用可提高机体的抗病能力。与红霉素类药物共用能增强药效。

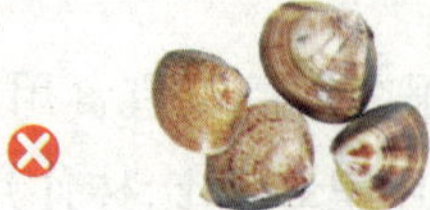
海味

服用红霉素期间，若同食海味食物，会降低药物疗效。因为这些食物中富含的钙、镁、铁等金属离子会和红霉素结合，容易形成一种难溶解又难吸收的物质，降低药物疗效。

思密达

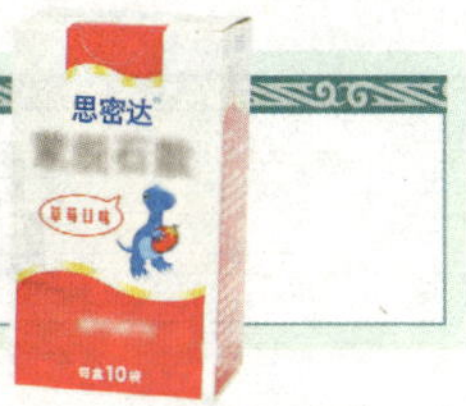

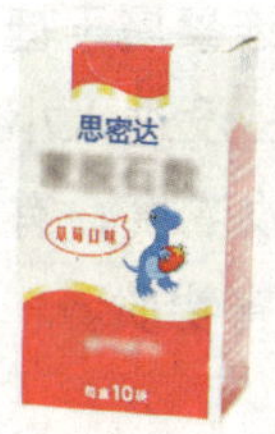

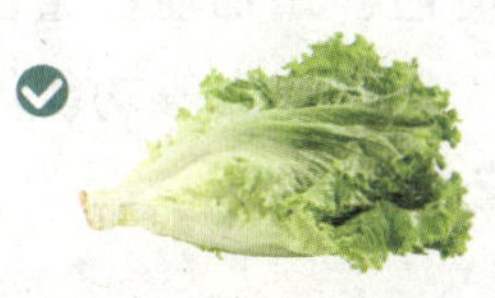

生菜

生菜有利五脏、通经脉、开胸膈、利气、坚筋骨、白牙齿、明耳目、通乳汁和利小便的功效。同思密达共用，药效更加得明显。

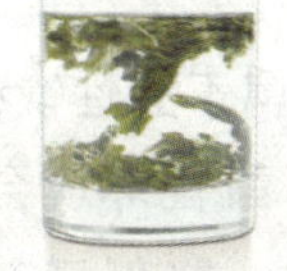

茶

思密达若与茶同时服用，茶中所含的咖啡因可刺激神经末梢，使去甲肾上腺素大量释放，会出现恶心、呕吐、腹泻、腹痛、头痛、心律失常、心肌梗死、神志不清等症状。

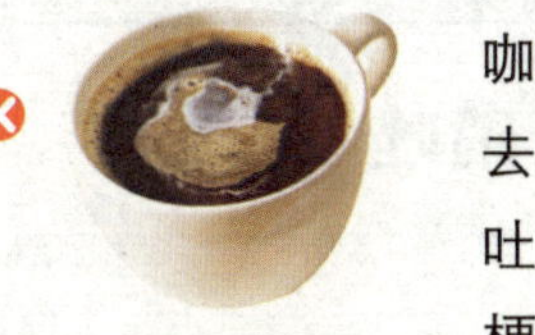

咖啡

思密达若与咖啡同时服用，同上所述，咖啡中所含的咖啡因可刺激神经末梢，使去甲肾上腺素大量释放，会出现恶心、呕吐、腹泻、腹痛、头痛、心律失常、心肌梗死、神志不清等症状。

酒

思密达的代谢产物有抑制单胺氧化酶的作用，故服药同时饮酒会出现面部潮红、心跳过速、腹痛、恶心、呕吐、头痛等症状。故二者不可同食。

黄连素（盐酸小檗碱）

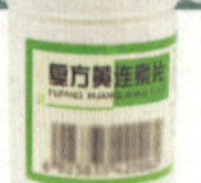

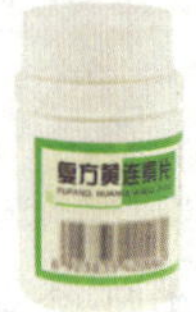

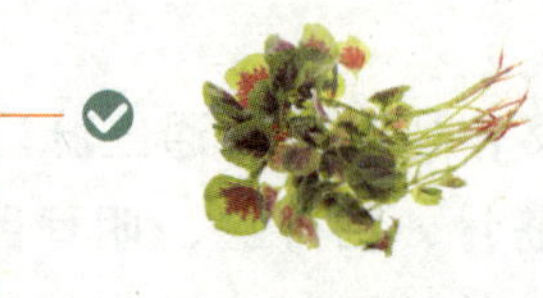

苋菜

苋菜含有丰富的铁、钙和维生素K，具有促进凝血、增加血红蛋白含量并提高携氧能力、促进造血等功能。同黄连素共用可促进药物吸收。

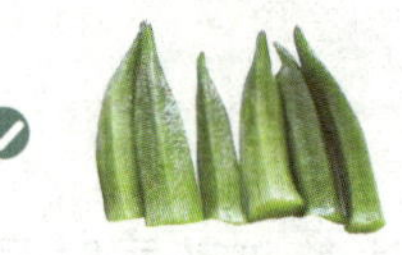

秋葵

秋葵中含有一种黏性液质及阿拉伯聚糖、半乳聚糖、鼠李聚糖、蛋白质、草酸钙等，经常食用可帮助消化、保护肝脏、健胃整肠。同黄连素共用，可提高药效。

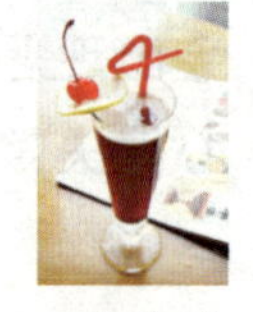

酸梅汁

酸梅汁属于酸性饮料；而黄连素属于糖衣抗生素。酸性环境会使药物在没进入小肠前就失效，降低了药物的有效浓度，有的甚至会与酸性溶液反应生成有害物质。

灭滴灵（甲硝唑）

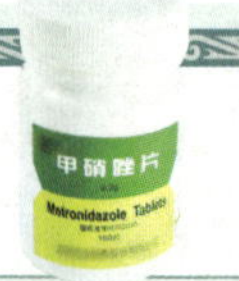

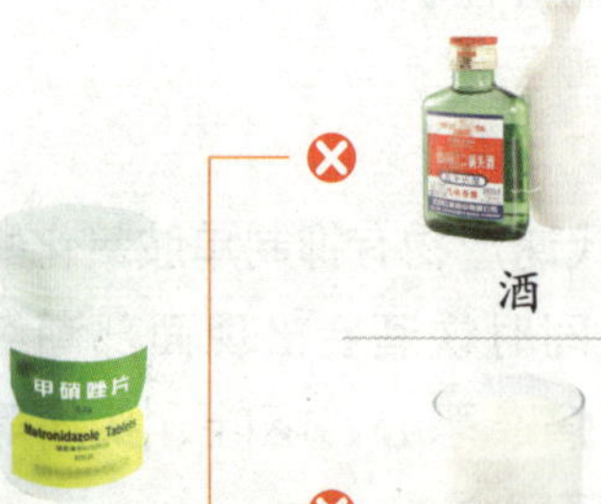

酒

酒精代谢的中间产物乙醛有毒，须经过乙醛脱氢酶的氧化才能失去毒性。但灭滴灵能抑制乙醛脱氢酶的活性。

牛奶

牛奶为含钙丰富的食品，所含的钙离子能和灭滴灵结合形成淀粉。既破坏食物营养，又降低药物的疗效。所以，二者不宜同食。

磺胺药

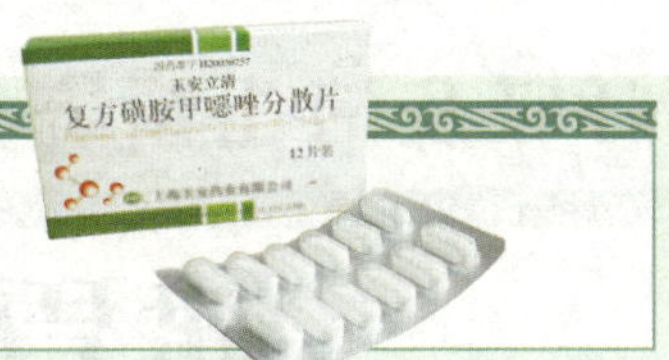

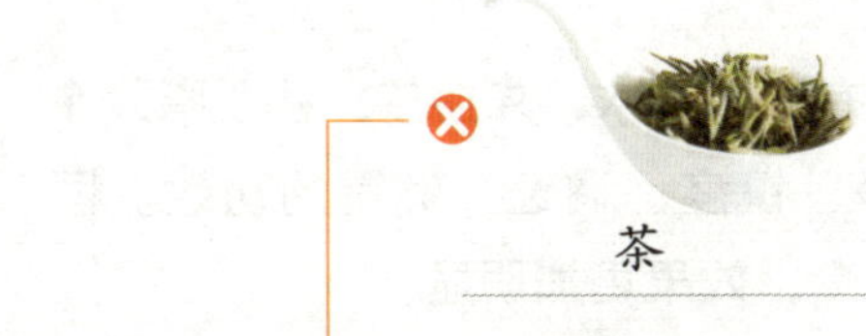
茶

因为茶中含有鞣酸、咖啡因及茶碱等成分，磺胺药与茶水同服可减弱抗菌作用。所以，服用磺胺药期间，不宜喝茶。

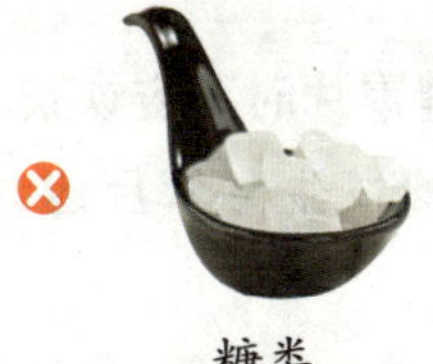
糖类

糖类分解代谢后，会产生大量酸性成分，使磺胺药在泌尿系统形成结晶而损害肾脏。所以，服用磺胺药时，不宜食用糖类及含糖食物。

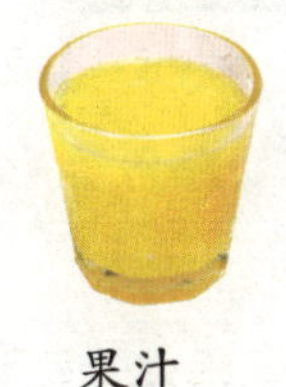
果汁

磺胺在碱性环境下溶解度增大，对肾脏的不良影响减少；而果汁等酸性饮料则易使磺胺药释出结晶，增强对肾脏的损害，易引起血尿、少尿、尿闭等。

环丙沙星

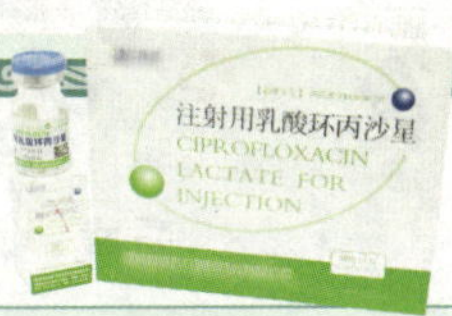

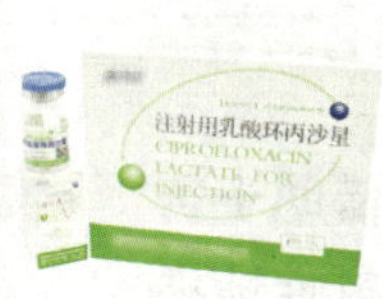

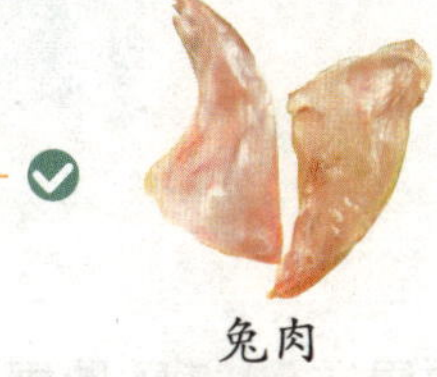
兔肉

兔肉是高蛋白、低脂肪、低胆固醇的食品，还富含卵磷脂，且结缔组织少，肉质细嫩而易于消化。服用环丙沙星时，适宜食用兔肉。

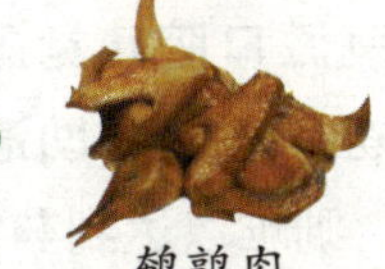
鹌鹑肉

鹌鹑肉是一种酸性食物；环丙沙星在酸性条件下功效更加明显。因此环丙沙星与鹌鹑肉适宜一同食用。

健胃片

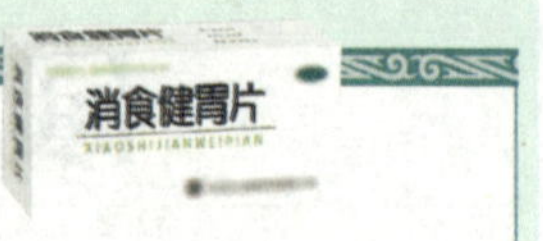

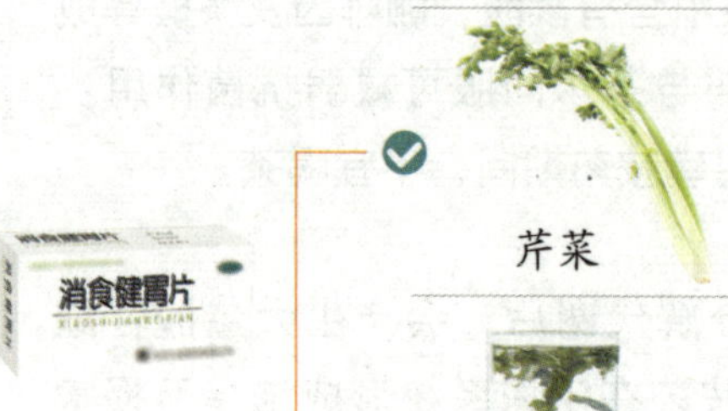

芹菜

芹菜有清热利水、降血压、祛血脂、净血、镇静、镇痉、调经、健胃的功效。同健胃片共食，效果更加明显。

茶

服用健胃片时不应饮茶。碳酸氢钠易与茶中的鞣酸发生分解反应，使碳酸氢钠失去药效。

胃速乐

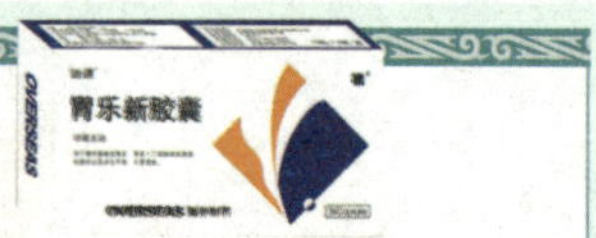

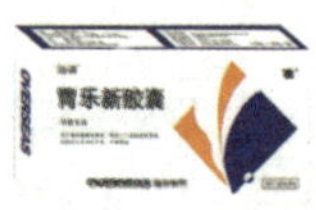

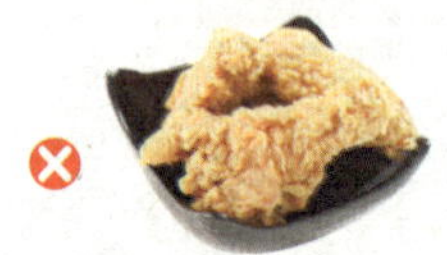

高脂、豆类食物

高脂肪（如肥肉、油炸食品等）、豆类（如豆芽、豆腐等）及刺激性食物（如辣椒、咖啡、酒等）均会影响胃速乐的疗效，增加其不良反应。

乳酶生

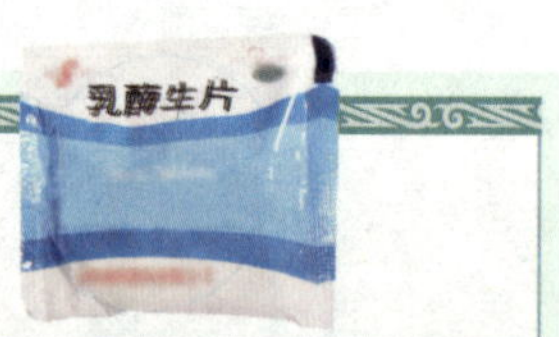

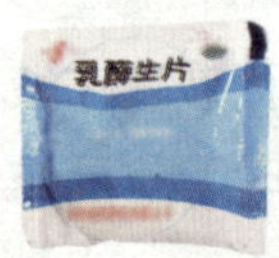

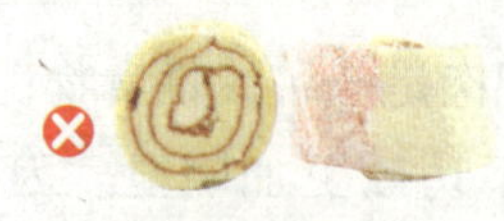

高糖食品

苦味健胃药和驱风健胃药是借助于苦味、怪味刺激口腔味觉器官，反射性地提高中枢兴奋，从而帮助消化、增加食欲。若同食糖，则难以达到药物的疗效。

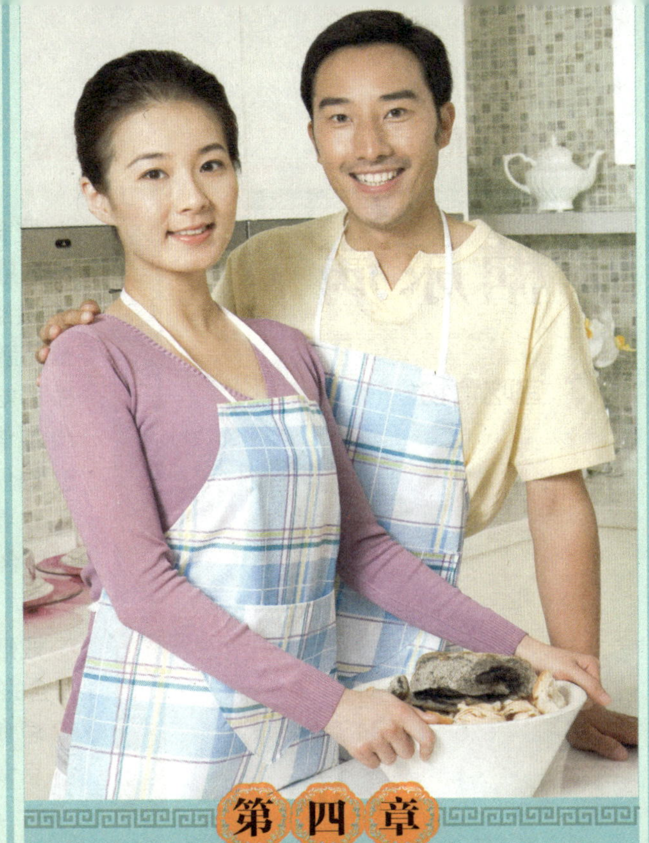

第四章

33种常见病之饮食宜忌

常言道：病从口入，那么我们如何应对呢？其实日常生活中我们不经意间就会通过食物的搭配调养各种常见病，这是有一定的科学道理的，因为食物与食物之间的搭配很容易发生一些『化学反应』，这些反应会催生出一些抵抗疾病的元素，从而达到强健身体的作用。

糖尿病

宜吃食物

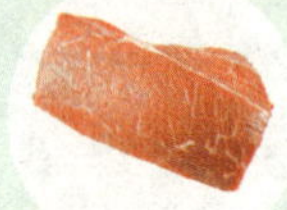
牛肉

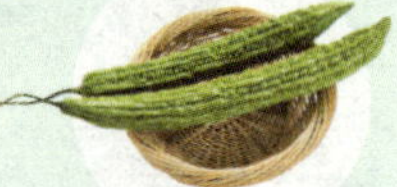
苦瓜

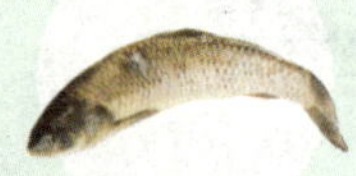
鱼肉

青蒜、柑橘、胡萝卜、柠檬……

忌吃食物

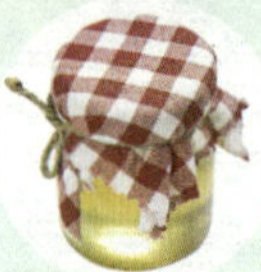
蜂蜜

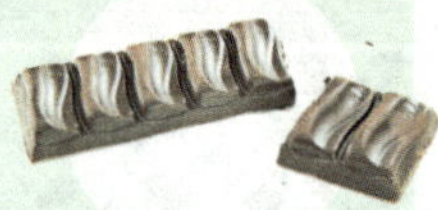
巧克力

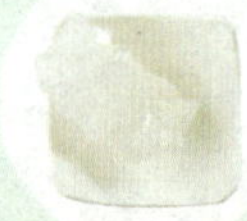
冰糖

蛋糕、果汁、甜饼干、红糖、白糖……

日常保健须知

◎注意休息和适当运动，不可过度疲劳。

◎忌精神过度紧张与激动，尤其要控制悲愤情绪。

饮食宜忌

宜

- 饮食宜清淡，以少糖、少脂肪、低热量、高蛋白饮食为主。
- 供给充足的维生素、无机盐和微量元素。
- 多吃含铜、镁等微量元素的食品。
- 提倡多食新鲜蔬菜和水果。
- 提倡食用豆制品及植物油。
- 饮食烹调要以凉拌为主，减少摄取钠含量高的食物。

忌

- 戒烟禁酒。香烟里含的尼古丁和酒里含的酒精会使血糖升高、尿糖加重。
- 忌食糖类和甜食。
- 忌食辛辣食物。

上榜菜谱 乌梅枸杞子茶

材料 乌梅、五味子、枸杞子、茺蔚子各适量。

做法 将所有材料水煎即可。

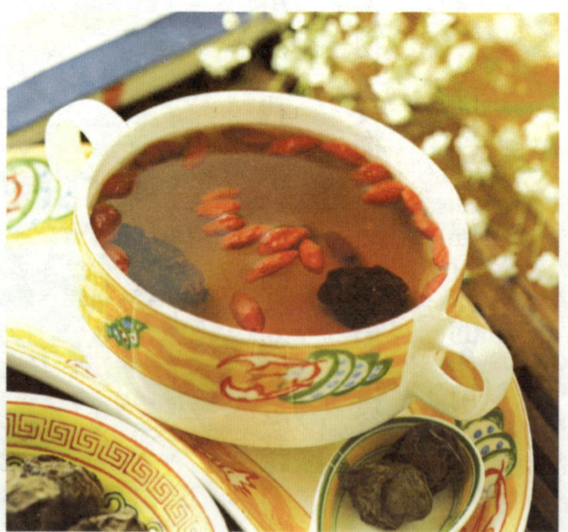

饮食宜忌

宜

✅ 饮食要科学、合理。每个人要根据自己的工作性质安排自己的饮食。

✅ 多吃热量低的蔬菜、水果。为了防止营养缺乏，可适量吃些含蛋白质多的食物。这样，既补充了人体营养物质，又防止了脂肪剩余过多导致肥胖的情况发生。

✅ 烹调方法以蒸、煮、炖、拌、氽、卤等为主，避免油煎、油炸和爆炒等方法。

✅ 一日三餐要定时定量，不能偏废任何一餐。

忌

❎ 忌吃热量、脂肪含量高的食品。

上榜菜谱 醋泡牛蒡

材料 牛蒡适量。

调料 醋适量。

做法

1. 将牛蒡洗净，去皮后削片，放入密封容器中，倒入醋，醋要没过牛蒡。
2. 将其放置2周后即可食用。

用法 食用时要将牛蒡同醋一起倒出来，然后食用牛蒡片。1日2次，分早、晚食用。每次10~20片。

功用 牛蒡含有丰富的膳食纤维，容易造成饱腹感，有利于减肥。

肥胖

宜吃食物

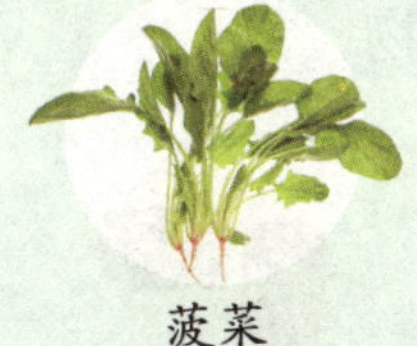

菠菜

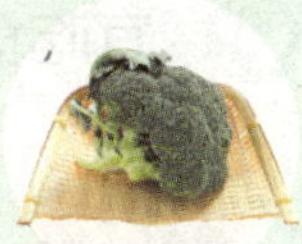

西蓝花

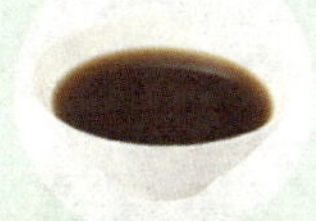

醋

白萝卜、胡萝卜、牛蒡、西红柿、青椒、芹菜……

忌吃食物

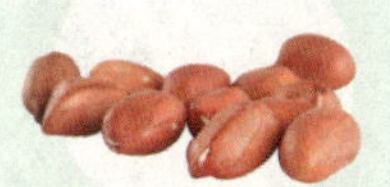

花生

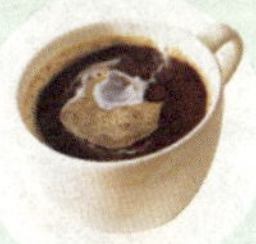

咖啡

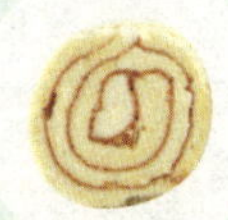

糕饼甜点

巧克力、奶油、瓜子、糖果……

保健小动作

被按摩者俯卧，按摩者用手掌反复横擦被按摩者的腰骶部。每次横擦10次，力度适中，以被按摩者的皮肤发红、发热为宜。

贫血

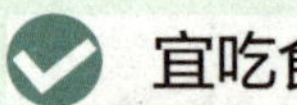

宜吃食物

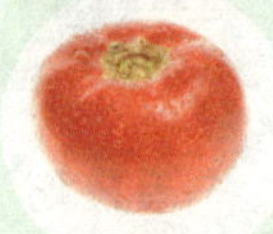
西红柿

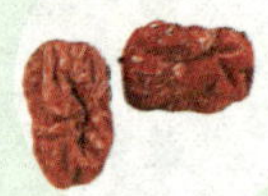
红枣

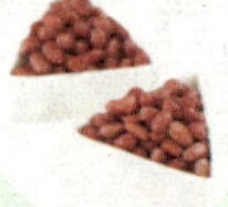
花生

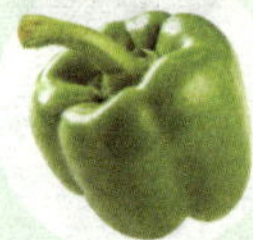
青椒

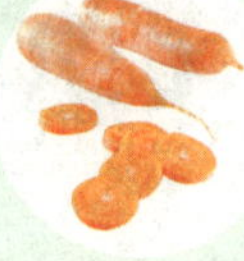
胡萝卜

芹菜、柑橘、樱桃……

忌吃食物

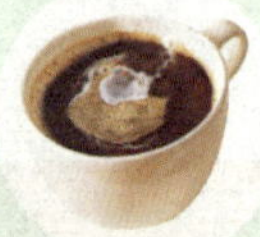
咖啡

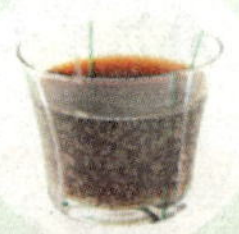
可乐

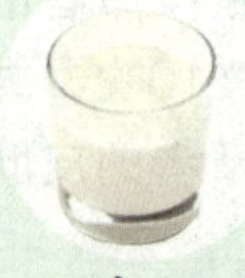
牛奶

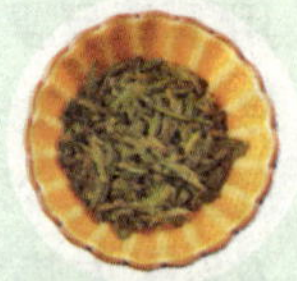
浓茶

饮食宜忌

宜

- 在平衡膳食基础上，要多摄取高蛋白质、高铁的食物。可适量多食瘦肉、肝脏、肾脏、动物血、蛋类以及具有补铁补血作用的蔬菜、水果等。
- 食物应以精细、软烂、易消化为主，且宜少食多餐。

忌

- 少吃加工食品。
- 某些药物有抑制造血的作用，如氯霉素、西咪替丁、保泰松等，贫血者在治疗贫血期间应尽量避免使用。
- 奶类会阻止身体对铁的吸收，因此不易用牛奶和奶类饮料来送服补铁药。
- 忌过多进食铁剂，否则可能会引起铁质积累中毒，甚至肝硬化。

上榜菜谱 红枣羊肉汤

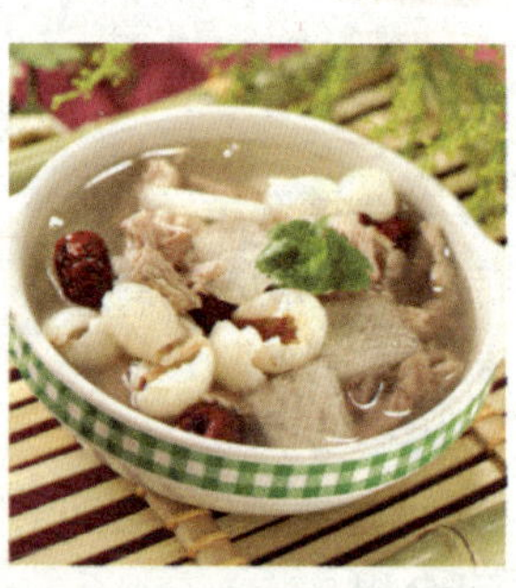

材料 羊肉片200克，红枣、桂圆肉各15克，白萝卜片100克，葱段、姜片、香菜叶各少许。

调料 盐、味精、胡椒粉、羊骨汤、香油各适量。

做法

1. 红枣洗净去核；桂圆肉洗净。
2. 锅中下羊骨汤、葱段、姜片、红枣、桂圆肉和羊肉片同煮，待羊肉片将熟时放白萝卜片，加盐，味精、胡椒粉调味；材料熟透后，取出葱段、姜片，淋香油、撒香菜叶即可。

高血压

宜吃食物

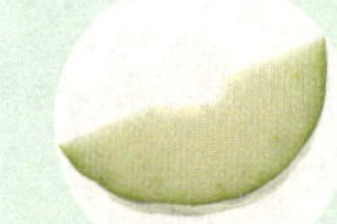

冬瓜

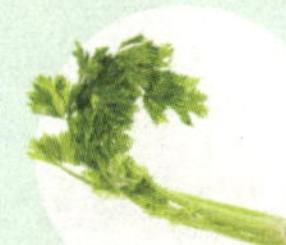

芹菜

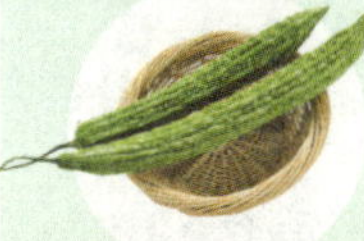

苦瓜

西红柿、西瓜、绿豆芽、莴笋、葡萄……

忌吃食物

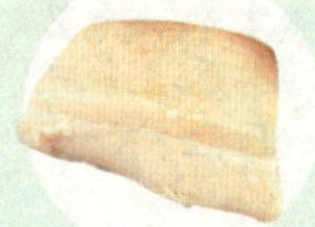

肥肉

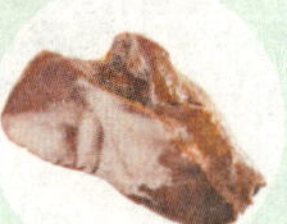

动物内脏

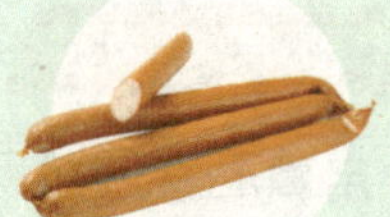

香肠

肉松、鸭蛋……

日常保健须知

宜居冷色环境。高血压患者的工作环境和居住房间的色调最好为冷色调。这是因为冷色调对血压会起到一定的调节作用。

饮食宜忌

宜

- 饮食以清淡、低脂、高钾、高蛋白食物为主，避免摄入过多胆固醇。
- 饮食安排应少食多餐，避免过饱。
- 及时补充维生素和微量元素。
- 多吃水果、蔬菜、谷物，能帮助增加钾的摄入，有助于降压。
- 每天早餐后，宜饮一点儿醋或乳酸饮料，可以增加血管弹性，并能清除附着在血管壁上的胆固醇，可以帮助预防和缓解高血压。

忌

- 忌吃高脂肪食物，因为摄入过多高脂肪、高热量食物会使血液黏稠度增高，血管壁弹性减弱。
- 忌吃过咸或辛辣的食物，也不宜食用糖果、蛋糕等甜食。

上榜菜谱 芹菜汁

材料 芹菜250克。

做法

将芹菜连根叶一起洗净后切碎，放入榨汁机中加适量温开水榨成浆汁，弃渣留汁即可饮用。

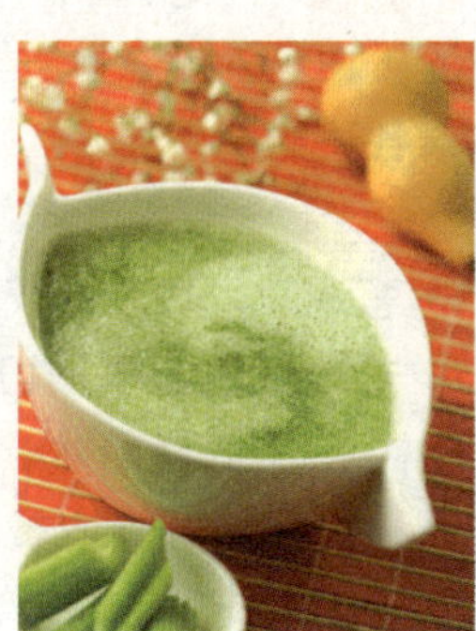

用法 分2次饮用，当日饮完。

功用 此方具有平肝、清热、调节血压、软化血管的作用。

低血压

宜吃食物

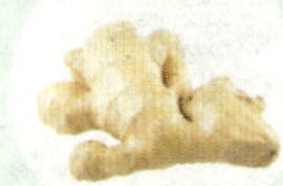

姜

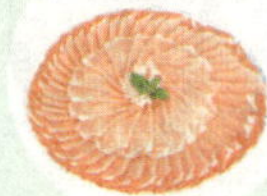

羊肉

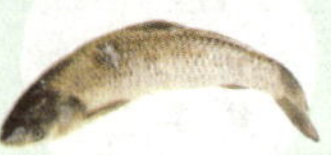

鱼肉

虾、螃蟹、红枣、桂圆、莲子、百合……

忌吃食物

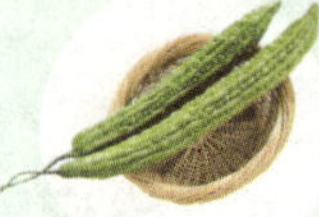

苦瓜

芹菜、洋葱、冬瓜、绿豆、西红柿、酒……

保健小动作

◎取仰卧位，用掌心按顺时针方向、逆时针方向按摩神阙穴及其周围，每次5分钟。

◎取仰卧位，用拇指指腹搓揉气海穴、关元穴，每穴每次10分钟。

◎被按摩者取俯卧位，按摩者用手掌在被按摩者背部沿脊柱从下往上进行推摩，反复3次。

饮食宜忌

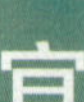

宜

- 每餐不宜吃得过饱。如果吃得过饱会使回流到心脏的血液相对减少，引发低血压。
- 多吃蔬菜和水果。
- 低血压患者宜适当选择一些高钠、高胆固醇的饮食，以利于提高血胆固醇浓度，增加动脉紧张度，使血压上升。

忌

- 忌食生冷，寒凉及破气的食物。
- 忌食具有降血压作用的食物。

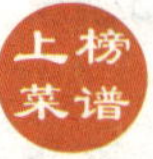

胡萝卜烧羊肉

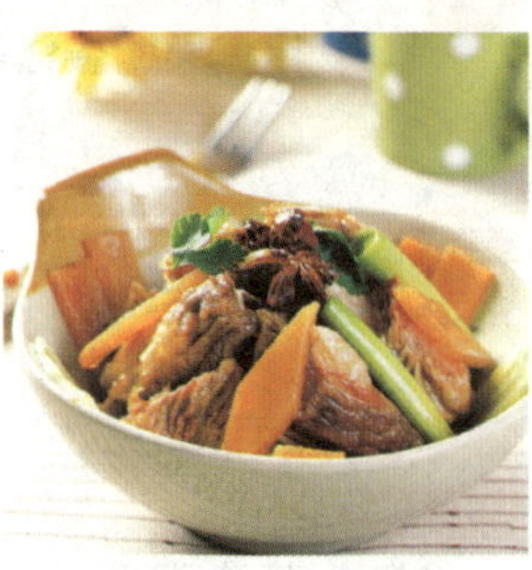

材料 羊肋条肉500克，青蒜段50克，胡萝卜20克，葱、姜各适量。

调料 白酒、料酒、白糖、盐、大料各适量。

做法

❶ 葱洗净，切段；姜洗净，切片，备用。

❷ 羊肋条肉洗净，切成4厘米见方的块，放入锅内，加适量清水，下少许葱段、姜片、白酒和大料烧开，氽烫约1分钟，随即捞出，放入清水中洗净；胡萝卜洗净，切成片。

❸ 锅置火上，倒入少许油烧热，先下葱段、姜片煸炒出香味，再下羊肋条肉块、青蒜段和胡萝卜片煸炒片刻，加料酒、白糖和盐，炒匀即可装盘食用。

饮食宜忌

宜

- 控制饭量、限制甜食，这点对高脂血症患者尤其重要。因为包括甜食在内的碳水化合物多可在体内转化成甘油三酯，从而使血中甘油三酯的浓度增高，易引发高脂血症。
- 高脂血症患者的饮食要严格遵守“四低一高”的原则，即低脂肪、低胆固醇、低热量、低糖和高纤维。
- 控制食盐的摄入量，每天吃盐的总量应低于6克。

忌

- 限制高脂肪食物的摄入。
- 不要喝酒，但可适量饮用葡萄酒。

什锦豆腐

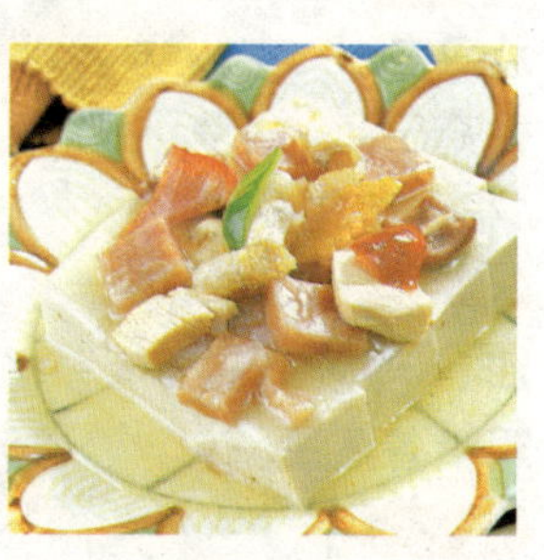

材料 嫩豆腐300克，熟鸡肉、熟火腿、虾仁各适量，青椒片、红椒圈、胡萝卜片各少许。

调料 料酒、白糖各2大匙，盐、味精各少许，水淀粉2小匙，高汤适量。

做法

1. 豆腐切块，氽烫；鸡肉、火腿均切片。
2. 锅中倒油，油温至四成热时，把鸡肉片、火腿片入锅煸炒，放料酒、盐、白糖调味后加高汤和豆腐块同煮。
3. 大火烧约5分钟，待汤汁收浓至1/3时，放入虾仁、青椒片、红椒圈、胡萝卜片和味精，用水淀粉勾芡，盛出即可。

高脂血症

宜吃食物

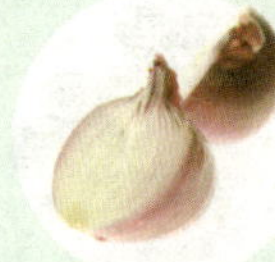

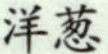

洋葱

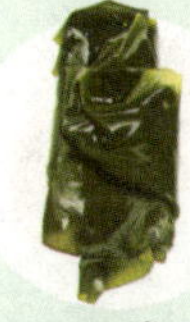

海带

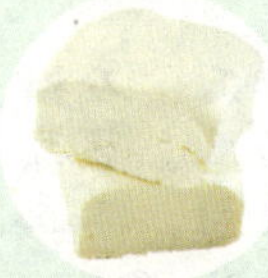

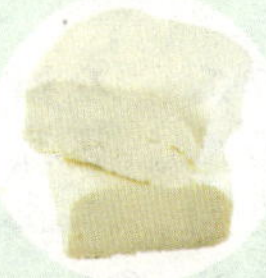

豆腐

玉米、粳米、香菇、银耳、黑木耳、酸奶……

忌吃食物

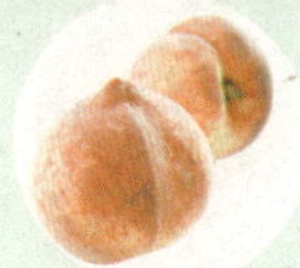

桃

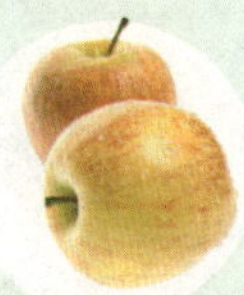

苹果

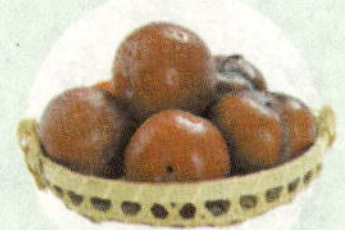

李子

葡萄、香蕉、荔枝、柑橘、哈密瓜……

保健小动作

取坐位，食指、中指两指并拢，自攒竹穴开始，沿眉弓向两侧分抹至太阳穴，并按揉太阳穴3～5圈，反复操作5～10次。

心肌梗死

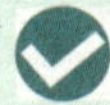

宜吃食物

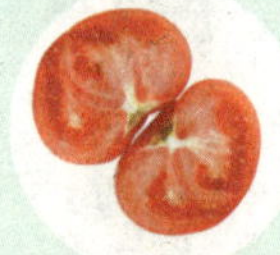

西红柿

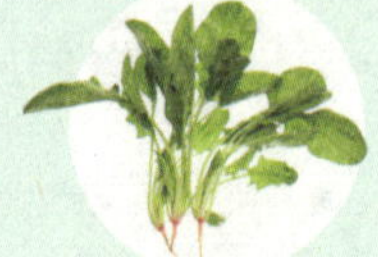

菠菜

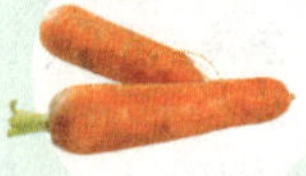

胡萝卜

黄瓜、石榴、西瓜、草莓、葡萄、绿豆、玉米……

忌吃食物

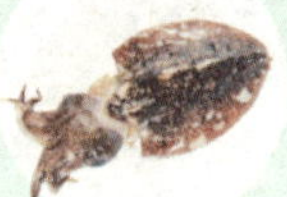

墨鱼

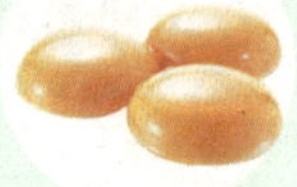

蛋黄

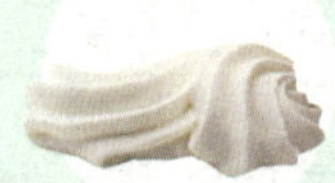

奶油

肥肉、鸡皮、鱼子、全脂牛奶……

保健小动作

按摩者用手掌侧缘摩擦被按摩者的背部督脉以及膀胱经，力度适中，至被按摩者感觉温热为宜。

饮食宜忌

宜

- 应少食多餐，以流食为主，并避免吃过冷、过热的食物。随着病情的好转，可适当增加半流食，并逐步增加热量。
- 饮食应平衡、清淡且富有营养，以改善机体，包括心肌细胞的营养供给，保护和维持心脏功能。

忌

- 严格限制热量和脂肪的摄入，以减轻心脏负担。
- 忌饮食过量和进食刺激性食物。
- 烹饪时忌加入过多的调味品。

上榜菜谱 豆皮香菇菠菜汤

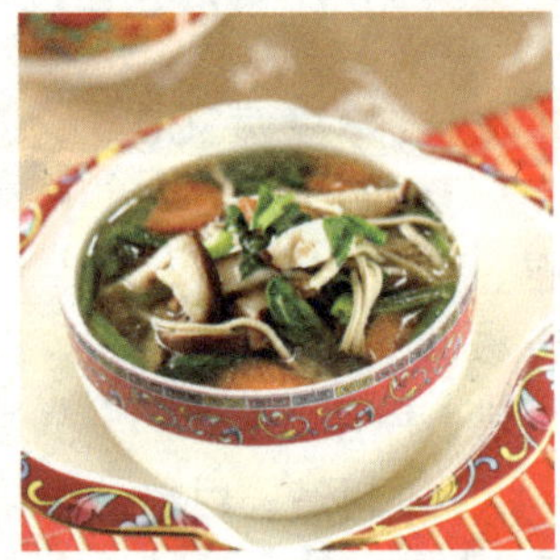

材料 豆皮丝、菠菜各100克，鲜香菇5朵，胡萝卜1根，葱花少许。

调料 料酒、酱油、鸡汤、盐、鸡精各适量。

做法

1. 将豆皮丝用清水浸泡至软，捞出，沥干水分，备用。
2. 香菇去蒂后洗净，切十字花刀。
3. 胡萝卜洗净，去皮，切块；菠菜去根后洗净，放入热水中氽烫后捞出挤干水，切好，备用。
4. 锅中加适量鸡汤煮沸，下香菇、胡萝卜块、菠菜段、葱花及其他调料煮至熟软，下豆皮丝煮5分钟，起锅即可。

饮食宜忌

宜

- 增加饮食中钙的摄入量。
- 要控制总热量的摄入。
- 食用肉类时，要选用含不饱和脂肪酸较多的肉类。
- 适当选用一些具有食疗作用的调味品。在炒菜时加一些醋、番茄酱、芝麻酱等调味品。不但可以调味，还可加速脂肪的溶解，促进消化和吸收；芝麻酱含钙量高，常食用可补充钙，对预防脑梗死有一定好处。
- 要限制饮食中的胆固醇。
- 进餐要细嚼慢咽，不能暴饮暴食。

忌

- 忌食精制糖和含糖高的甜食，包括点心、奶油蛋糕和甜味饮料等。
- 忌烟酒。有研究显示，烟中的尼古丁和酒里的酒精是引发心脑血管疾病的重要因素。

菠菜芹菜粥

材料 菠菜、芹菜各250克，大米100克，枸杞子少许。

做法

1. 将菠菜、芹菜分别洗净，切长段。
2. 大米淘洗干净，放入锅内，加清水3碗略浸泡。
3. 将锅置大火上烧沸，改用小火煮半小时。
4. 然后加入芹菜段、菠菜段，烧沸后打开盖煮10分钟即可装碗，撒上枸杞子即可。

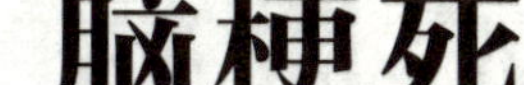

脑梗死

宜吃食物

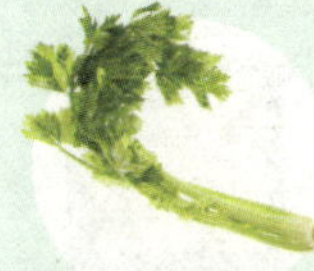
芹菜

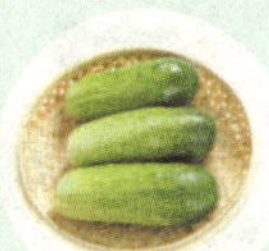
黄瓜

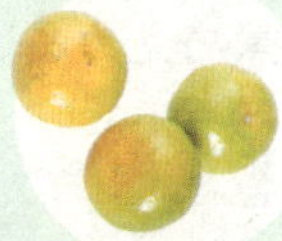
柑橘

石榴、木瓜、苹果、猕猴桃、海带、紫菜、绿豆……

忌吃食物

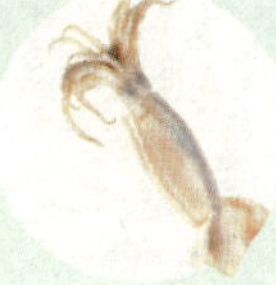
鱿鱼

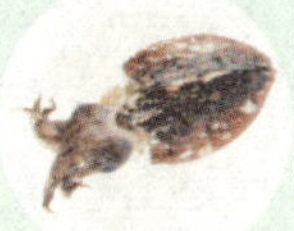
墨鱼

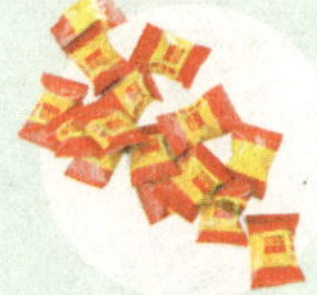
糖果

酒、汽水、动物内脏、肥肉……

日常保健须知

◎养成规律性排便习惯，预防便秘，以免引发脑梗死。

◎有脑梗死家族遗传史的人应提早预防。

心脏病

宜吃食物

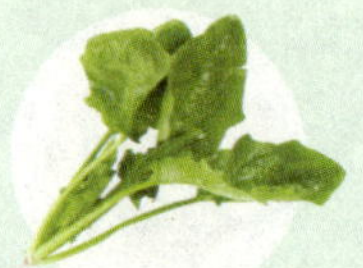

菠菜

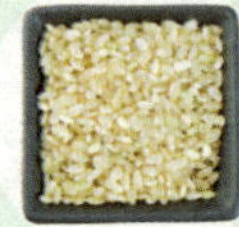

糙米

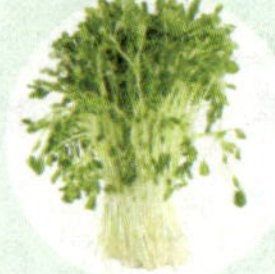

豌豆苗

黑巧克力、圆白菜、胡萝卜……

忌吃食物

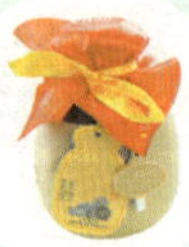

酒

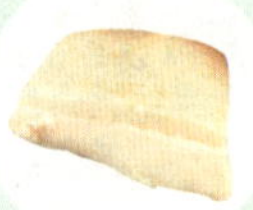

肥肉

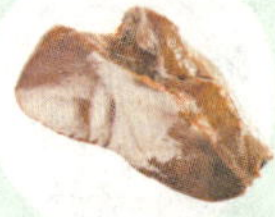

动物肝脏

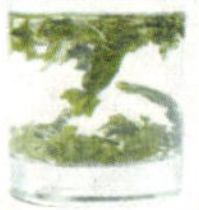

茶

日常保健须知

上班午间睡半小时午觉，可以减少37%患心脏病概率。其中对男性的影响尤为显著，经常午睡的职业男性比没午睡习惯者的心脏病发病率低约64%。

饮食宜忌

宜

- 多吃新鲜蔬菜与水果等富含维生素C、钾、镁等元素的食物，对心脏有保护作用。
- 处理食物时最好采取清蒸、水煮等少油的方式。
- 饮食宜清淡，口味不能过重。
- 饮食宜高钾低钠，可食用豆制品，常饮茶。
- 宜适当摄入含膳食纤维的食物（包括谷类淀粉）以保持大便通畅。
- 清晨宜喝一杯不含奶的燕麦粥，这样可以有效降低血液中胆固醇含量。

忌

- 每顿饮食避免过饱，避免进食高脂肪性食物，以减轻心脏负担。
- 避免进食过多的动物性脂肪及含有大量胆固醇的食物。

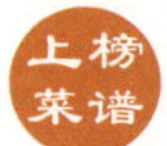

豌豆苗汁

材料 豌豆苗适量。

做法 将豌豆苗洗净，捣烂后取汁。

用法 每天温服半杯。

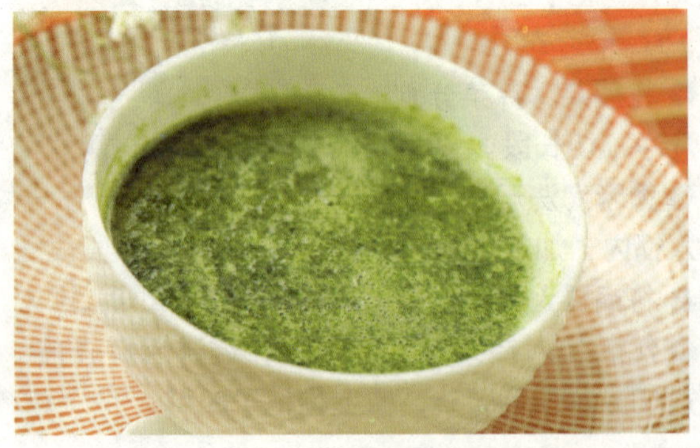

饮食宜忌

宜

- 以清淡的饮食为主，适当补充热量，且需要补充大量水分。
- 感冒患者在吃粥或汤面时，宜再加点蔬菜和水果。
- 宜喝热鸡汤，这样有助于鼻腔黏液的流动，可促进体内排除病菌。

忌

- 忌过量食用盐。
- 忌吃油炸、肥腻食物。
- 忌喝酒精类饮料，它们会使人体缺水，并且降低机体抵抗疾病的能力。
- 感冒时忌服用过多含蛋白质的食物，这样会增加肝肾的负担，不利于病情。

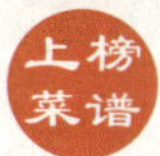

当归生姜羊肉汤

材料 当归1片，羊肉500克，姜片适量。

调料 盐适量。

做法

1. 羊肉用热水氽烫后，捞起去沫后洗净，切块。
2. 将羊肉块、当归与姜片放入锅内，加水至没过食材，先用大火煮至水沸，然后再转小火熬煮，煮至羊肉熟透即可。

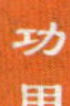

当归补血活血，姜温胃补阳气，此方可用于感冒期间体虚等症。

呼吸系统疾病

感冒

宜吃食物

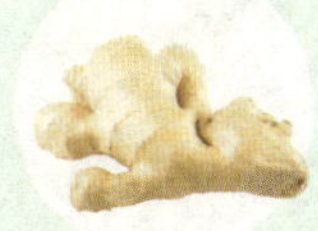
姜

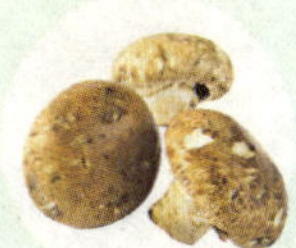
香菇

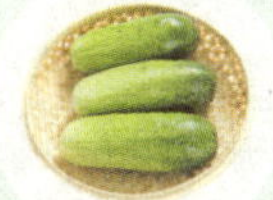
黄瓜

葱、木瓜、柠檬……

忌吃食物

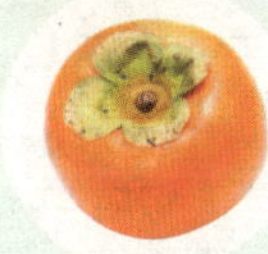
柿子

甲鱼

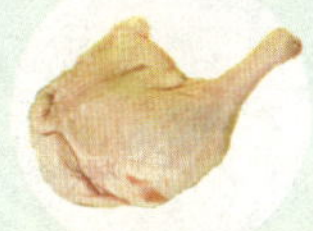
鸭肉

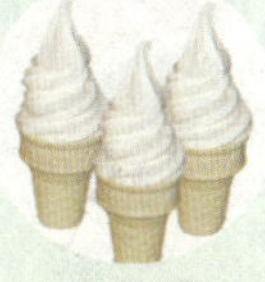
冰激凌

日常保健须知

◎宜保持乐观心情，可促进免疫系统的活力。

◎忌太过劳累，因为劳累会使抵抗力降低。

咳嗽

宜吃食物

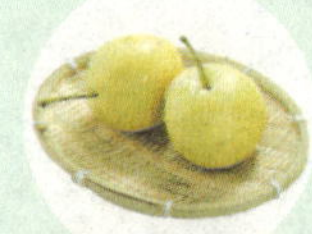

梨

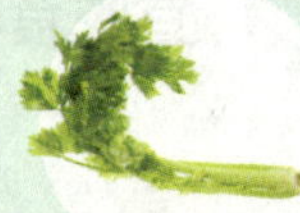

芹菜

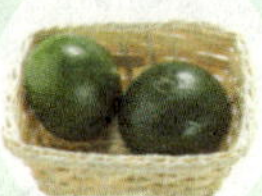

柑橘

白萝卜、杏仁、百合……

忌吃食物

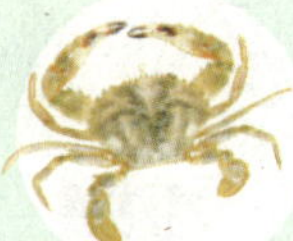

螃蟹

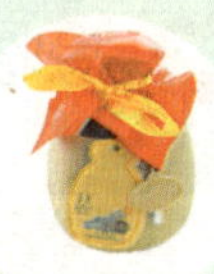

酒

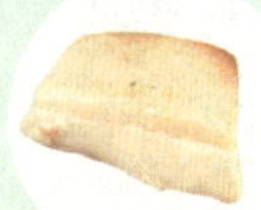

肥肉

烟、虾……

保健小动作

紧闭嘴巴，将舌头在口内平行往前伸展，且脖子两边淋巴结鼓起。此动作有助于强化气管与肺部，能有效改善肺病及咽喉炎等问题。

饮食宜忌

宜

- 咳嗽患者饮食中宜多些高蛋白食物，同时也可多吃些富含维生素A的食物。
- 咳嗽多由肺热引起，因此饮食宜以清淡为主。

忌

- 尽量避免饮用含有咖啡因或酒精的饮料。
- 忌食肥腻以及过甜、过咸的食物。
- 忌食或禁食辛辣刺激性食物，以免使咳嗽加重。
- 忌抽烟，以免刺激呼吸道，加重咳嗽。
- 忌食生冷食物。

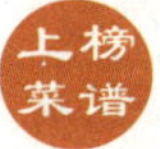

糖煮花梨

材料 花梨400～600克。

调料 白糖200克。

做法 将花梨用流水洗净，再用果皮刀去皮，切成小块，然后放进锅里，加水和白糖，用大火煮沸，然后转为小火慢煮，煮到水分收干时即可。

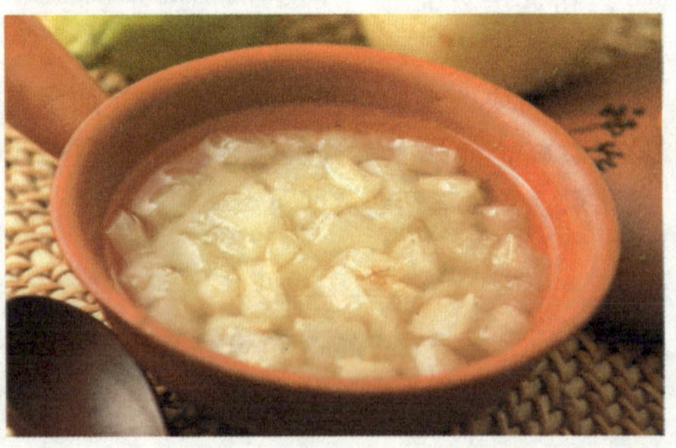

哮喘

饮食宜忌

宜

- 哮喘患者的饮食宜清淡、少刺激。不宜过咸和过甜。
- 饮食要保证各种营养素的充足和平衡，特别应增加抗氧化营养素如β-胡萝卜素、维生素C、维生素E及微量元素硒的摄取量。

忌

- 忌摄入过量的盐。
- 饮食忌食生、冷、辛辣等刺激性食物。
- 忌食发物。

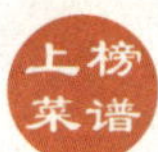

银耳南瓜羹

材料 银耳150克，南瓜、西瓜各50克。

调料 冰糖100克。

做法

1. 银耳泡发，洗净后放锅中，加水和冰糖，用小火煮透，揭开锅盖晾凉。
2. 南瓜去皮，洗净，切成小丁，放入开水锅中氽烫熟，捞出晾冷；西瓜去皮和籽，切小丁，备用。
3. 将西瓜丁、南瓜丁、银耳搅匀即可。

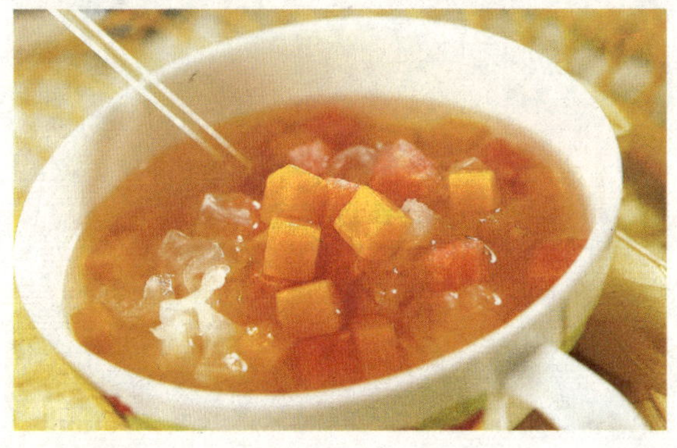

宜吃食物

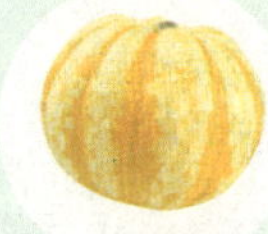

南瓜

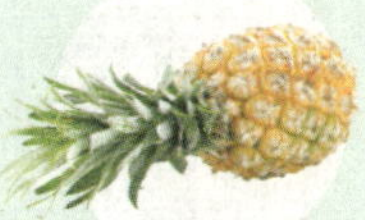

菠萝

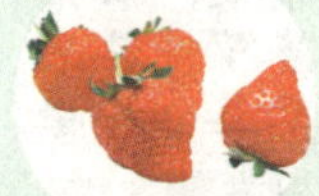

草莓

芹菜、樱桃、黄豆、银耳、西红柿……

忌吃食物

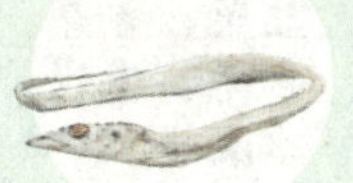

带鱼

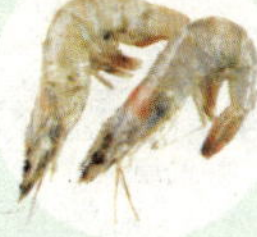

虾

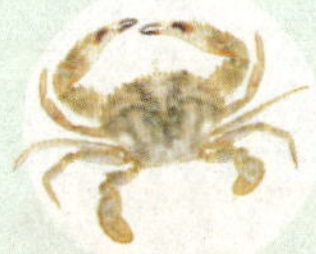

螃蟹

洋葱、荔枝、柿子、可乐、冰激凌……

保健小动作

缩唇呼吸法： 先用鼻子深吸气，再从收成圆筒状的口唇间缓慢呼气。动作力求柔和舒适。时间长短可随意，但初练时宜短。

肺 炎

宜吃食物

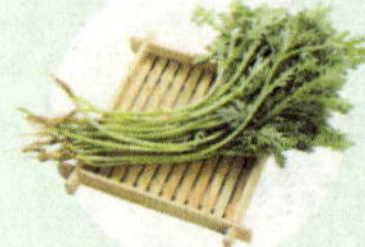

茼蒿

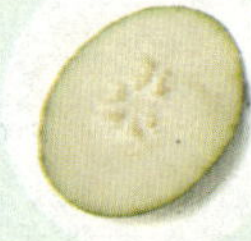

冬瓜

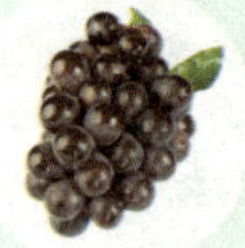

葡萄

芥菜、油菜、菠萝、苹果、草莓、柠檬、川贝母……

忌吃食物

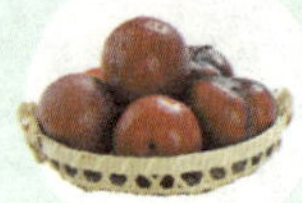

李子

韭菜、香蕉、咖啡、蛋糕、冰激凌……

保健小动作

◎一侧手臂伸开，另一只手拇指指腹按压尺泽穴。

◎取坐位，一手食指或中指按压对侧俞府穴，同时呼气并默念“1、2、3”，用力由轻渐重，然后吸气并默念“4、5、6”，用力由重渐轻，反复5次。

饮食宜忌

宜

- 每天应少食多餐，每日七八餐为宜。
- 饮食宜多进食无刺激性的水果、新鲜蔬菜及豆制品类食物。
- 以稀软的流质食物为宜，如藕粉、果汁、米粥等。
- 必须供给患者充足的营养，特别是热量和优质蛋白质，以补充机体的消耗。
- 烹调时最好使用植物油。
- 每天要补充大量水分。

忌

- 高热、咳嗽等痰热内盛者，忌食油腻、油炸甜食等。

上榜菜谱 川贝粉蜂蜜饮

材料 川贝粉18克。

调料 蜂蜜50克。

做法 将川贝粉和蜂蜜放入杯中调匀，然后用热水冲饮。

用法 分2次服用。

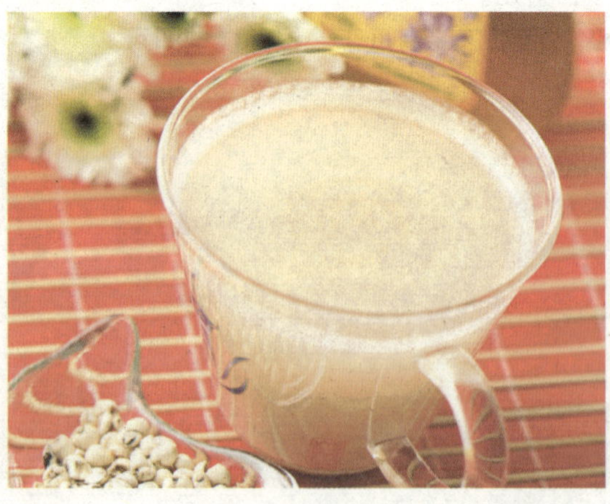

饮食宜忌

宜

- 应适时补充必要的蛋白质，多食动物肝脏、鱼类、豆制品等。
- 患者在寒冷季节应补充一些含热量高的食物，以增强御寒能力。
- 除荤食外，应经常进食新鲜的蔬菜瓜果，以保证维生素C的摄取量。
- 含维生素A的食物也是必不可少的，它们有保护呼吸道黏膜的作用。
- 每天要补充充足的水分。
- 烹调食物最好用清淡的方式。

忌

- 忌吃煎、炸类食物。

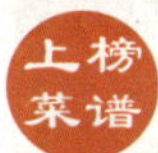

粳米百合粥

材料 粳米50克，百合20克，枸杞子适量。

做法

1. 枸杞子用水泡发；将粳米、百合用水清洗干净，然后放入锅里加水煮成粥。
2. 粥将熟时放入枸杞子略煮即可起锅。

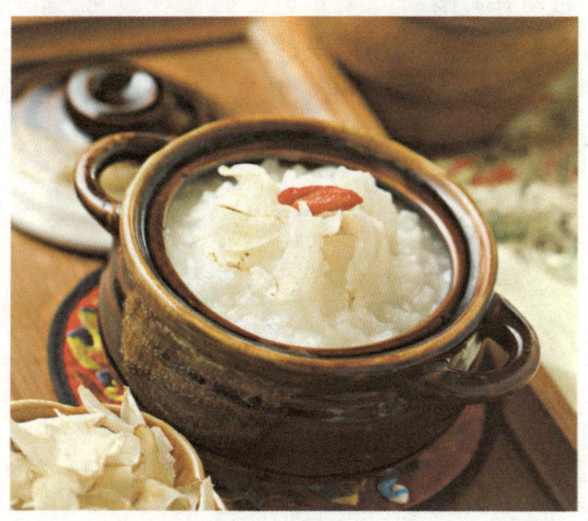

支气管炎

宜吃食物

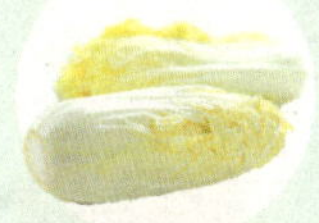

大白菜

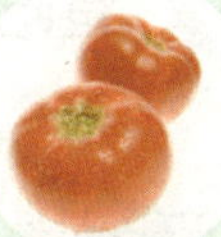

西红柿

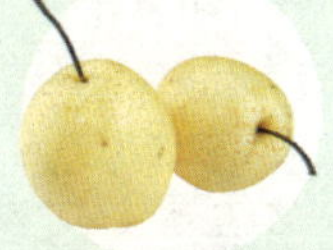

梨

粳米、百合……

忌吃食物

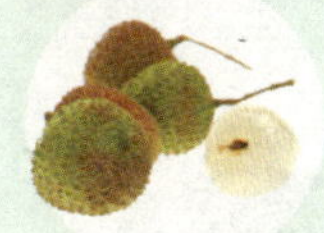

荔枝

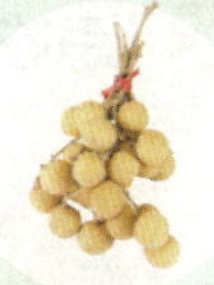

桂圆

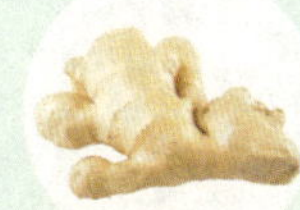

姜

可乐、咖啡、螃蟹……

保健小动作

支气管炎咳嗽不止可刺激手上的定喘点，咽痛加按合谷穴，胸痛加按内关穴。对鱼际穴掐法刺激也有一定疗效。

皮肤瘙痒

宜吃食物

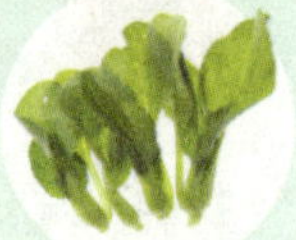

油菜

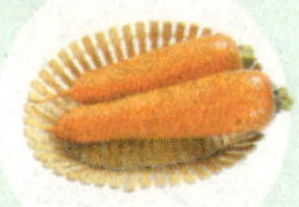

胡萝卜

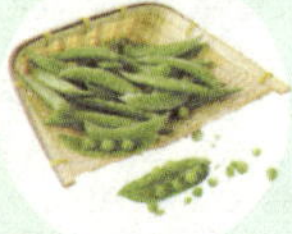

豌豆

芹菜、白菜、香蕉……

忌吃食物

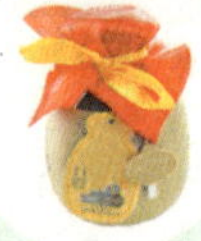

酒

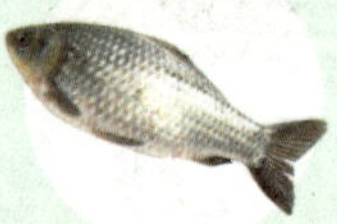

鱼肉

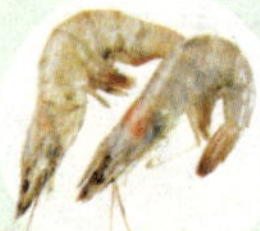

虾

韭菜、螃蟹……

日常保健须知

老年瘙痒症及冬季瘙痒症患者应避免洗热水澡，减少清洁剂、香皂的使用。洗澡后应立即擦绵羊油或乳液。

饮食宜忌

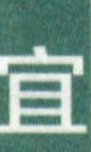

宜

- 宜经常食用清淡的食物。
- 宜多食富含锰的食物，因为锰元素参与机体的代谢，能减少有毒物质对皮肤的损害。
- 宜多食富含维生素的食物。

忌

- 忌食发物和刺激性强的食物，如鱼、虾、蟹、韭菜、酒等。
- 避免吃烤制、炸制的食物。

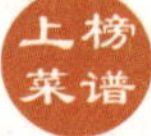

熘肝尖

材料 净猪肝300克，胡萝卜片、黄瓜片各适量，葱段、姜末、蒜片各少许。

调料 料酒、酱油各1大匙，白糖、盐、味精、白醋各半小匙，水淀粉适量。

做法

1. 猪肝切片，加盐、部分味精、料酒和水淀粉抓拌均匀，下油锅中炸熟后，倒入漏勺。
2. 酱油、白糖、剩余料酒、味精和水淀粉调成芡汁备用。
3. 油锅烧热，用葱段、姜末、蒜片炝锅，烹白醋，下入胡萝卜片、黄瓜片煸炒片刻，再下入猪肝片，倒入芡汁，翻炒均匀即可。

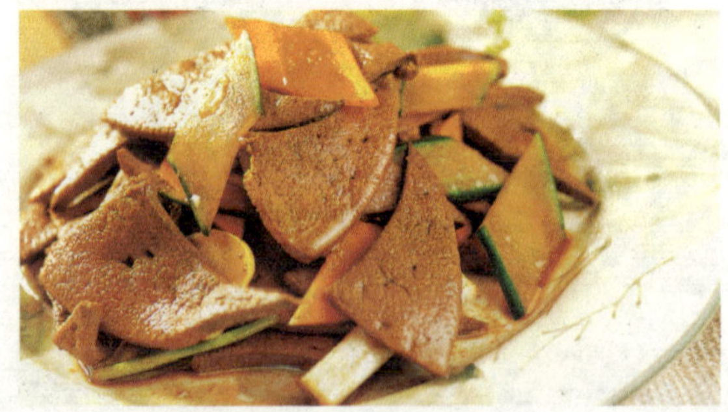

饮食宜忌

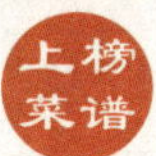

宜

- 饮食宜清淡，可多食具有清热利湿功效的食物制成的粥膳。
- 宜多食用富含维生素和矿物质的蔬菜和水果。
- 患病后首先不吃易致敏或刺激性食物约1～2周。
- 营养均衡是最重要的饮食原则，千万不能因为要治疗湿疹而对某类营养素完全杜绝。
- 不宜食用有助湿性作用的食物。

忌

- 忌食刺激性强的食物等。
- 忌吃发物、高蛋白及甜腻食物，如鱼、虾、蟹等。

上榜菜谱 薏米荸荠汤

材料 荸荠块适量，薏米30克。

调料 白糖适量。

做法 将荸荠块、薏米洗净，再加适量白糖和水煮成汤即可。

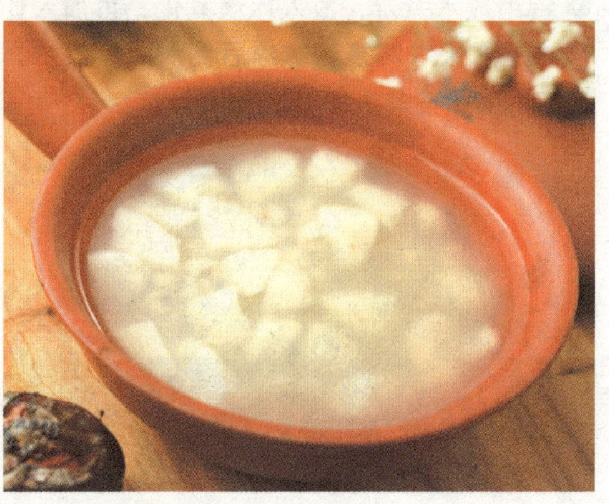

湿疹

宜吃食物

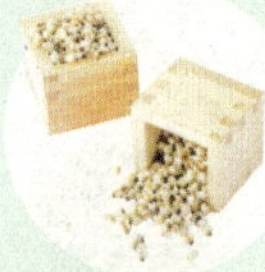

薏米

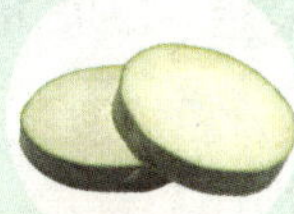

冬瓜

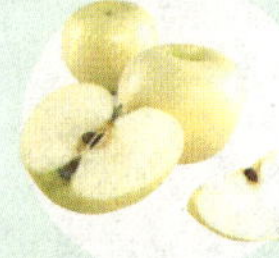

苹果

芹菜、蚕豆、绿豆……

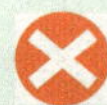

忌吃食物

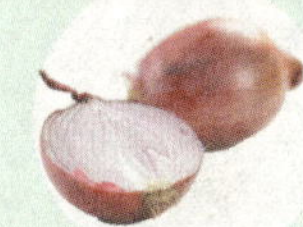

洋葱

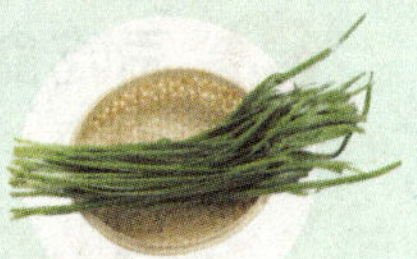

韭菜

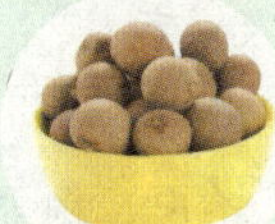

桂圆

荔枝、人参、黄芪、红枣、紫菜、海带、牡蛎……

日常保健须知

◎要注意养成良好的生活起居习惯，注意皮肤的清洁，保持大便通畅。

◎避免直接在太阳下曝晒。

青春痘、粉刺

宜吃食物

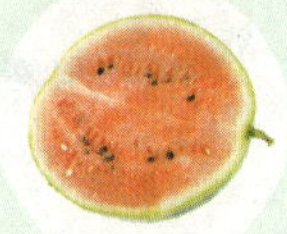

西瓜

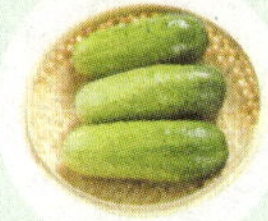

黄瓜

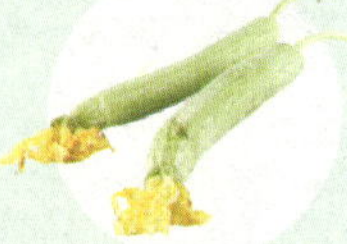

丝瓜

冬瓜、苦瓜、西红柿、圆白菜、香蕉……

忌吃食物

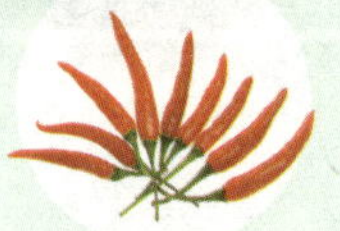

辣椒

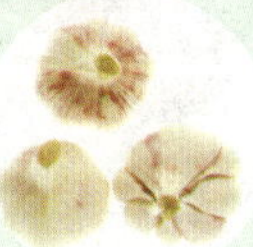

大蒜

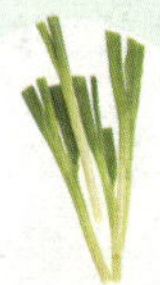

葱

羊肉、咖啡、巧克力、酒……

日常保健须知

◎养成规律的生活习惯，避免熬夜。

◎保持空气流通及室内空气清新。

饮食宜忌

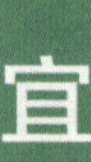

宜

- 多饮水，多食富含膳食纤维的食物，以增强胃肠蠕动，帮助排毒。
- 宜多吃新鲜清凉性的蔬菜。

忌

- 饮食忌辛辣、煎炸、甜腻、咸腥等食物。
- 忌烟酒。酒生湿热，烟助肺热，肺胃热盛，会造成或加重痤疮。
- 忌吃肥肉。

上榜菜谱 清凉西瓜盅

材料 小西瓜、雪梨、苹果各1个，菠萝肉50克，荔枝5个。

调料 冰糖适量。

做法

1. 将菠萝肉切块；荔枝去壳取肉备用；苹果、雪梨均洗净后去皮、核，切块备用。
2. 西瓜洗净，在离瓜蒂1/6的地方锯齿形削开；再将西瓜肉取出，去子、切块，西瓜盅洗净备用。
3. 锅内放水煮沸，放入冰糖煮化，再加入处理过的水果块略煮，晾凉后倒入西瓜盅中，再放入冰箱冷藏，食用时取出即可。

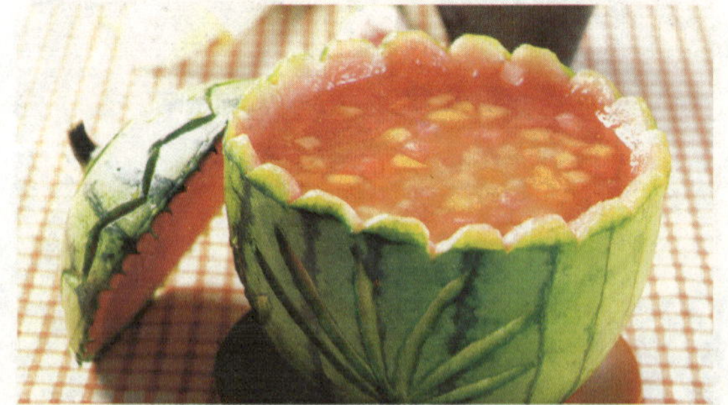

饮食宜忌

宜

- 多食有清热消炎作用的新鲜蔬菜，一般苦味食物的消炎效果较强。
- 补充适量的胡萝卜素和维生素C，可以帮助抵抗病毒感染。但注意不要过量。
- 多吃利水、除湿的食物，可维持细胞活性，帮助康复。
- 适时补充新鲜蔬果，其所含的植物抗氧化物质及丰富的维生素及矿物质，对炎症有缓解作用。

忌

- 忌食辛辣刺激性食物。

上榜菜谱 胡萝卜海带条

材料 水发海带200克，胡萝卜100克。

调料 香油、盐、白糖、醋、胡椒粉各适量。

做法

1. 水发海带去根蒂后洗净，胡萝卜去蒂后洗净，分别切成粗条。
2. 将以上材料分别入沸水中汆烫，盛出后沥干，放入调料，拌匀入味即可。

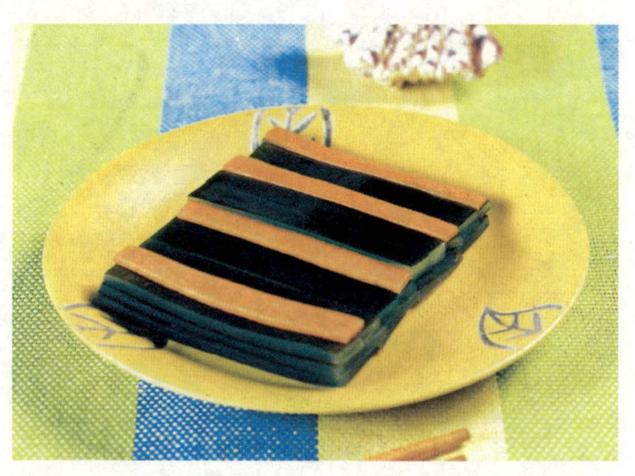

中耳炎

宜吃食物

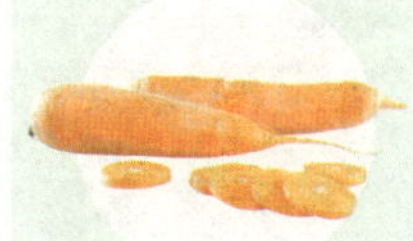

胡萝卜

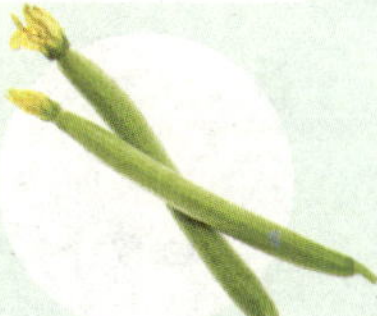

丝瓜

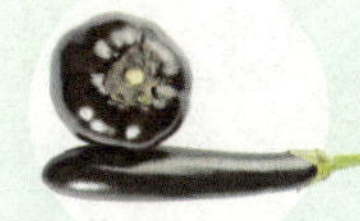

茄子

芥菜、黄瓜、苦瓜、冬瓜、绿豆……

忌吃食物

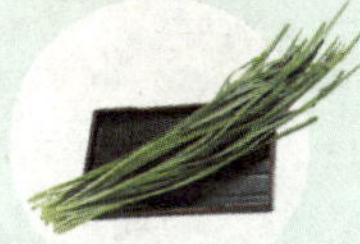

韭菜

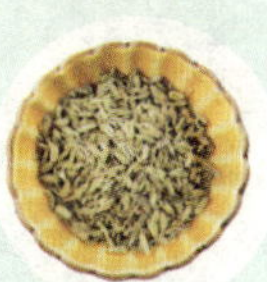

茴香

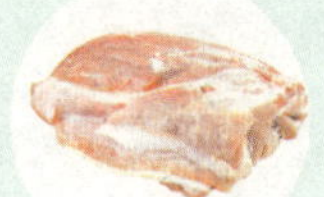

羊肉

肉桂、人参、鹿茸、辣椒、姜、酒……

保健小动作

患者侧卧，将热水袋或电暖宝放在耳朵部位，对耳朵进行热敷，可以促进耳部血液循环，缓解耳痛。

牙痛

宜吃食物

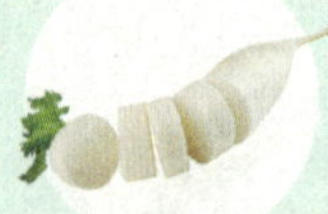

白萝卜

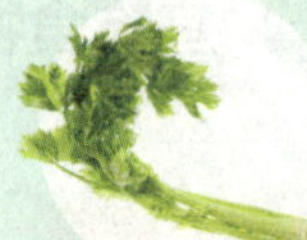

芹菜

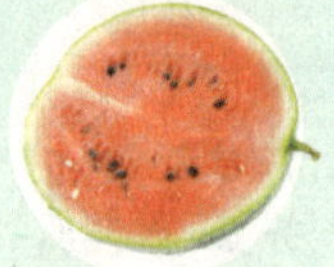

西瓜

苦瓜、绿豆、荸荠……

忌吃食物

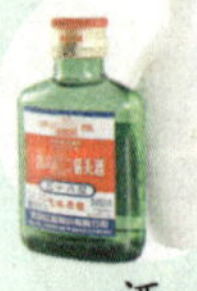

酒

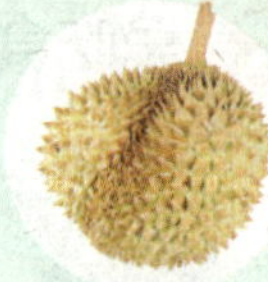

榴莲

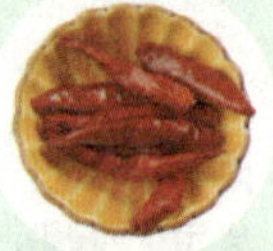

辣椒

日常保健须知

◎应注意口腔卫生，养成早晚刷牙、饭后漱口的习惯。

◎睡前不宜吃糖、饼干等食物，以免因发生龋齿或其他疾病而致牙痛。

饮食宜忌

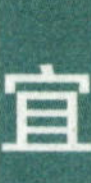

宜

宜多吃可以清胃火及清肝火的食物，也可用这类食物制成具有清热祛火功效的膳食进行调理。

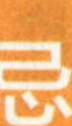

忌

忌酒、热性的火及过硬的食物。

过酸、过冷、过热的食物会刺激牙龈，引起牙痛，因此不宜多吃。

忌食热性水果。

上榜菜谱 芹菜炒杏仁

材料 芹菜200克，杏仁100克，胡萝卜50克，玉米粒适量。

调料 蒜蓉汁、盐、味精、高汤各少许。

做法

1. 芹菜去筋后洗净，切小粒，入沸水汆烫后捞出，立刻冲冰水，以保持其翠绿；胡萝卜洗净、去皮后切丁备用。
2. 油锅烧热，爆香蒜蓉汁，放入杏仁，待炒至稍泛黄色时加入芹菜粒、胡萝卜丁和玉米粒翻炒均匀。
3. 加少许高汤，下味精、盐炒匀即可。

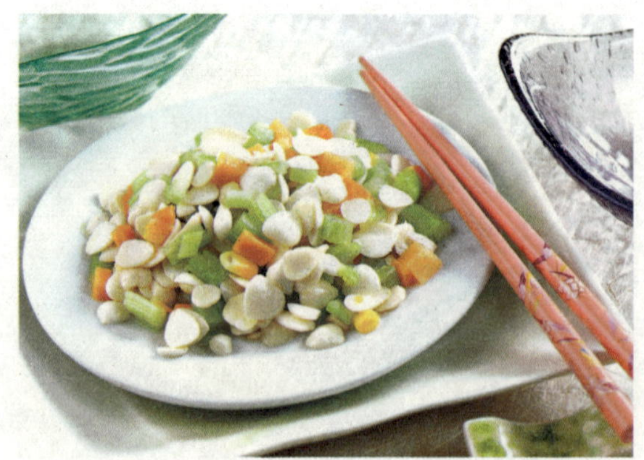

口腔溃疡

宜吃食物

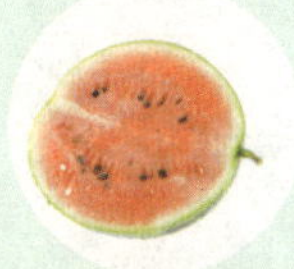

西瓜

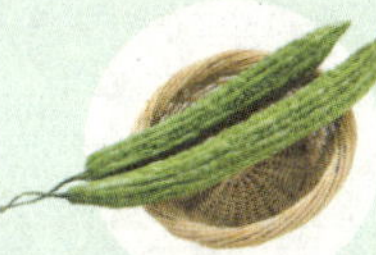

苦瓜

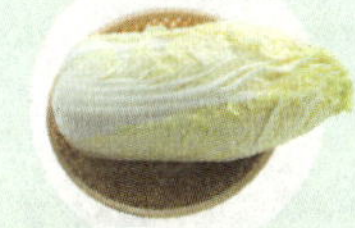

大白菜

黄瓜、葡萄、橙子……

忌吃食物

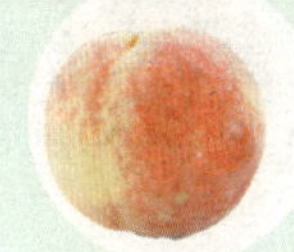

桃

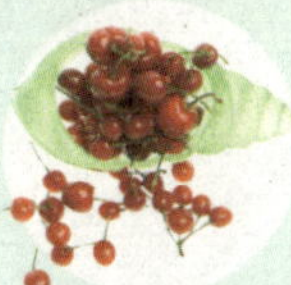

樱桃

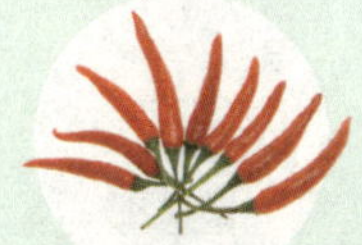

辣椒

茴香、韭菜、香菜、姜、大蒜……

日常保健须知

对事与人切勿情绪高亢激昂，保持心情平静。忌用心过度、操劳失常，它们会引发虚火亢盛而致口腔溃疡或加重病情。

饮食宜忌

宜

- 多吃新鲜蔬菜、瓜果。尤其是富含维生素C的食物，这些食物可以预防和缓解口腔溃疡症状。
- 宜喝一些冷流质饮品。溃疡处如小量出血，宜多次、少量饮用冷流质饮食，如冷牛奶、冷稀粥，每次100～150毫升。

忌

- 忌多食刺激性的蔬菜或水果。某些水果和蔬菜，特别是柑橘类的水果，含酸很多，更容易刺痛溃疡伤口。
- 忌食咖啡、含香料食品及其他可能刺激口腔的食物。
- 如果溃疡反复发作是由食物过敏引起的，则应避免食用这些食物。
- 忌大量饮用酒等刺激性饮品。

胡萝卜木耳炒白菜

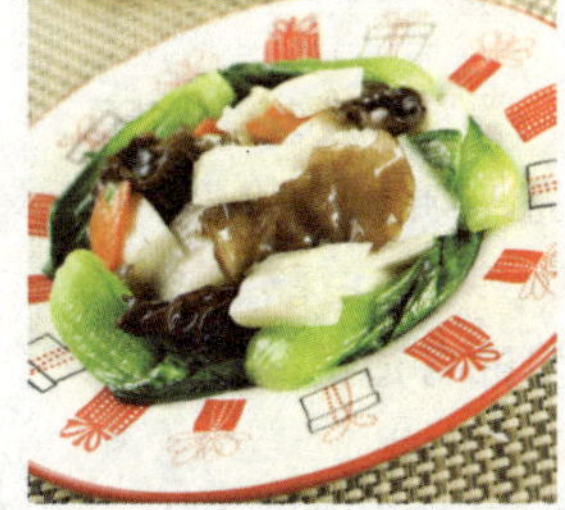

材料 大白菜350克，胡萝卜100克，油菜、黑木耳各20克，葱花少许。

调料 花椒、盐、酱油、味精各适量。

做法

1. 将大白菜去叶留帮后洗净，切成小片；胡萝卜洗净后切片；黑木耳用温水泡发后洗净，撕成片；油菜洗净，备用。
2. 油锅烧热，放葱花煸炒出香味，再放入白菜片、胡萝卜片快炒，炒至七分熟时放入黑木耳片和油菜，加所有调料拌炒均匀即可。

鼻炎

宜吃食物

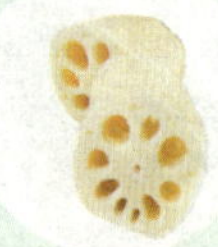

莲藕

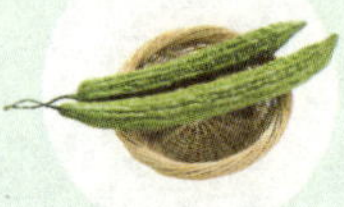

苦瓜

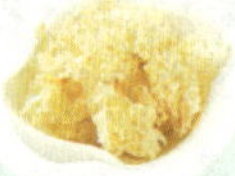

银耳

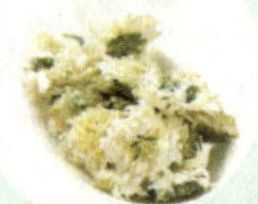

菊花

忌吃食物

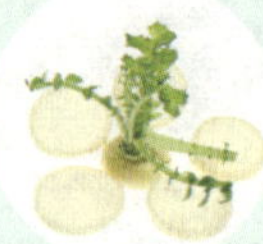

白萝卜

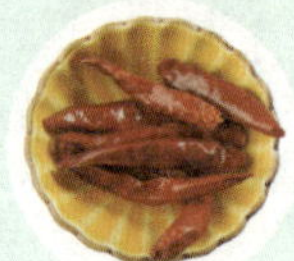

辣椒

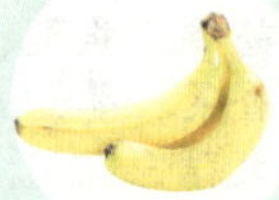

香蕉

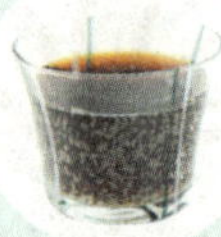

冷饮

日常保健须知

◎慢性鼻炎患者每日可用冷水洗脸洗鼻，这样可起到增强鼻腔黏膜抗病能力的作用。

◎急性鼻炎患者一定要注意保暖，适当休息。

饮食宜忌

宜

- 慢性鼻炎患者宜多吃蔬菜。
- 急性鼻炎患者宜多喝白开水。
- 萎缩性鼻炎患者宜多食具有补阴作用的食物。
- 过敏性鼻炎患者应适当吃一些富含维生素E的食物，如坚果、小麦胚芽等，可减缓过敏现象，预防免疫功能衰退。

忌

- 慢性单纯性鼻炎患者不宜多吃香蕉，不宜多喝酒，同时不宜多吃肉。特别要注意的是，在服药期间，应尽量避免吃白萝卜。
- 急性鼻炎患者在服药后忌食用生冷、酸涩食物。
- 萎缩性鼻炎患者不宜吃燥热、辛辣的食物，同时不宜吸烟和喝酒。

上榜菜谱 飘香藕片

材料 脆嫩莲藕150克，枸杞子少许。

调料 白醋、盐和酱油各适量。

做法

❶ 将脆嫩莲藕去皮、去节头后切成薄片，氽烫后捞出过凉。

❷ 枸杞子入沸水中浸泡10分钟，备用。

❸ 将白醋、盐、酱油拌匀做成味料备用；将藕片码摆入盘中，放上枸杞子，淋入味料拌匀即可。

骨质疏松

宜吃食物

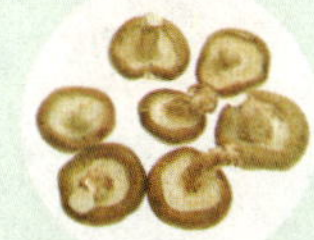

香菇

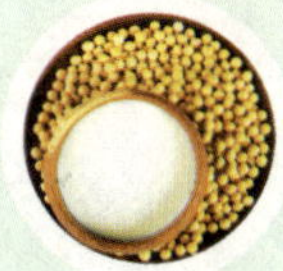

豆制品

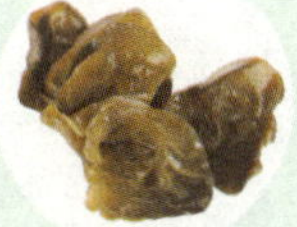

黑木耳

紫菜、海带、菠菜、油菜、牛奶……

忌吃食物

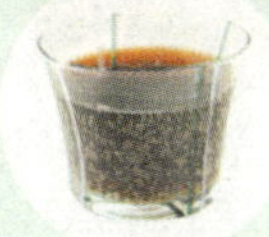

可乐

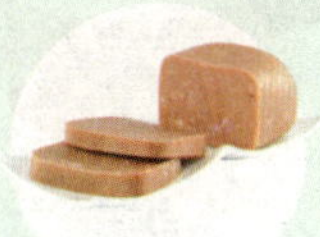

火腿

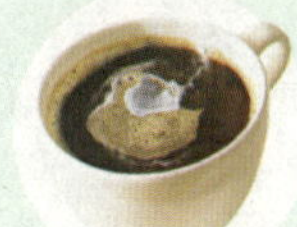

咖啡

汽水、浓茶、肉串……

保健小动作

坐于椅子上，双脚着地，脚趾先向下做挠地运动，然后脚趾做上扬运动，反复进行。

饮食宜忌

宜

- 饮食搭配要均衡，避免营养素摄取单一。
- 适当补充维生素D及含维生素D的食物。维生素D能促进钙的吸收和利用，可预防骨质疏松症。
- 注意补充蛋白质。蛋白质是组成骨基质的原料，能够促进钙的吸收和储存。
- 积极补充含钙食物。如奶制品、谷类、豆制品等都含有丰富的钙质，适量食用可以预防和延缓骨质疏松的发生。

忌

- 忌烟酒。过量吸烟和饮酒会影响钙的吸收，从而导致骨质疏松。

红油香菇腐竹丝

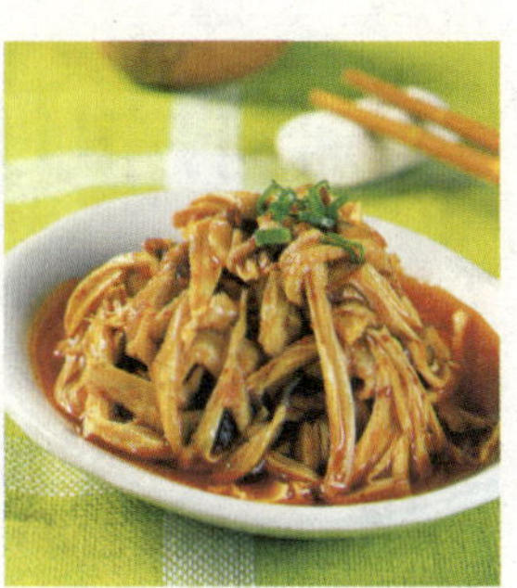

材料 干制腐竹100克，香菇50克，葱末、姜末、蒜末各适量。

调料 辣椒粉、白糖、酱油、醋、盐各适量。

做法

1. 将腐竹和香菇用水泡软，分别切成粗丝。
2. 锅内倒油微烧热，放入辣椒粉，炒出红油味，再放葱末、姜末、蒜末煸香。
3. 放入香菇丝和腐竹丝翻炒，加白糖、酱油、醋和盐，用小火炒至入味即可装盘。

骨 折

宜吃食物

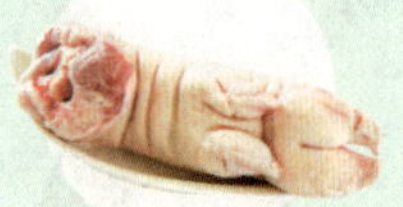

猪蹄

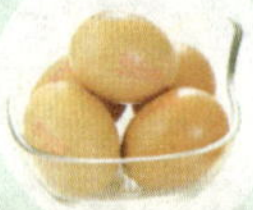

鸡蛋

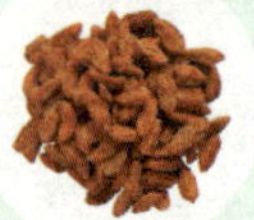

枸杞子

忌吃食物

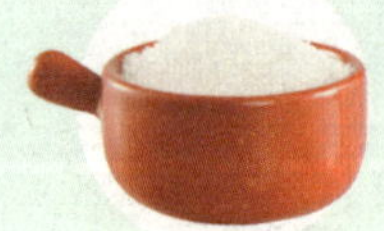

白糖

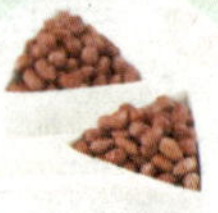

花生

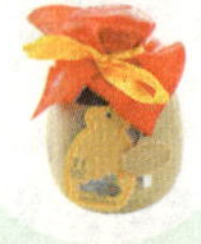

酒

糯米、冷饮……

日常保健须知

术后卧床休息的骨折患者应定期坐起来，做拍背护理等，尽量避免肺部感染；保证饮水量，预防泌尿系统感染和结石等。

饮食宜忌

宜

- 较轻的骨折患者宜食高蛋白、高糖类、高脂肪及富含矿物质、维生素的食物，它们能够帮助骨折部位的修复和愈合。
- 宜多吃新鲜水果、蔬菜。

忌

- 忌盲目补钙。钙是构成骨骼的重要原料，但增加钙的摄入量并不能加速断骨的愈合，对于长期卧床的骨折患者来说，这样做还有引起血钙增高的潜在危险。
- 忌多吃肉骨头。骨折后如摄入富含钙、磷的肉骨头，会促使骨质内矿物质成分增高，导致骨质内有机质的比例失调，从而对骨折的早期愈合产生阻碍作用。
- 忌食不易消化的食物。骨折患者往往食欲不振，时有便秘。因此，食物既要有营养，又要易消化。

上榜菜谱

肉片山药汤

材料 猪肉片、新鲜山药各150克，枸杞子2小匙，无花果5粒，姜1片。

调料 料酒、鸡精各半小匙，盐、白胡椒粉各少许。

做法

1. 山药削皮后切块，备用。
2. 锅置火上，下料酒烧热，加入水、姜片、山药块、枸杞子与无花果，烧开后煮10分钟。
3. 加入剩余调料煮2分钟后再放入肉片，待重新烧开即可。

饮食宜忌

宜

- 饮食上提倡摄取高蛋白质、高维生素的食物。
- 晚饭后喝一杯酸奶。
- 每天要增加水的摄取量。
- 宜增加膳食纤维的摄入量。

忌

- 主食不宜太精细。适当多吃一些粗粮可帮助食物的消化及废物的排出。
- 不宜多食奶制品、蛋类，易加重便秘的症状。

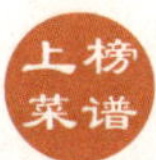

凉拌魔芋丝

材料 魔芋150克，黄瓜1根，金针菇50克。

调料 酱油、香油、白醋各1大匙。

做法

1. 魔芋切细丝，金针菇去蒂后洗净，分别放入沸水中汆烫，捞起后沥干备用。
2. 黄瓜洗净，切丝，放在碗中，加部分白醋拌一下，捞出，以冷开水冲净、沥干备用。
3. 将所有材料全部放入碗中，加酱油、白醋和香油搅拌均匀即可。

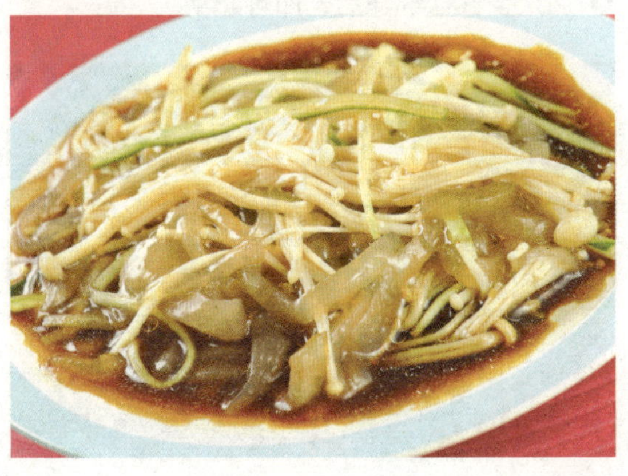

便秘

宜吃食物

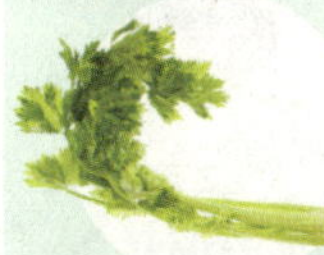
芹菜

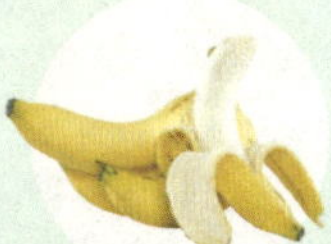
香蕉

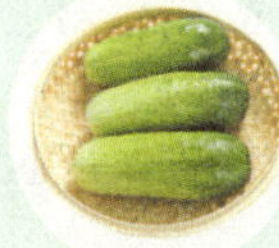
黄瓜

苹果、土豆、圆白菜、胡萝卜、空心菜、酸奶……

忌吃食物

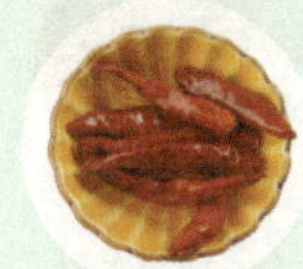
辣椒

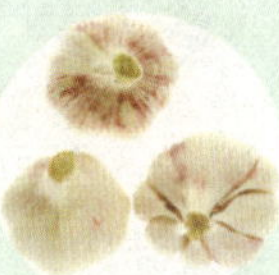
大蒜

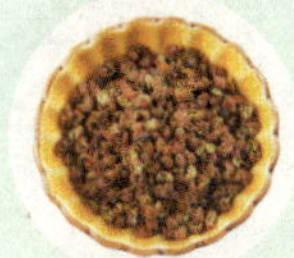
花椒

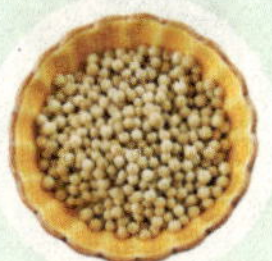
胡椒

日常保健须知

◎排便切不可过分用力，否则可能会导致痔疮或肛裂，造成肛门变窄。

◎忌长期熬夜。

腹泻

宜吃食物

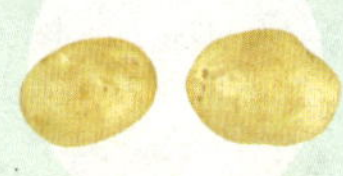

土豆

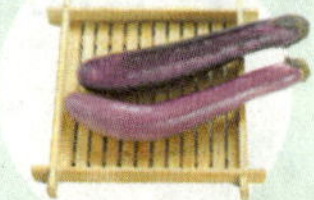

茄子

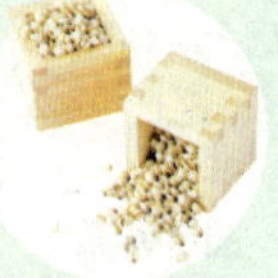

薏米

白萝卜、扁豆、柠檬、红枣……

忌吃食物

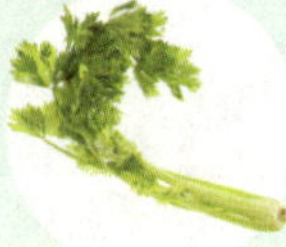

芹菜

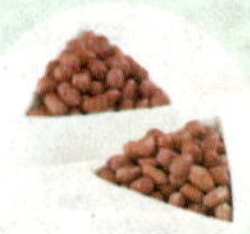

花生

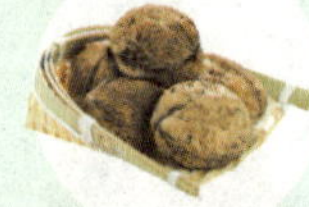

核桃

韭菜、菜花、杏仁、螃蟹、大蒜……

日常保健须知

对于轻度或者重度急性腹泻患者，在最初一两天内，都应该少食多餐，待病情好转后数日再逐渐过渡到正常饮食。

饮食宜忌

宜

- 鱼、瘦肉、蛋类及各种豆制品，这些食物少油腻、营养丰富，宜选用。
- 为增加维生素C摄入量又不使腹泻加剧，宜选用含膳食纤维少的水果。
- 慢性腹泻患者一般应吃质软、易消化、低膳食纤维的食物。
- 适当摄入含低脂肪、高蛋白、体积小的食物。

忌

- 限制一些蔬菜、水果的摄入量。
- 忌食生冷、油腻食物。
- 忌食高脂肪食品。
- 忌食奶类制品。

上榜菜谱 芦笋薏米粥

材料 芦笋4根，薏米150克，米饭半碗。

调料 盐少许。

做法

1. 薏米洗净，浸泡一夜；芦笋洗净后切段。
2. 将米饭加适量水煮成粥，再将泡软的薏米放入锅中同煮，起锅前3分钟放入芦笋段。
3. 加入少许盐调味后，即可起锅。

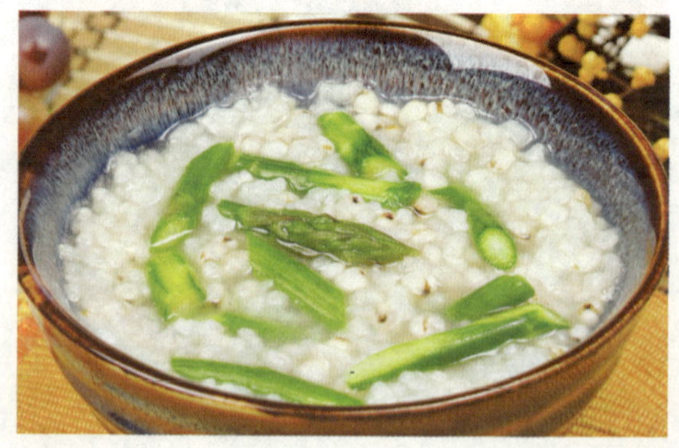

饮食宜忌

宜

- 饮食上应该多摄取高蛋白质、高维生素、低糖、低脂肪食物。
- 饮食要均衡，控制热量摄入，以便使肝细胞内的脂肪逐渐氧化。
- 多吃蔬菜和水果等富含膳食纤维的食物，以减少胆固醇的吸收，并加速胆固醇的排泄。

忌

- 忌吃高热量、高脂肪、高胆固醇的食物。
- 不宜食用含糖和脂肪多的食物，糖类在体内可转变为脂肪，会加重脂肪肝，所以不要吃或尽量少吃甜食。
- 不宜多吃零食，睡前不要加餐。
- 酒精性脂肪肝患者要忌酒和戒烟。一般来说，轻度脂肪肝患者戒酒4~6周以后，病症就会有所缓解。

上榜菜谱 山楂泽泻汤

材料 生山楂30克，泽泻15克。

做法 将生山楂和泽泻放入水中煎煮即可。

用法 每日1剂，分2次煎服。

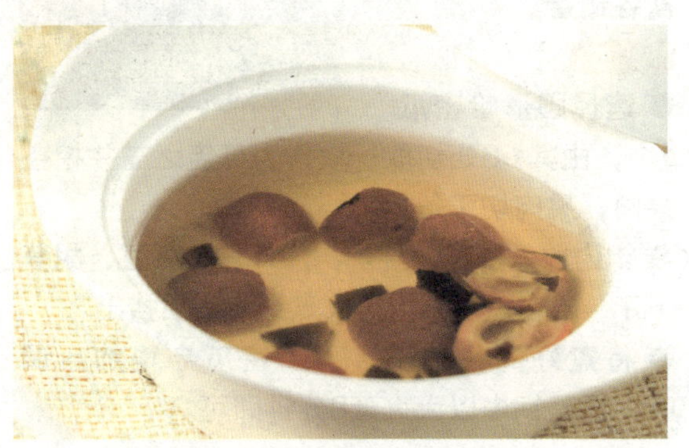

脂肪肝

宜吃食物

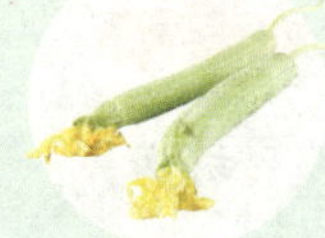

丝瓜

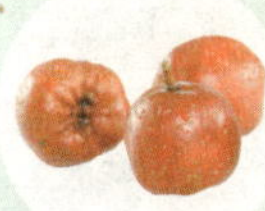

山楂

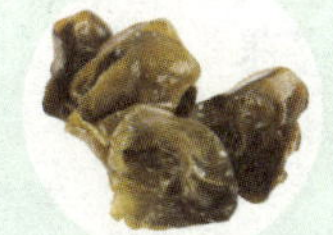

黑木耳

魔芋、韭菜、豆芽、茄子……

忌吃食物

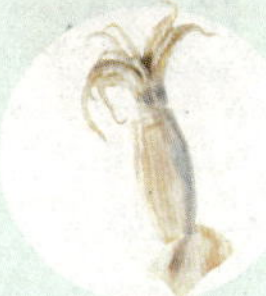

鱿鱼

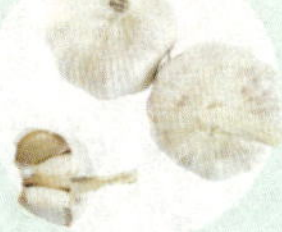

大蒜

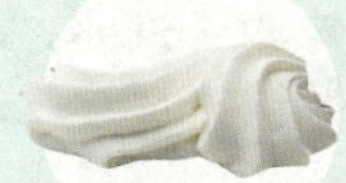

奶油

肥肉、猪油、鱼子、动物内脏……

保健小动作

先轻按两侧的曲泉穴，然后从压痛较强烈的一边开始按摩。一边吐气，一边用手指指腹由下往上按摩5次。

胆结石

宜吃食物

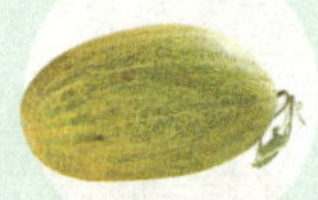

哈密瓜

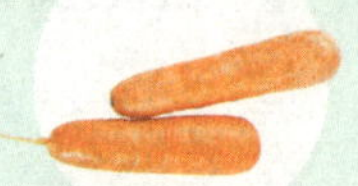

胡萝卜

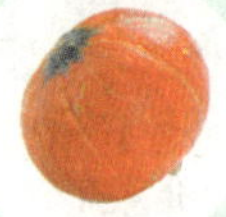

南瓜

油菜、西红柿、菠菜、芒果、苹果、木瓜……

忌吃食物

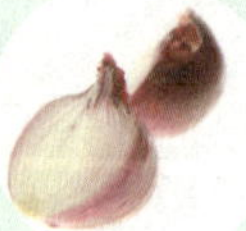

洋葱

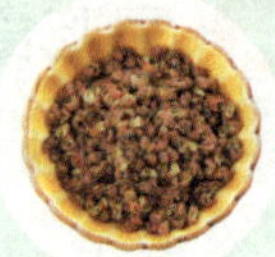

花椒

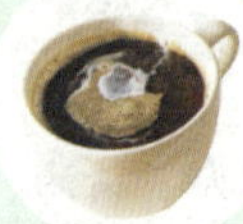

咖啡

油酥点心、奶油蛋糕、辣椒、汽水、肥肉……

日常保健须知

宜平卧或向右侧睡，若向左侧睡，胆囊口就会朝下方，结石在重力的作用下容易从胆囊落入胆囊颈部而引起胆绞痛发作。

饮食宜忌

宜

- 宜多吃一些膳食纤维含量丰富的食物，以保持大便通畅。
- 宜多吃能抑制胆结石的食物。
- 多吃富含维生素A的黄色食物、绿色蔬菜。
- 烹调食物少用煎、炸，多采用煮、炖、清蒸的方式。
- 口味宜清淡，调味料应有所节制。
- 饮食要均衡，控制热量的摄取。

忌

- 忌暴饮暴食。
- 忌食高脂肪、高胆固醇的食物，以减少胆囊素的释放。
- 尽量避免食用加工食品和高糖分的食物。

上榜菜谱 鲜虾哈密瓜汤

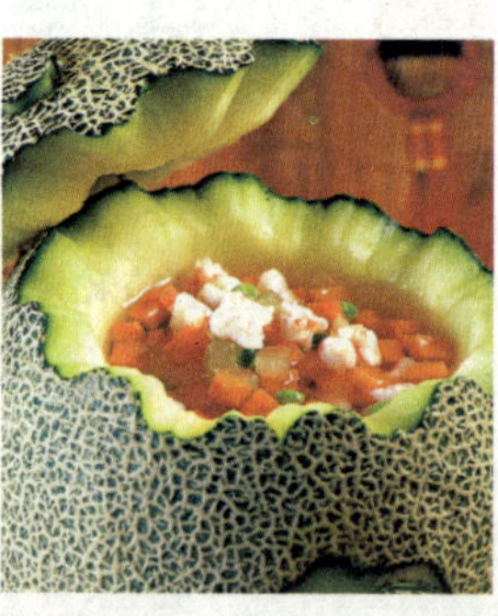

材料 净虾仁100克，哈密瓜1个，胡萝卜丁50克，青豆少许。

调料 素高汤、盐各适量。

做法

❶ 选择圆形哈密瓜

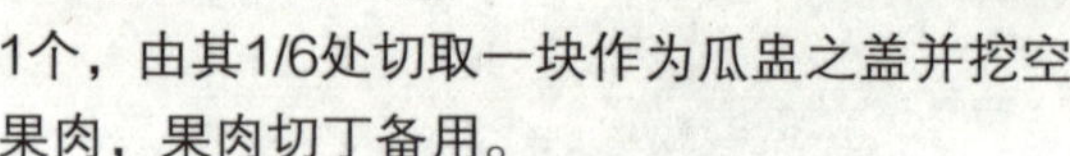

1个，由其1/6处切取一块作为瓜盅之盖并挖空果肉，果肉切丁备用。

❷ 锅内放入素高汤烧沸，加虾仁、青豆、胡萝卜丁、哈密瓜丁，以大火煮约10秒后捞出。

❸ 将煮好的各种丁装入哈密瓜盅里加盐调味，置蒸锅中以大火蒸8分钟即可。

饮食宜忌

宜

- 宜多吃豆类及豆制品，它们含有丰富而质量高的蛋白质以及不饱和脂肪酸，有降低胆固醇的作用。
- 少食多餐，每天5~6餐。
- 最好选用蒸、煮、烩、炖、熬的烹调方法。
- 宜吃富含碳水化合物、膳食纤维和维生素A的新鲜瓜果和蔬菜。
- 每天要补充足够的水。

忌

- 忌吃高脂肪和高胆固醇食物。
- 忌烟和酒。
- 忌食辛辣刺激的食物。
- 忌用油煎、炸的烹调方法。忌吃煎炸、油腻、爆炒的食物。
- 忌吃海鲜和发物。

上榜菜谱 西红柿炒茄子

材料 长条茄子2根，西红柿1个，葱、姜、大蒜各适量。

调料 盐1大匙，味精、料酒、酱油、白糖各适量。

做法

1. 茄子、西红柿均洗净，切块；葱、姜、大蒜洗净，葱、姜切成丝，大蒜拍破。
2. 油锅烧热，放入切好的茄子块炸至金黄色，捞出后沥油。
3. 锅内留少许油烧热，放入葱丝、姜丝、大蒜末爆香，将茄子块、西红柿块放入翻炒，依次放入盐、味精、酱油、料酒，再加入少许白糖，炒匀至熟即可。

慢性胆囊炎

宜吃食物

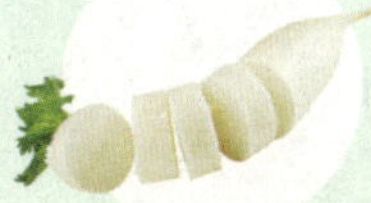

白萝卜

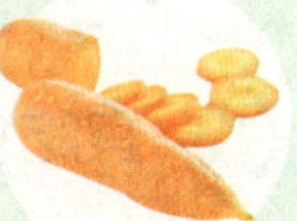

胡萝卜

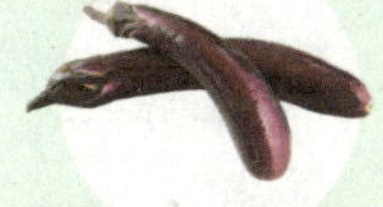

茄子

青菜、冬瓜、西瓜、丝瓜、西红柿……

忌吃食物

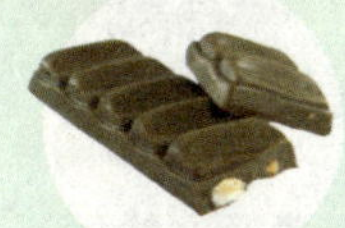

巧克力

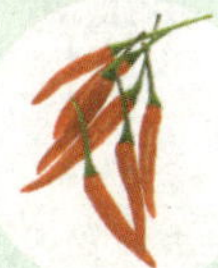

辣椒

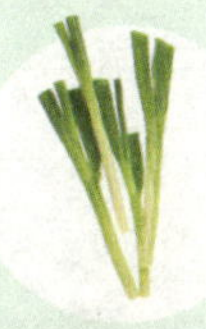

葱

肥肉、咖啡、蛋糕、胡椒……

日常保健须知

◎有胆石者应积极排石，有寄生虫病者应驱除体内寄生虫，以免诱发急性胆囊炎。

◎积极参加体育锻炼，保持心情舒畅。

甲状腺机能亢进

宜吃食物

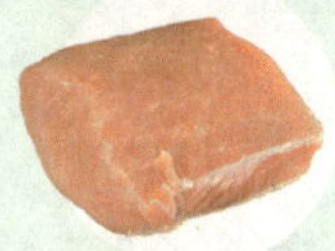
瘦肉

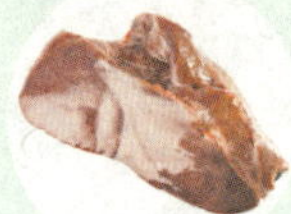
猪肝

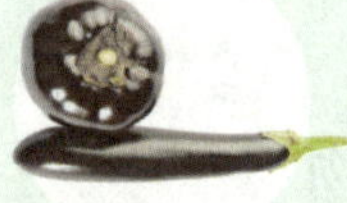
茄子

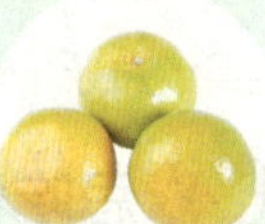
柑橘

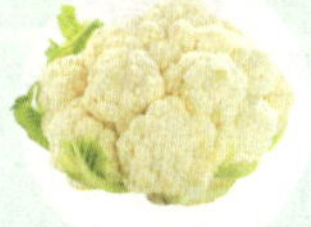
菜花

猪肉、蜂蜜、小米……

忌吃食物

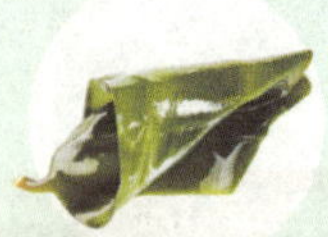
海带

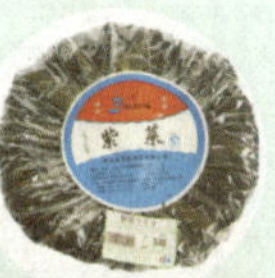

紫菜

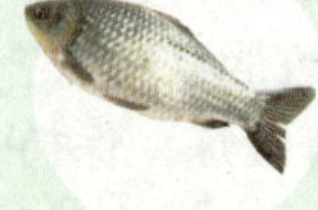
海鱼

浓茶、咖啡、虾、酒……

饮食宜忌

宜

- 须供给高热能、高蛋白、高碳水化合物、高维生素饮食，以补偿患者的营养消耗，改善消瘦状态。
- 适当增加矿物质供给，尤其是钾、钙及磷等。
- 适当多食动物内脏、新鲜蔬菜。
- 饮食中应限制碘的摄入量。

忌

- 避免刺激性食物。
- 忌食海产品。
- 忌食富含膳食纤维的食物，否则会加重甲亢患者腹泻的症状。

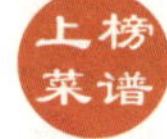

肉烧茄片

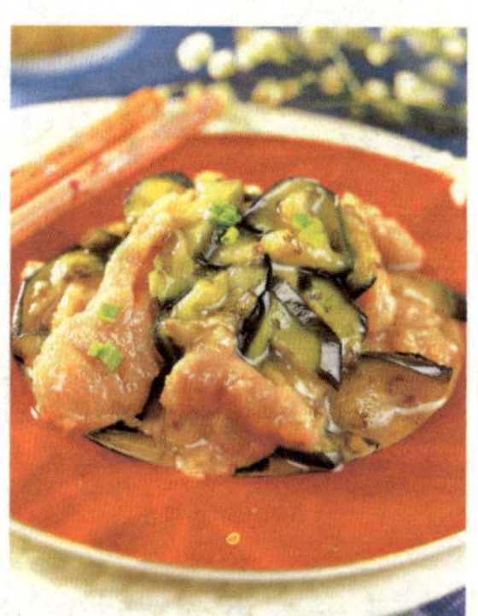

材料 茄子1个，猪瘦肉100克，葱少许。

调料 A:料酒半大匙，酱油1大匙，淀粉适量；B:酱油1大匙，盐、白糖各1小匙，水淀粉半大匙。

做法

1. 猪瘦肉切片，和调料A拌匀后腌10分钟；茄子洗净，对剖两半再切片，放清水中浸泡10分钟，沥干；葱切花。
2. 油锅烧热，先炒散猪肉片，肉色变白时盛出，再加茄子片炒软。
3. 将肉片回锅，并加调料B烧至入味，最后撒上葱花即可。

甲状腺机能减退

宜吃食物

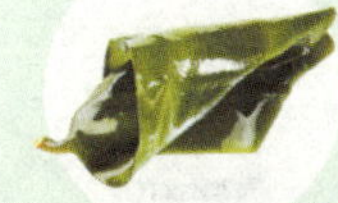

海带

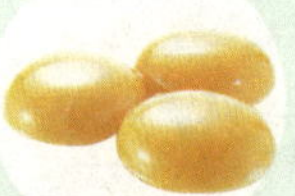

蛋黄

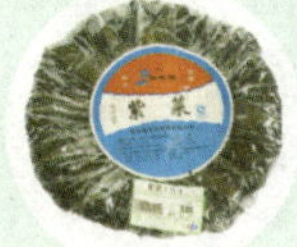

紫菜

木瓜、鸡肉……

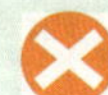

忌吃食物

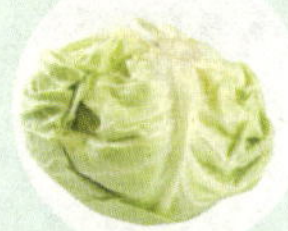

圆白菜

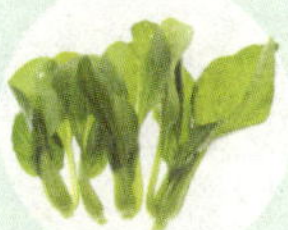

油菜

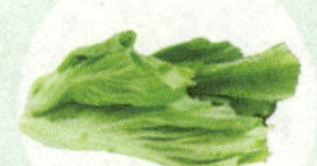

芥菜

菠菜、肥肉、黄豆……

日常保健须知

调整情绪，避免精神刺激导致肝气郁结。因为肝郁致脾运化失常，内生湿痰，很容易引起甲状腺机能减退。

饮食宜忌

宜

- 供给足够的蛋白质。一旦出现蛋白质降低，即应补充必要的氨基酸，供给足量蛋白质，以改善病情。
- 补充碘，除了可以从碘盐中摄取外，还可从碘酱油和加碘面包以及含碘丰富的海产品中摄取。
- 控制热量的摄取，保持正常的体重，避免体重增加。

忌

- 限制脂肪摄入。脂肪是体内供给热量和帮助脂溶性维生素吸收的物质，应限制脂肪的摄入量以降低血浆胆固醇的浓度。
- 尽量避免油炸、油煎的食品。

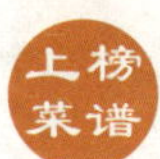

海带烧蛤蜊

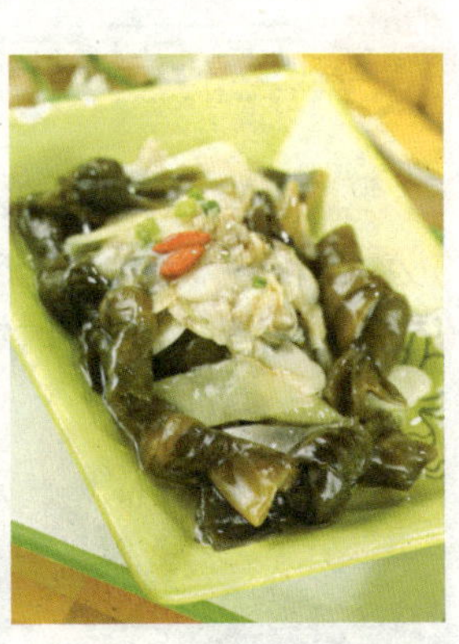

材料 蛤蜊肉350克，海带结150克，葱末、姜末、蒜末各少许。

调料 盐、味精、酱油、香油各适量。

做法

1. 将蛤蜊肉洗去泥沙；海带结洗净。
2. 将海带结放入热水中氽烫至去掉黏液，捞出沥干。
3. 油锅烧热，下入葱末、姜末和蒜末爆香，然后放入海带结、蛤蜊肉，调入盐、味精、酱油翻炒至熟透，出锅淋入香油、撒枸杞子即可。

亚健康状态

失眠

宜吃食物

香蕉

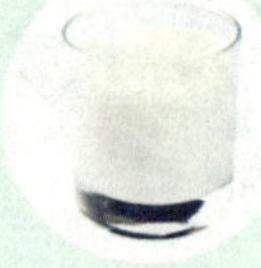

牛奶

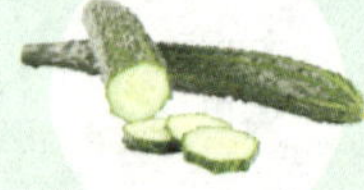

黄瓜

丝瓜、小麦、蜂蜜……

忌吃食物

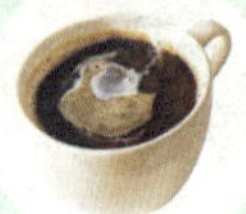

咖啡

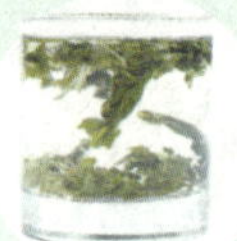

茶

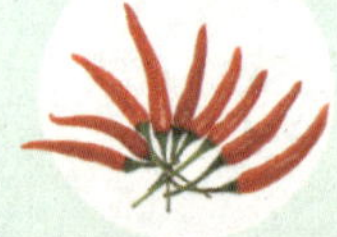

辣椒

葱、大蒜、胡椒……

日常保健须知

上床前宜进行15分钟轻松的谈话、阅读或听轻音乐，这样有助于入睡，一定要避免睡前过度兴奋。

饮食宜忌

宜

- 睡前宜喝温牛奶。牛奶含有色氨酸，这是一种有助于睡眠的氨基酸。
- 上床前半小时宜吃一些淀粉类食物，可以促使大脑正常分泌镇静性的物质。
- 心肾不交的失眠者宜多吃清淡补肾的食材。

忌

- 晚餐不可吃得过饱，睡前不宜大量饮水。
- 心火亢盛引起的失眠患者应少吃易上火的食物。
- 心肾不交引起的失眠患者应少吃易上火的食物。
- 心脾两虚引起的失眠患者应少吃辛辣、生冷的食物。

上榜菜谱

香蕉牛奶饮

材料 香蕉2根，牛奶250毫升。

做法 将香蕉与牛奶一起放入榨汁机榨汁即可。

用法 每晚睡前1小时饮用。

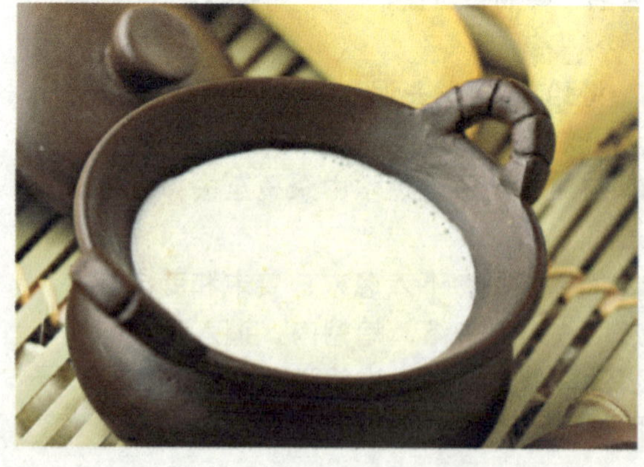

饮食宜忌

宜

- 饮食需清淡，宜食富含多种营养素的食物。
- 营养摄取要均衡，人体必需的营养素缺一不可。
- 多吃天然食材。
- 处理食物时最好采用清淡的方式，如清蒸等。

忌

- 忌食辛辣等刺激性食物。
- 不可多吃油腻煎炸之物。
- 不宜食过热或过寒食品。
- 不应过饥过饱，也不可暴饮暴食。
- 少吃罐头类加工食品。

上榜菜谱 水果莲子羹

材料 莲子（去心）200克，菠萝丁50克，樱桃、青豆、桂圆肉各25克。

调料 冰糖适量。

做法

1. 将莲子上笼蒸软后取出，沥干装入碗中。
2. 将冰糖加水煮沸，待冰糖溶化后沥出杂质。
3. 放入莲子、菠萝丁、樱桃、青豆和桂圆肉，待水煮沸即可。

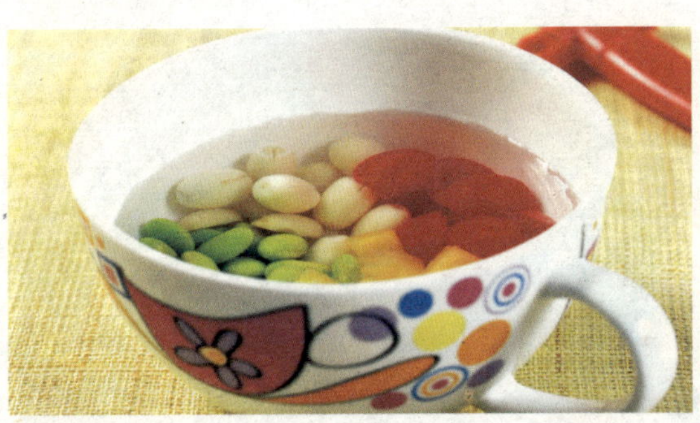

神经衰弱

宜吃食物

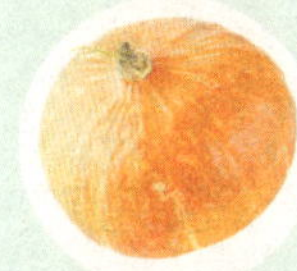

南瓜

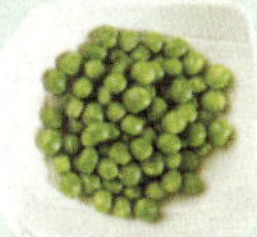

青豌豆

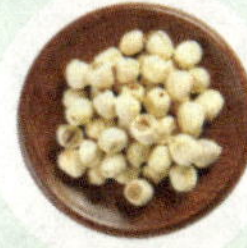

莲子

草莓、石榴、芒果、柚子、西瓜……

忌吃食物

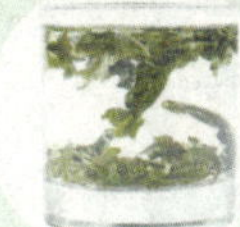

茶

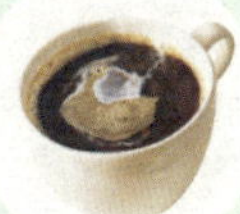

咖啡

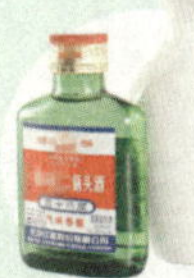

白酒

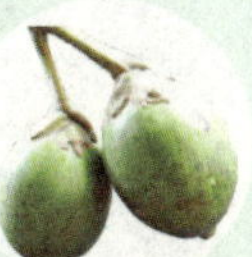

槟榔

保健小动作

取仰卧位，两脚伸直，双臂向头部伸展，十指交叉，先向右翻滚，再立即反方向翻滚回来，注意翻滚速度要快。反复进行5个来回。

食欲不振

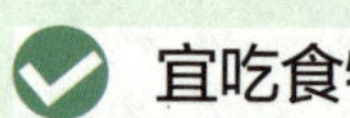

宜吃食物

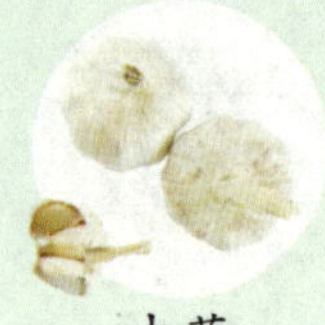

大蒜

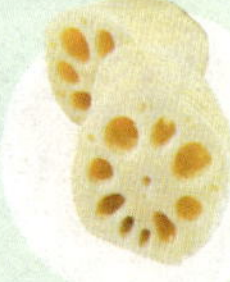

莲藕

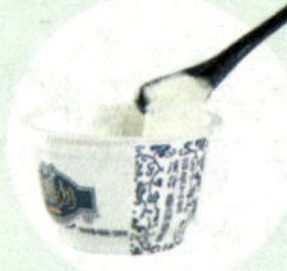

酸奶

茯苓、葱……

忌吃食物

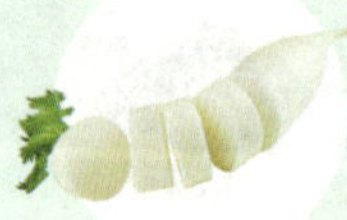

白萝卜

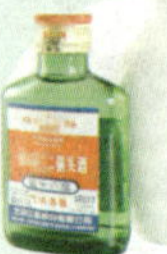

白酒

日常保健须知

◎就餐时应专心，保持愉快的心情，避免考虑复杂、忧心的问题。

◎选择优美、整洁的就餐环境，为增进食欲创造条件。

饮食宜忌

宜

- 生活要有规律，定时、定量、定质。坚持定时进餐，到了进餐时间，就会产生食欲，分泌多种消化液，利于食物中各种营养素的吸收。
- 科学的加工烹调有助于人体对食物的消化和利用。色彩美丽、香气扑鼻、味道鲜美、造型别致的食物，会使人体产生条件反射，分泌出大量消化液，从而引起旺盛的食欲，有助于人体对食物的消化吸收。
- 宜食用加蜜的姜汤，它可以帮助促进食欲。

忌

- 戒烟忌酒，以提高食欲。
- 忌食肥腻不易消化的食物。
- 忌贪吃零食。

上榜菜谱 茯苓饮

材料 茯苓（去黑皮）、当归（微炙）、芍药、炙甘草各50克，桂皮（去粗皮）75克。

做法 将茯苓、当归、芍药、炙甘草、桂皮一起研制成粉末，水煎后除去渣、取汁即可饮用。

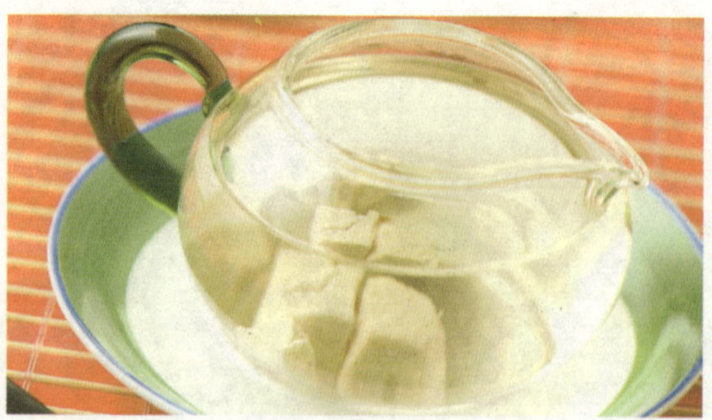

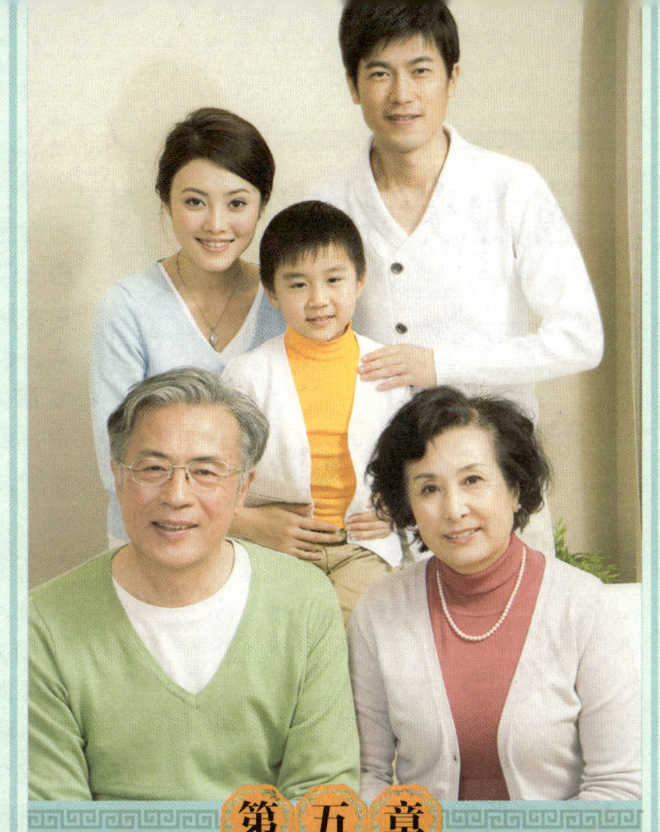

第五章

10大族群之饮食宜忌速查

不同人群有不同的生理和代谢特点，只有把握自身个体化的饮食规律，科学安排饮食，才能强身健体。本章将针对特定人群，逐一解析其营养需求和饮食原则，为你打造属于你自己的营养食谱，助你养成合理的饮食习惯。

脑力劳动者

 宜吃食物

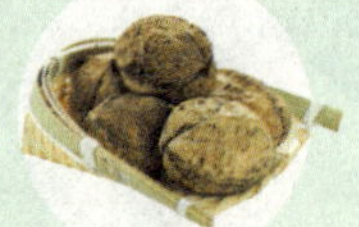
核桃

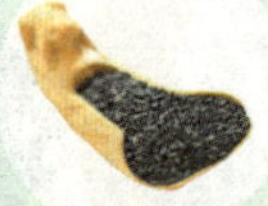
黑芝麻

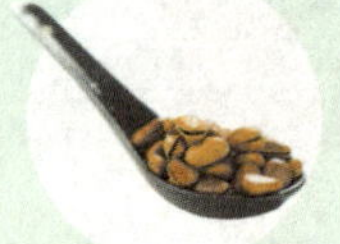
松子

黑木耳、黄花菜、香菇、蜂蜜、黄豆……

 忌吃食物

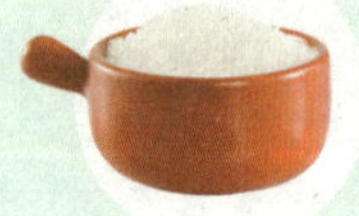
糖类

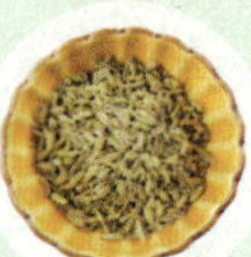
茴香

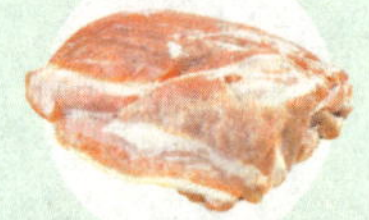
羊肉

姜、辣椒、酒……

日常保健须知

注意养护肾脏。中医认为，肾主骨生髓，肾脑相通。肾的功能正常，脑才能正常思考问题，反之则脑衰健忘。

饮食宜忌

宜

- 注意合理膳食，保证营养均衡。
- 长期过度用脑的人，一定要注意给大脑补充营养，平时多吃健脑的食物，也可适当服用健脑的保健药物。
- 脑力劳动会大量消耗体内的维生素，因此宜多食一些富含维生素C的食物，如水果、蔬菜和豆类等。

忌

- 不宜多吃含糖的食物，以免损伤大脑。
- 脑力劳动者大多久坐不动，因此应忌食脂肪含量高的食物，以免导致身体发胖。
- 忌午餐吃得太饱，否则会使血液集中在肠胃，延长大脑处于缺血和缺氧状态的时间，影响下午的工作效率。

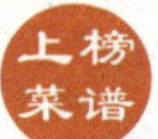

三果粥

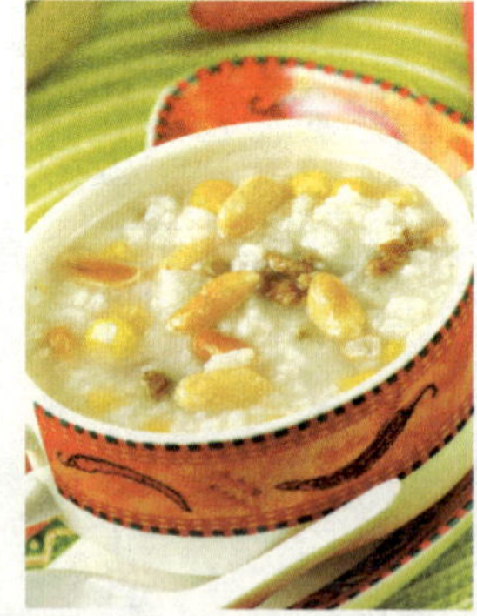

材料 大米250克，玉米粒、花生仁、葡萄干、核桃仁各适量。

调料 无。

做法

1. 将大米淘洗干净；玉米粒、花生仁、葡萄干和核桃仁分别洗净，用清水浸泡至软，备用。
2. 锅中加入玉米粒、花生仁、葡萄干、核桃仁和大米，加水适量，小火煮至粥黏稠即可食用。

宜

✅宜注意饮食的搭配及营养的均衡。饮食不应单一，要多样化，以免造成营养失调。

✅由于体力劳动者能量消耗较大，因此宜多吃富含碳水化合物、脂肪的食物。

✅应注意水分的补充。在劳动过程中，汗液不断排出体外，因此应注意为身体补水。

✅应注意维生素的补充，尤其是水溶性维生素。由于体力劳动者出汗较多，水溶性维生素会随汗液流失，如果不及时补充就会出现维生素缺乏症状，引发疾病。故平时应多吃富含维生素C和B族维生素的食物。

✅在有毒环境中工作的人应注意增加蛋白质的摄入，因为蛋白质不但能满足人的身体需要，还能增强人体对各种毒物的抵抗力。

上榜菜谱 猪肉烧鸡蛋

材料 猪肉250克，煮熟去壳鸡蛋4个，葱段、姜丝各适量。

调料 料酒、酱油、桂皮、白糖、盐、鸡精各适量。

做法

1. 猪肉切块后入沸水氽烫一下，捞出备用。
2. 锅内加水烧开，加入猪肉块、料酒、酱油、桂皮、白糖、姜丝和葱段，烧至半熟后再投入鸡蛋，然后加入适量盐，用慢火烧至猪肉酥烂、鸡蛋入味后加入鸡精出锅即可。

体力劳动者

宜吃食物

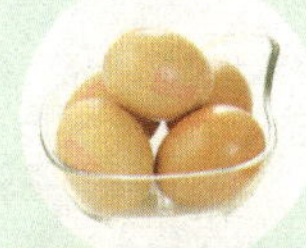

鸡蛋

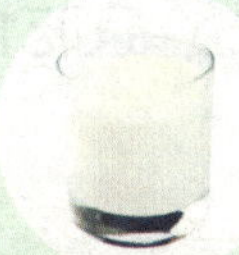

牛奶

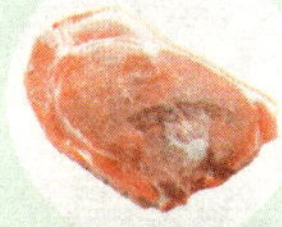

猪肉

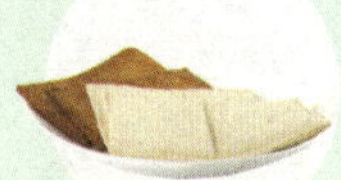

豆制品

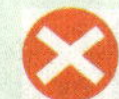

忌吃食物

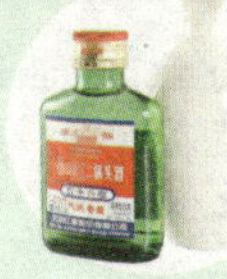

酒

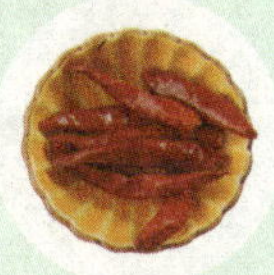

辣椒

日常保健须知

◎体力劳动者的保健养生应注意不断改善工作条件和环境，注意劳逸结合。

◎对于某些职业损害，应根据不同工种，因人因地制宜，采用相应的方法进行积极防护，设法将危害降到最低，以防止患职业病。

长期电脑操作者

宜吃食物

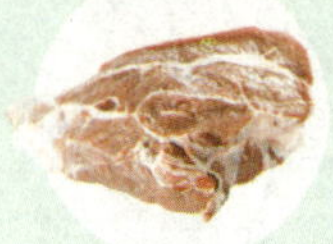

牛肉

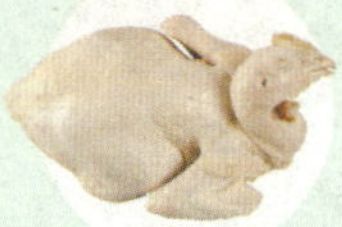

鸡肉

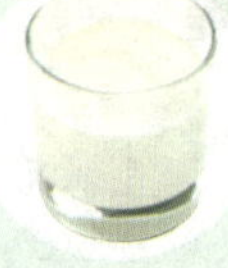

牛奶

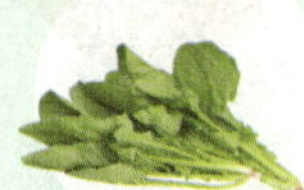

菠菜

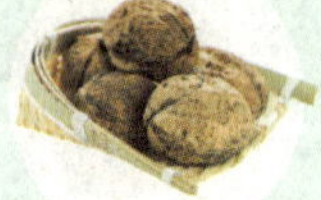

核桃

西红柿、西蓝花、葡萄、豆制品……

日常保健须知

◎**宜保持正确的姿势。**将电脑屏幕中心位置安装在与电脑操作者胸部同一水平线上，最好使用可调节高度的椅子；眼睛与屏幕的距离应保持在40~50厘米。

◎**忌长时间连续使用电脑。**工作间隙注意适当休息，在连续工作1小时后应休息10分钟左右。

饮食宜忌

宜

- 宜多吃富含蛋白质的食物。
- 维生素具有调节神经的作用，因此宜多吃富含维生素的食物。
- 宜多吃具有补脑功效的食物及富含卵磷脂与不饱和脂肪酸的食物。
- 宜多吃具有护眼功效的食物，尤其是富含维生素A的食物。
- 绿茶可以清除体内的自由基，还能吸收放射性物质，具有防电脑辐射的作用，故宜常饮。
- 宜服用具有疏肝明目作用的中药，如枸杞子、决明子、菊花等。

上榜菜谱 豆腐鱼头汤

材料 新鲜净鱼头1个，嫩豆腐1盒，裙带菜适量，葱花1大匙。

调料 日本味噌2大匙。

做法

1. 鱼头剁成块；嫩豆腐切厚片；裙带菜洗净。
2. 锅内放水烧开，放入鱼头块，煮15分钟后放入豆腐片，煮约5分钟使豆腐入味。
3. 将日本味噌加水调稀，倒入锅中调味，再撒入葱花和裙带菜，煮开即可。

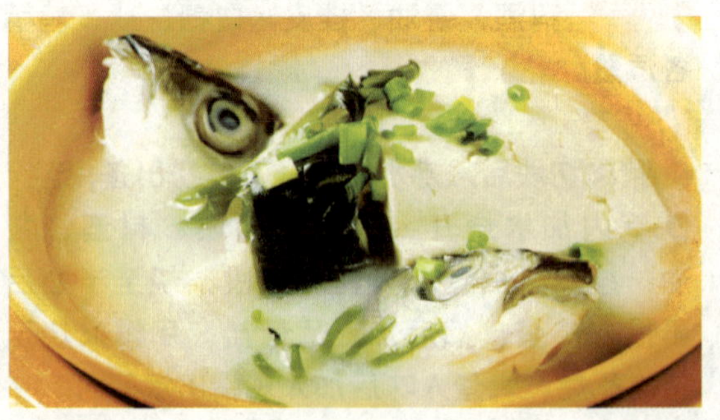

饮食宜忌

宜

✅ 宜适当食用富含B族维生素的食物，以缓解疲劳、保护肝脏、提供充足的热量，并提高注意力。

✅ 熬夜工作者要注意补充充足的维生素A，因为维生素A可调节视网膜感光物质——视紫质的合成，能提高熬夜工作者对昏暗光线的适应力，而防止视觉疲劳。

✅ 熬夜工作者劳动强度大，耗能多，应注意优质蛋白质的补充。

✅ 宜食用富含膳食纤维的食物。经常熬夜者往往容易便秘，绿叶蔬菜和五谷类等食物中含有大量的膳食纤维，可促进肠蠕动，预防并改善便秘，防止毒素沉积。

忌

❌ 忌摄入过多的盐。以免水肿。

❌ 忌吃油腻、不易消化的食物。经常熬夜者，其消化功能和代谢能力往往较差，因此，不宜多吃油腻及不易消化的食物，以免增加胃肠负担。

糖醋芥蓝

材料 芥蓝300克，葱丝、青椒丝各少许。

调料 醋、白糖、酱油、香油各少许。

做法

1. 将芥蓝洗净，用沸水汆烫一下，取出后用清水冷却，切成长段，码放在盘内，备用。
2. 将青椒丝放在芥蓝上，再放上葱丝。
3. 将醋、白糖、酱油、香油混合成酱汁，淋入盘中即可。

长期熬夜者

宜吃食物

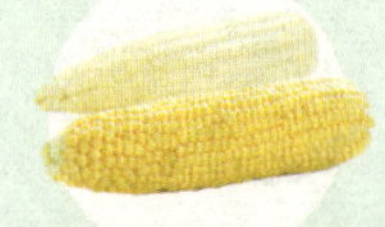

玉米

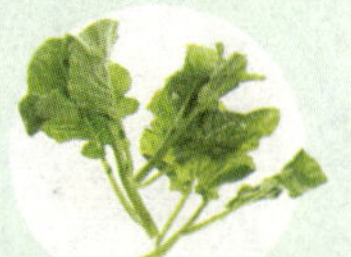

芥蓝

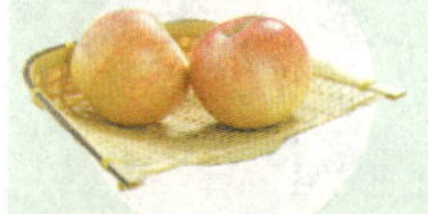

苹果

枸杞子、莴笋、橙子、猕猴桃……

忌吃食物

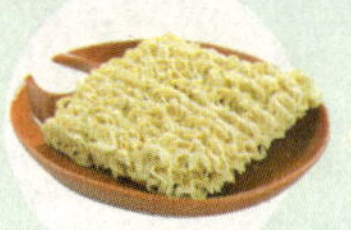

方便面

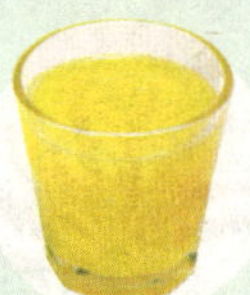

冷饮

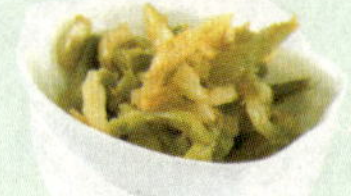

咸菜

日常保健须知

◎熬夜前，要注意先保持皮肤的清洁。

◎不宜常服安眠药来催眠。

久坐工作者

宜吃食物

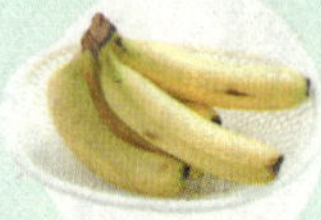

香蕉

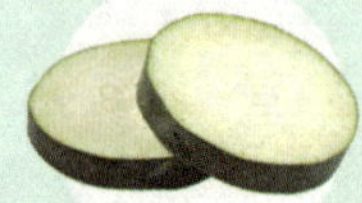

冬瓜

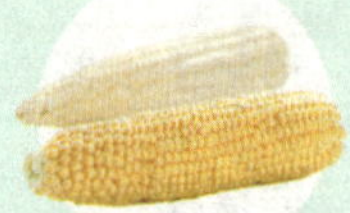

玉米

薏米、芹菜、红豆、燕麦、糯米……

忌吃食物

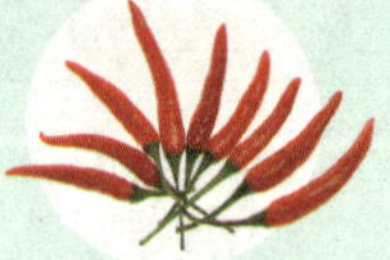

辣椒

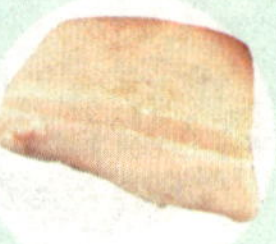

肥肉

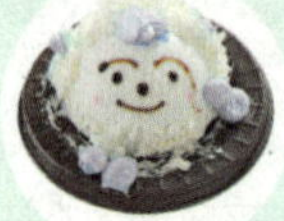

蛋糕

奶油、糖果、炼乳、奶酪……

日常保健须知

因体内积存多余水分而容易出现浮肿等症状的人，一定要多排汗。最有效的策略是每周蒸2次桑拿，蒸桑拿时最好用食品保鲜膜包裹四肢，还可瘦臂、瘦腿。

饮食宜忌

宜

- 宜多吃富含膳食纤维的食物，这类食物可促进胃肠蠕动，预防便秘，还能有效预防痔疮，对久坐工作者十分有益。
- 宜多吃富含B族维生素的食物，以缓解疲劳。
- 宜多喝水，以防止肠道因干燥而便秘。
- 长时间坐着会导致下肢肿胀，故宜多吃具有去水肿作用的食物。同时应减少盐的摄入，以免加重水肿。

忌

- 忌食辛辣刺激性食物。
- 忌食高脂肪食物。久坐族往往运动不足，如果饮食中含有过多的脂肪，就不能充分代谢掉，时间长了就会导致腹部脂肪堆积而致各种病变。
- 忌高盐饮食。

上榜菜谱 西瓜翠衣汤

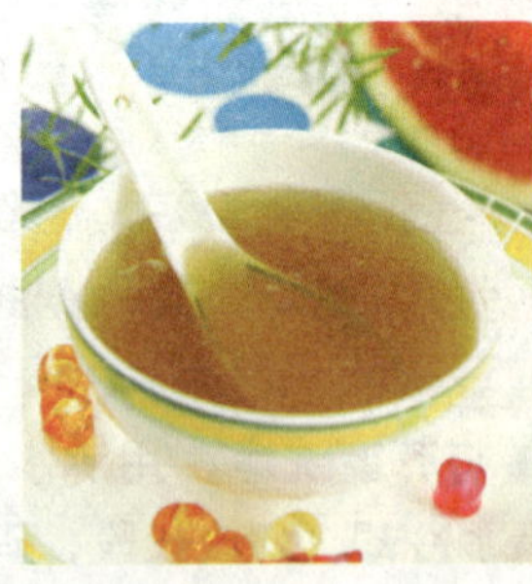

材料 西瓜皮200克，红豆25克，冬瓜皮100克。

做法

1. 将西瓜皮、冬瓜皮洗净；红豆洗净后浸泡透。
2. 将全部材料都放入沙锅后加水半杯，用大火煮沸后改小火煮大约30分钟，滤渣取汁当茶饮即可。

饮食宜忌

宜

- 宜多吃富含蛋白质的食物。
- 宜保证维生素C与维生素E的供给，可增强机体免疫力。
- 宜多吃富含碳水化合物的食物。
- 宜补充水分，多喝白开水或淡盐水，以防止便秘。
- 宜多食富含维生素B_1的五谷类、豆类及蘑菇以减轻疲劳感。
- 宜多吃富含镁、铁等微量元素的食物。

忌

- 饮食不宜过饱，饮食后不宜立即运动，以免引起胃部不适。

上榜菜谱

红烧牛肉

材料 牛肉（肋条或腱子肉）500克，蒜片、葱段各10克，姜片、香菜段各适量。

调料 酱油40克，料酒20克，辣豆瓣酱15克，花椒、大料各适量，白糖、盐各少许。

做法

❶ 牛肉切成块，入开水锅中汆烫一下（需用大火，约30秒钟），随即将肉捞出。

❷ 将牛肉块放入锅中，并加入开水（要高出肉面约2厘米），放入葱段、姜片、大料，盖上锅盖，用中小火烧煮约20分钟。

❸ 油锅烧热，爆香蒜片，加入花椒同炒，再放入辣豆瓣酱炒透，续加酱油、料酒，用小火煮2分钟熬成汁。

❹ 将汁中的调料用筛网过滤，汤汁倒入牛肉锅内，再继续烧至汁浓肉烂，加盐、白糖调味，盛出后撒上香菜段即可。

过度工作者

宜吃食物

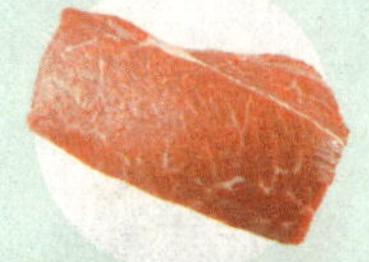
牛肉

豆腐

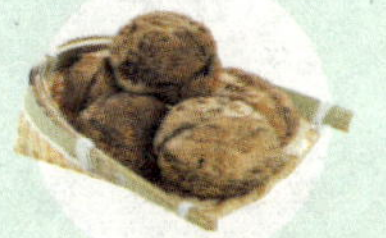
核桃

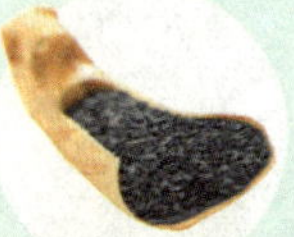
黑芝麻

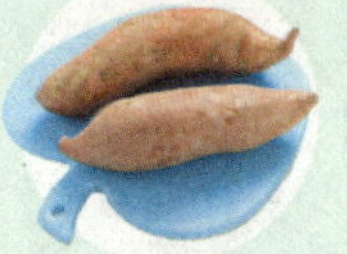
甘薯

小麦、大米、土豆、菠菜……

忌吃食物

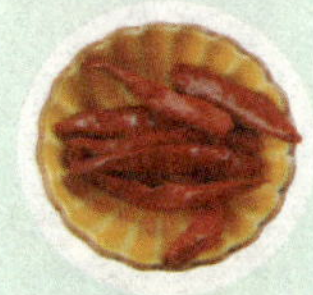
辣椒

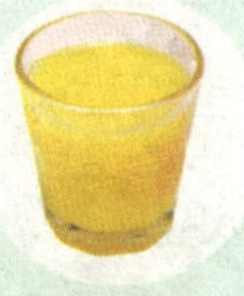
冷饮

日常保健须知

◎注意加强体育锻炼，多活动筋骨，增强免疫力。

◎工作间隙多注意休息。

接触放射性物质的工作者

宜吃食物

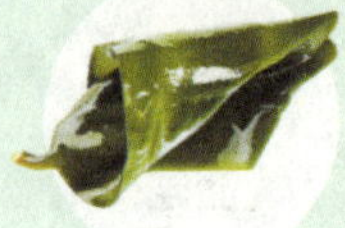

海带

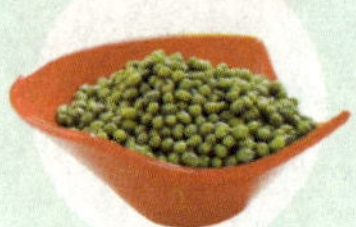

绿豆

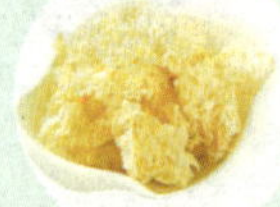

银耳

黑芝麻、苋菜、绿茶……

忌吃食物

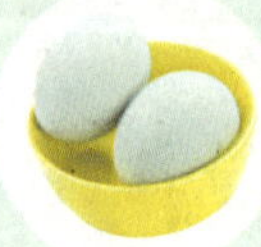

皮蛋

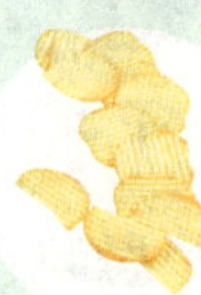

薯片

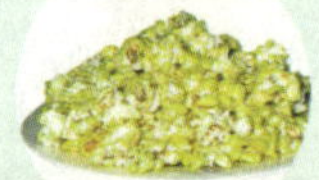

爆米花

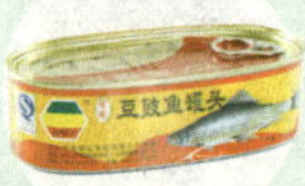

罐头

日常保健须知

宜买质量检测合格的家装产品，以免影响身体的健康。尤其是儿童、年老体弱者及孕妇更要注意。

饮食宜忌

宜

宜食具有抗辐射效用的十字花科蔬菜。其抗辐射的奥妙在于拥有“秘密武器”——碱性成分，可使血液呈碱性，溶解沉淀于细胞内的毒素，使之随尿液排泄掉。

宜食具有排毒功能的食物。这类食物血浆蛋白丰富，血浆蛋白经消化酶分解后，可与进入人体的含辐射的有害金属微粒发生反应，变成难以溶解的新物质沉淀下来，然后排出体外。

宜吃一些富含胶原弹性物质的食品。这一类食品中的胶原物质有一种黏附作用，它可以把体内的辐射性物质黏附出来排出体外，而且其中动物的皮所蕴含的弹性物质还具有修复受损肌肤的功能。

上榜菜谱 芦笋拌海带

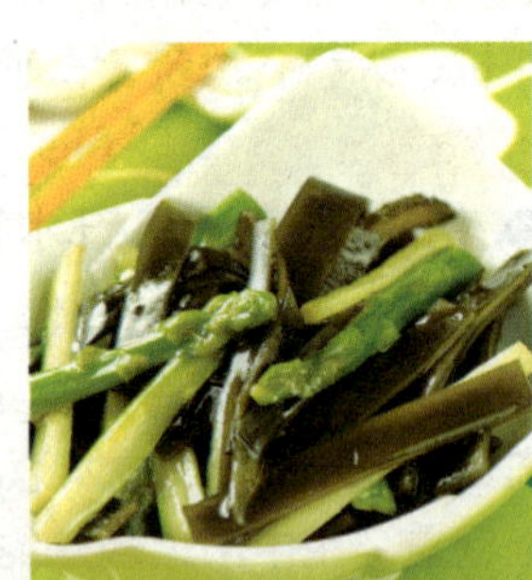

材料 新鲜芦笋200克，海带150克，大蒜、葱各适量。

调料 盐、味精、生抽、白醋各适量。

做法

❶ 芦笋洗净切段；海带用清水浸透、洗净切条；大蒜剁泥；葱切花。

❷ 将芦笋段、海带条放入沸水中略煮，捞起后放凉。

❸ 将做法❷中的材料放在碗中，加入所有调料和葱花、蒜泥拌匀后即可食用。

饮食宜忌

宜

- 保证钙、铁、硒、锌等矿物质的摄入。
- 多摄取含维生素C、维生素D较多的食物。
- 宜常饮鲜果汁、鲜菜汁。鲜果汁、鲜菜汁能帮助排除体内沉淀的毒素和废物。
- 宜常吃动物血。动物血中的血浆蛋白，经过人体胃酸和消化液中的酶分解后，产生一种具有解毒和滑肠作用的物质，可与侵入胃肠的粉尘、有害金属微粒发生化学反应，并变为不易被人体吸收的废物排出体外。

忌

- 忌香烟。其主要毒性成分为烟碱（尼古丁），吸烟后由于烟碱的腐蚀作用可引起黏膜急剧发炎，肺泡氧气交换能力下降，易导致呼吸困难。
- 忌食过咸的食物。

上榜菜谱 菠菜猪血汤

材料 菠菜500克，猪血250克，姜、葱各适量。

调料 盐2小匙，味精1小匙。

做法

❶ 所有材料均洗净；菠菜汆烫后晾凉，切段；猪血切丁；姜切片；葱切花。

❷ 油锅烧热，下姜片爆香，放入猪血丁、清水稍煮片刻，再放入菠菜段，调入盐、味精拌匀，撒上葱花即可。

粉尘环境中的工作者

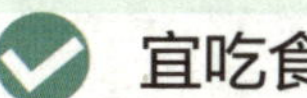

宜吃食物

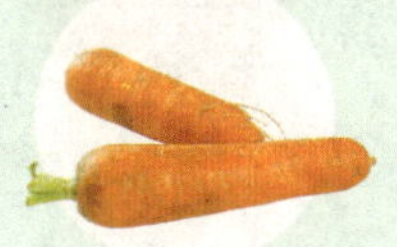

胡萝卜

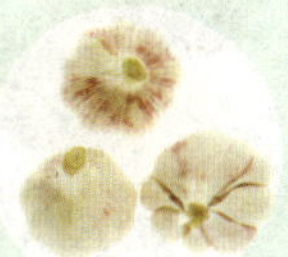

大蒜

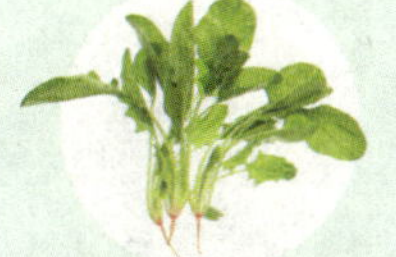

菠菜

猪血、黑木耳……

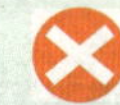

忌吃食物

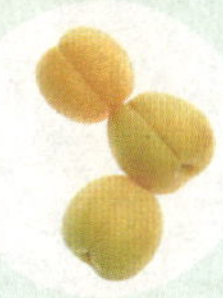

杏

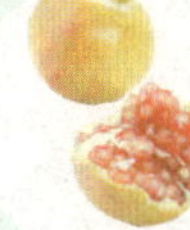

石榴

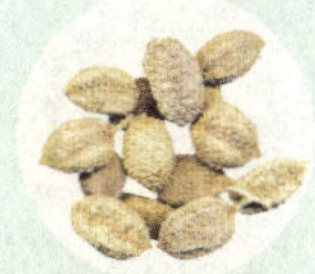

砂仁

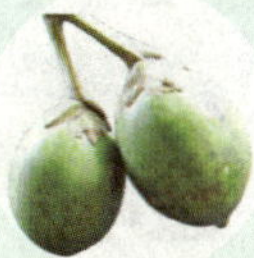

槟榔

日常保健须知

粉尘环境工作者应养成良好的卫生习惯，上班做好防护，下班立即洗澡，勤换工作服，保持皮肤清洁。

儿童

 宜吃食物

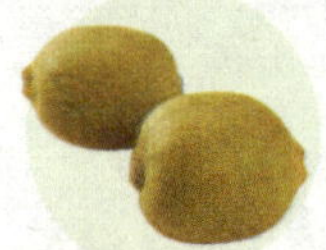
猕猴桃

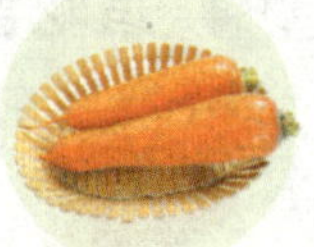
胡萝卜

 忌吃食物

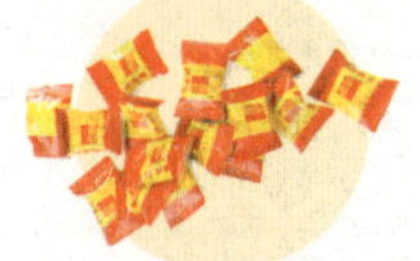
糖果

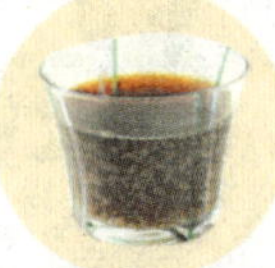
碳酸饮料

饮食宜忌

宜

宜补充富含β－胡萝卜素、维生素C、维生素E及B族维生素的食物等，以抵抗自由基对细胞的伤害，维持身体健康。

忌

忌吃坚硬、不易消化的食物。由于儿童的消化系统器官较稚嫩，因此，必须保证食物容易消化吸收。

忌让儿童习惯摄取过甜、过咸、过辣及油炸类的食物。

老年人

 宜吃食物

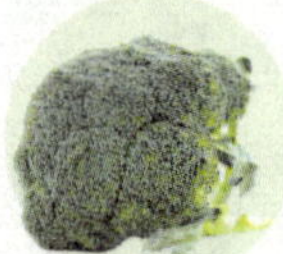
西蓝花

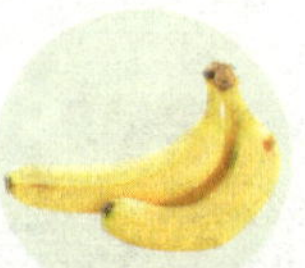
香蕉

 忌吃食物

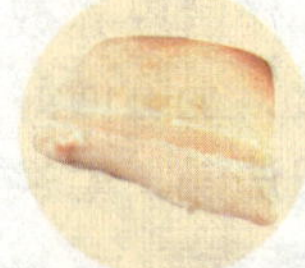
肥肉

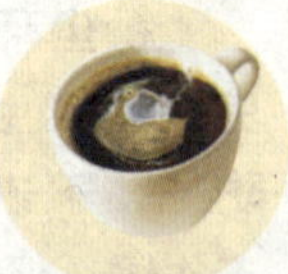
咖啡

饮食宜忌

宜

宜多吃绿色食物，并注意饮食的合理搭配。

宜采用蒸、炖、煮等方式烹制食物，便于老年人咀嚼、吞咽和消化，还能提高老年人对食物的吸收率。

宜少食多餐，在一日三餐的基础上，上、下午各增加一次点心。

忌

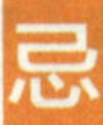

忌油脂摄取量过多。

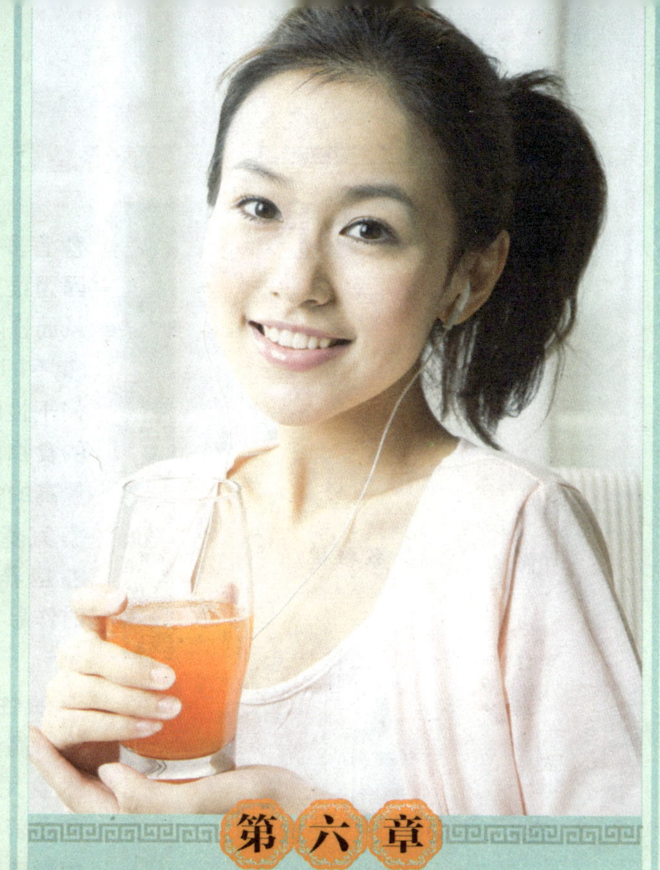

第六章

女性专用之饮食宜忌

爱美之心人皆有之，女性尤甚，她们想要容颜的美丽、身材的苗条，想要头发乌黑、明眸善睐，更要方式健康、简单易行。无疑，饮食调理是最佳的方式。饮食要关注食物的作用、食物的食用宜忌，更要关注不同食物间的搭配宜忌。

美白淡斑

宜吃食物

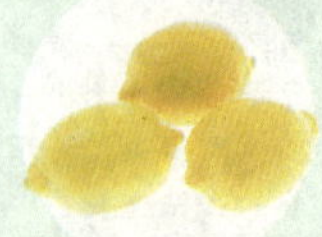

柠檬

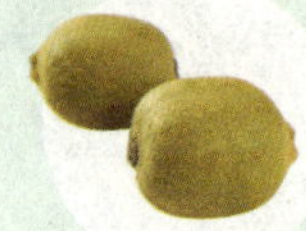

猕猴桃

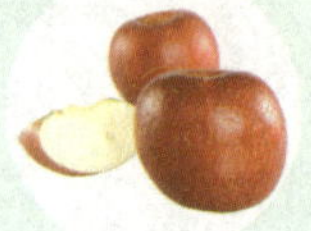

苹果

西红柿、薏米、小麦……

忌吃食物

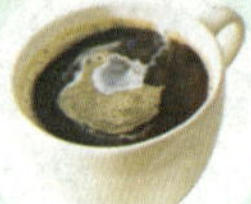

咖啡

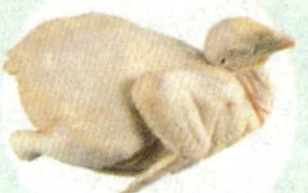

鸡肉

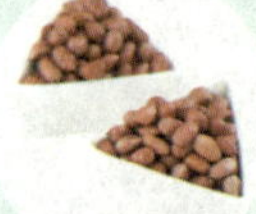

花生

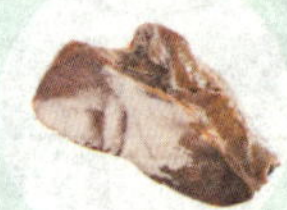

动物内脏

日常保健须知

◎户外活动时要做好防晒工作，使用防晒霜和遮阳伞，以免晒伤，影响容颜。

◎保持心情舒畅，学会缓解和释放压力，严禁烟酒。

饮食宜忌

宜

- 宜多吃富含维生素C的食物，这是因为维生素C能阻止黑色素的形成，从而预防色斑生成。
- 不同肤质者宜选食不同的食物。如干性肤质者可多食一些含维生素A的食物；油性肤质者可多吃蛋白质含量高的食物。
- 宜多喝水，为肌肤补充足够水分。
- 应养成规律的生活习惯，每天按时作息，保证充足的睡眠。

忌

- 油性肤质者忌吃甜食、淀粉食物、高油脂食物。
- 食用含感光物质的食物（如芹菜和白萝卜、柠檬等）后忌晒太阳，以免形成黑色素。
- 不宜过量食用酸性食物。酸性食物会使血液循环减慢，影响新陈代谢，从而造成色素沉积。

上榜菜谱 猕猴桃牛奶汁

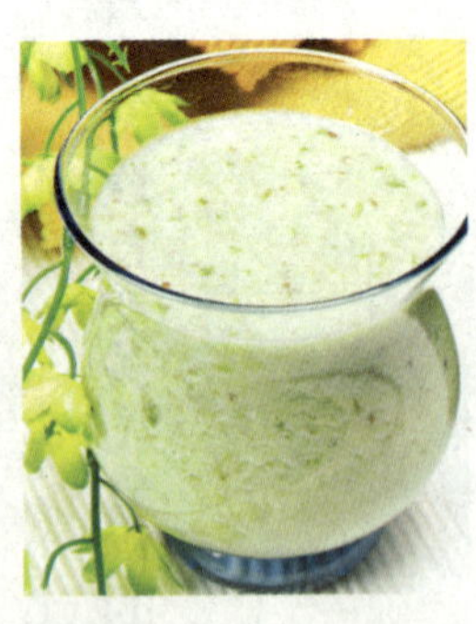

材料 猕猴桃1个，小麦胚芽1大匙，牛奶300毫升。

调料 蜂蜜1大匙。

做法

1. 将猕猴桃去皮、洗净后切成小块。
2. 将猕猴桃块放入果汁机中，再将小麦胚芽及蜂蜜放入，最后倒入牛奶，充分搅打均匀即可。

养颜润肤

宜吃食物

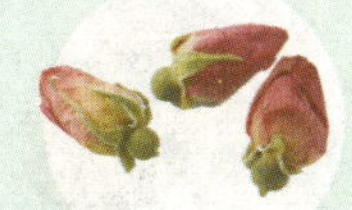
玫瑰

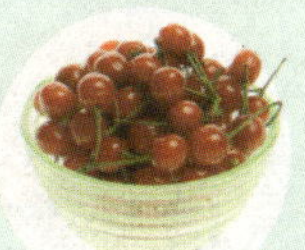
樱桃

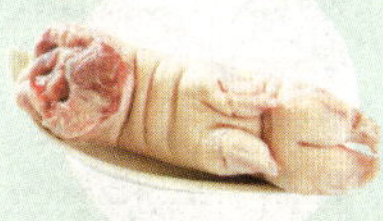
猪蹄

西红柿、洋葱、西蓝花、白萝卜、豌豆、甘薯、草莓、苹果……

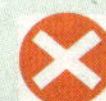

忌吃食物

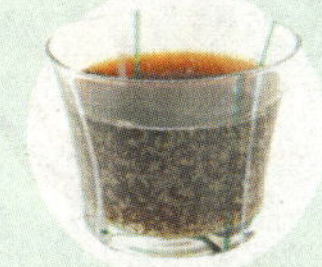
汽水

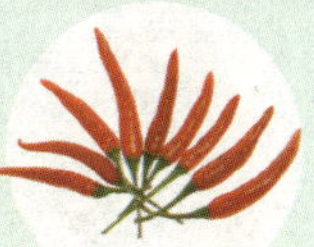
辣椒

日常保健须知

◎平时应注意皮肤的清洁；避免使用堵塞毛孔的护肤品；干燥的季节注意补充肌肤的营养与水分；保证充足的睡眠，以消除肌肤的疲劳。

◎忌吸烟。吸烟会导致血管收缩，血液循环减慢，从而导致毛孔粗大、肌肤老化等问题。

饮食宜忌

宜

- 宜根据肤质选择食物。油性皮肤者适宜选用凉性、平性的食材，可适当食用具有清热作用的食物；中、干性皮肤者适宜食用碱性食物，可选用具有活血化瘀及补阴类食物。
- 宜多吃可滋润肌肤、提亮肤色的食物，以保持肌肤红润、细嫩、光洁。
- 宜适量摄取植物油、食醋等调料，以保持肌肤光滑、有弹性。
- 宜多饮水。饮水能使肌肤组织的细胞水量充足，使肌肤富有弹性，让皮肤水嫩。

忌

- 油性皮肤者忌吃高脂肪食物，以免导致皮肤分泌更多的油脂。
- 过敏性肤质者忌吃“发物”及引起过敏的食物，以免诱发肌肤过敏。

樱桃玫瑰粥

材料 粳米100克，玫瑰花、樱桃汁各适量。

调料 白糖适量。

做法

1. 将玫瑰花瓣和粳米分别洗净。
2. 瓦煲中放适量清水，大火烧开后放入粳米，以小火煲至粳米烂熟，再加入玫瑰花瓣、樱桃汁和白糖，继续煲10分钟即可。

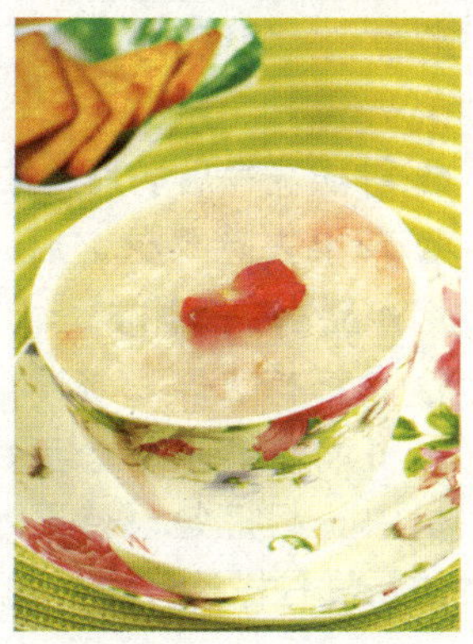

排毒祛痘

宜吃食物

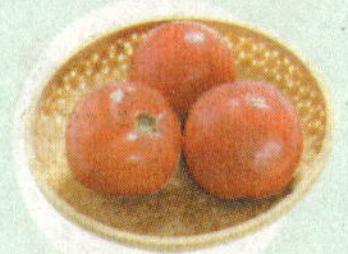

西红柿

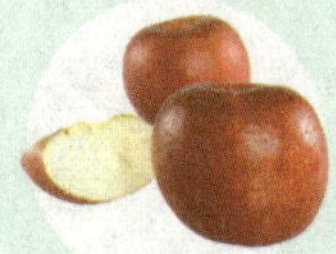

苹果

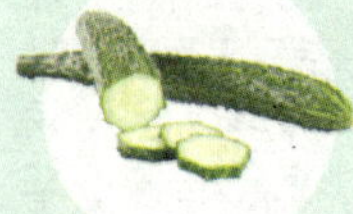

黄瓜

苦瓜、绿豆、空心菜、冬菇、黑木耳、芹菜、茼蒿、玉米……

忌吃食物

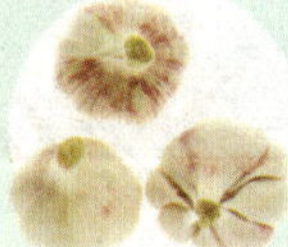

大蒜

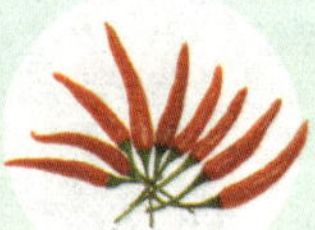

辣椒

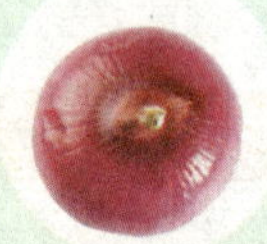

洋葱

虾、螃蟹……

日常保健须知

体内有毒素且长有青春痘者宜保持乐观与自信的心态，避免抑郁情绪，并积极配合医生的治疗。

饮食宜忌

宜

- 饮食宜清淡，平时应多吃富含维生素的食物。
- 宜多吃一些具有清热凉血作用的食物，可预防因体内燥热引起的青春痘、暗疮等。
- 宜多吃一些具有吸附毒素作用的食物，可加速毒素的排出，预防和改善皮肤问题。
- 宜多吃富含膳食纤维的食物。膳食纤维可促进肠道蠕动，使毒素随粪便排出体外，防止因毒素沉积而导致青春痘的产生。

忌

- 忌食辛辣的食物。
- 忌常食油腻的食物。油腻会使体内油脂过多而导致毛孔堵塞，易引起青春痘、暗疮等肌肤问题。
- 少吃海鲜等可能引起皮肤过敏的食物。

上榜菜谱

苹果柠檬汁

材料 苹果、西红柿各1个，柠檬半个。

调料 蜂蜜2小匙。

做法

1. 柠檬洗净后切片，放入榨汁机中榨汁。
2. 苹果去除果核之后，保留果皮切成块状，泡入盐水中备用。
3. 西红柿去蒂后洗净，切成块放入榨汁机；再将苹果块、蜂蜜与250毫升冷开水放入榨汁机中一起打匀；待果汁装杯后，再加入榨好的新鲜柠檬汁，搅拌均匀后即可。

乌发亮发

宜吃食物

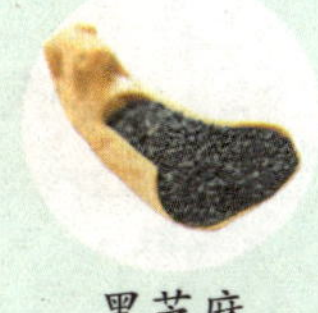

黑芝麻

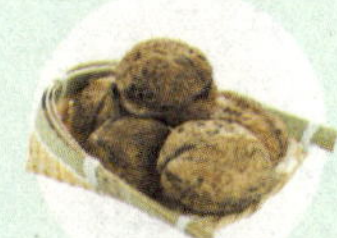

核桃

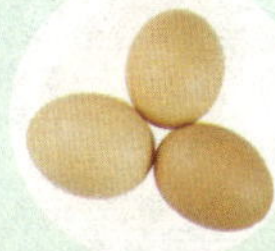

鸡蛋

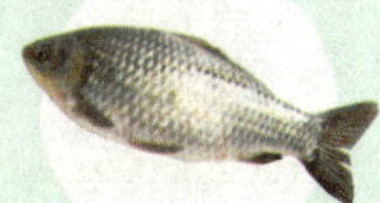

鱼肉

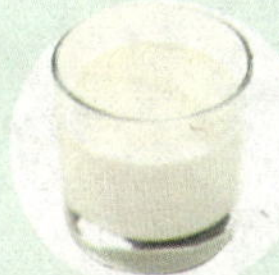

牛奶

忌吃食物

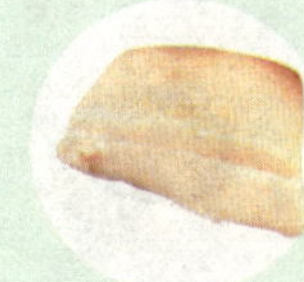

肥肉

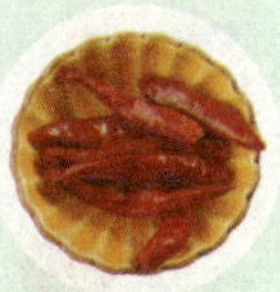

辣椒

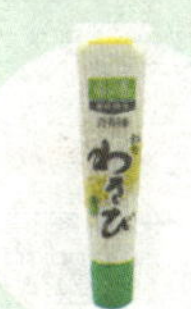

芥末

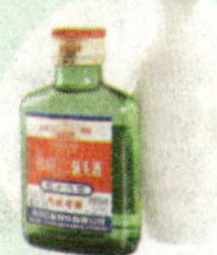

酒

饮食宜忌

宜

- 日常饮食宜多样化，食物搭配要合理，并保持体内酸碱平衡。
- 可适量食用一些富含蛋白质、碘、钙、维生素A、B族维生素、维生素E等营养成分的食物。
- 不饱和脂肪酸能使毛发及肌肤自然健美，可适当食用。
- 可根据情况选用以何首乌、黄芪等药材制成的有健发功效的药膳。

忌

- 高温炸后的淀粉类食物不利于头皮的血液循环，无法使营养顺利输送至头发，故应忌食。
- 当头皮屑分泌较多时，会伴有头皮刺痒现象，辛辣及刺激性食物会使头痒加重，因此不宜食用。
- 头皮屑较多者不宜摄入过多脂肪，以免加重头皮屑。

上榜菜谱 核桃芝麻糊

材料 鲜奶80克，核桃仁、黑芝麻糊粉、糯米粉各100克。

调料 红糖、白糖各20克，盐少许。

做法

1. 核桃仁放在容器中，用微波炉加热4分钟，稍凉后剁成小粒。
2. 将核桃粒、黑芝麻糊粉、糯米粉先加水打匀，再加入红糖、白糖、盐、鲜奶和水打匀成极细的芝麻糊。
3. 把打好的芝麻糊倒入锅中，煮沸即可。

牙齿保健

宜吃食物

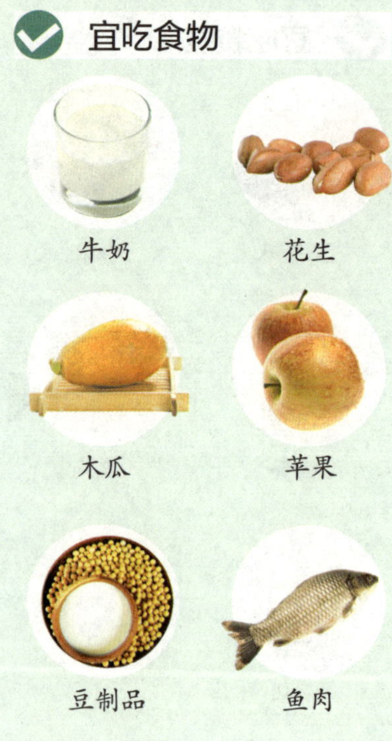

牛奶 花生 木瓜 苹果 豆制品 鱼肉

忌吃食物

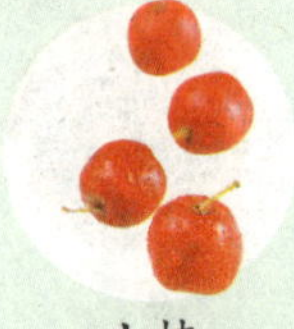

山楂

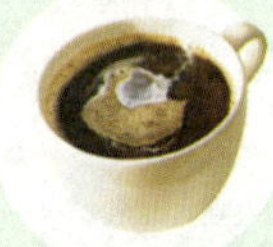

咖啡

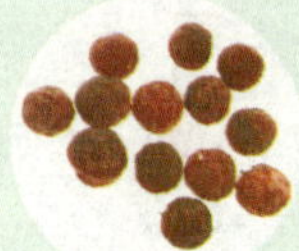

话梅

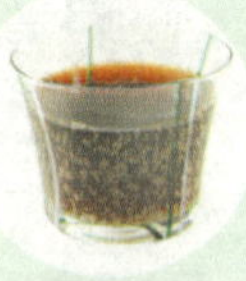

可乐

饮食宜忌

宜

✔ 宜多吃富含维生素A、维生素C、维生素D、B族维生素的食物。维生素A有助于牙釉质发育，可提高牙齿的抗病能力；维生素B_6可刺激非致龋菌的生长，减少龋齿的发生；维生素C有助于口腔软组织中承担咬合力的胶原纤维的形成，能减轻牙龈出血的症状，维持牙龈组织的正常功能；维生素D可促进牙齿中钙、磷的沉积，提高牙齿的抗龋齿能力。

✔ 宜适量摄取含有钙、磷、氟等各种矿物质的食物，它们是牙齿发育不可缺少的营养成分。

✔ 宜适当食用富含蛋白质的食物。蛋白质也是牙齿发育不可或缺的营养成分，在抗龋方面也有显著的作用。

忌

✘ 牙齿不好者忌吃过多山楂。山楂味酸，会损伤牙齿。

上榜菜谱 木瓜花生排骨汤

材料 木瓜1个，花生仁100克，猪排骨200克，姜片适量。

调料 盐、味精各适量。

做法

❶ 将木瓜去皮后洗净，切大块；花生仁洗净；猪排骨洗净，切段。

❷ 锅内烧水，水开后放入排骨汆烫，去血污，再捞出后洗净。

❸ 将全部材料一起放入煲内，加入适量清水，煲至排骨熟后加入盐、味精调味即可。

饮食宜忌

宜

- 宜多吃富含多种维生素的食物。
- 宜多吃高蛋白的食物，注意进补钙质，合理补充微量元素硒、锌，这些营养成分都有利于改善眼部组织，防止视力减退。

忌

- 忌贪食肥腻及辛辣刺激性食物。
- 忌过食甜食。过多的糖在代谢过程中，要消耗大量的维生素B_1，其产生的酸性物质又会使钙流失。人体缺乏维生素B_1，会引起近视或加深近视的程度；而钙元素如果不足，眼球壁弹性就会降低，无法保持正常的眼压，长时间眼压过低也会造成近视。所以，用眼频繁者要少吃甜食。

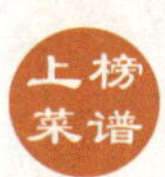

枸杞鸡肝汤

材料 鸡肝200克，枸杞子适量，鸡架100克，姜3片，葱花少许。

调料 盐、胡椒粉各1小匙，料酒1大匙。

做法

1. 鸡架洗净后压碎或切块，放入锅中熬煮成浓汤；枸杞子用水泡发。
2. 将姜片用榨汁机榨成姜汁备用。
3. 鸡肝洗净后切1厘米大小的块，用热水氽烫后以清水冲洗，再加少量姜汁浸泡一下。
4. 向鸡架熬成的浓汤中加入枸杞子，再用中火煮半小时。
5. 然后加入鸡肝块以及适量盐、料酒，煮沸后加入胡椒粉调味，撒上葱花即可。

明眸亮眼

宜吃食物

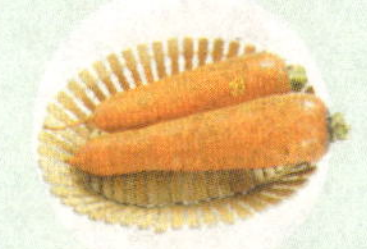
胡萝卜

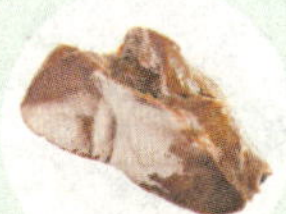
猪肝

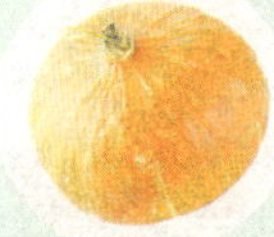
南瓜

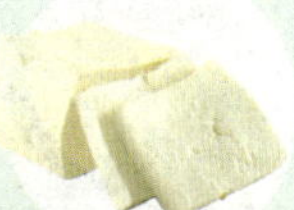
豆制品

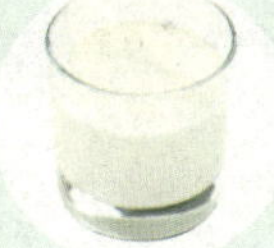
牛奶

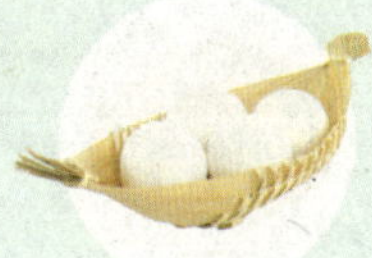
鸡蛋

忌吃食物

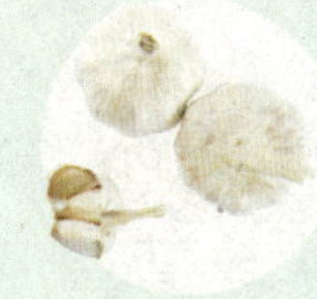
大蒜

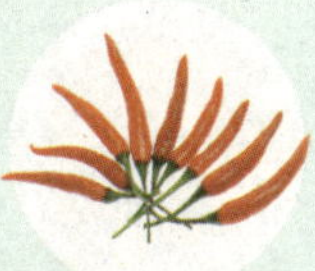
辣椒

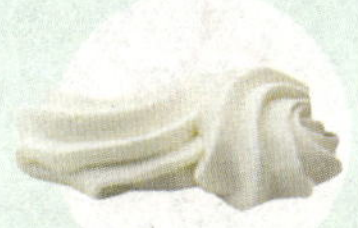
奶油

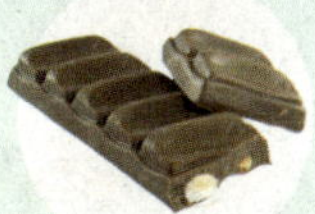
巧克力

瘦身健体

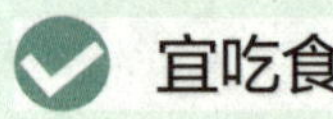

宜吃食物

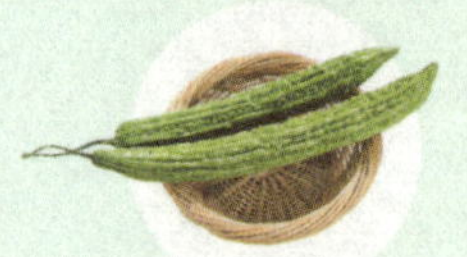

苦瓜

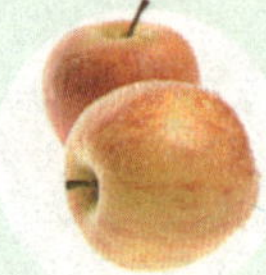

苹果

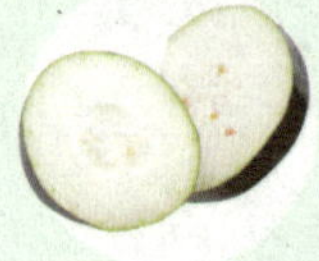

冬瓜

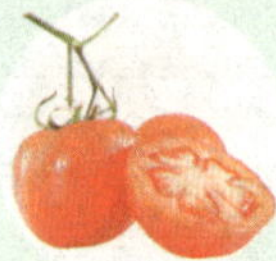

西红柿

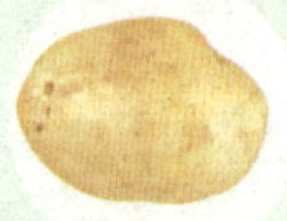

土豆

忌吃食物

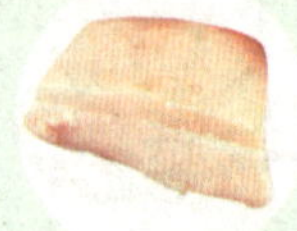

肥肉

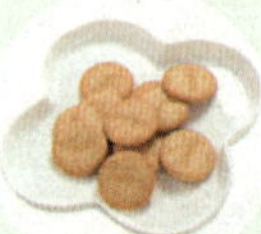

饼干

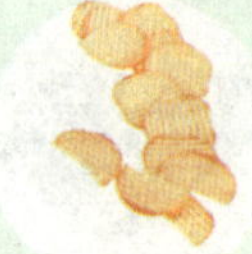

薯片

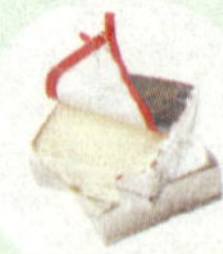

奶酪

饮食宜忌

宜

- 宜增加水分的摄入量。人体如果缺水，就会导致脂肪代谢减慢，从而造成脂肪堆积。因此，肥胖者平时应多喝水，也可多吃富含水的食物。
- 宜选用低脂食物，如奶类、豆制品、蔬菜、水果等低脂品种。
- 宜选用优质植物油。

忌

- 进食不宜过快。
- 忌多吃富含脂肪与热量的食物，高脂肪食物是减肥的最大障碍，尤其是富含动物性脂肪的食物。
- 忌吃油炸及膨化食品。油炸食品油脂含量较高，一旦被人体摄入，便会转化成脂肪存储在体内，从而引起肥胖等问题；膨化食品热量高、营养价值低，同样会导致发胖。
- 忌暴饮暴食，进餐量过大。

上榜菜谱 苦瓜西红柿汤

材料 苦瓜1根，西红柿2个，土豆1个，胡萝卜半根，洋葱片少许。

调料 盐适量，味精少许。

做法

❶ 苦瓜洗净，剖开去瓤，切片；西红柿洗净切块；土豆去皮后洗净，切块；胡萝卜洗净，去皮，切片。

❷ 油锅烧热，下洋葱片、胡萝卜片、土豆块炒至半熟，下入西红柿块炒软，倒入适量清水煮沸，下入苦瓜片和调料煮至入味即可。

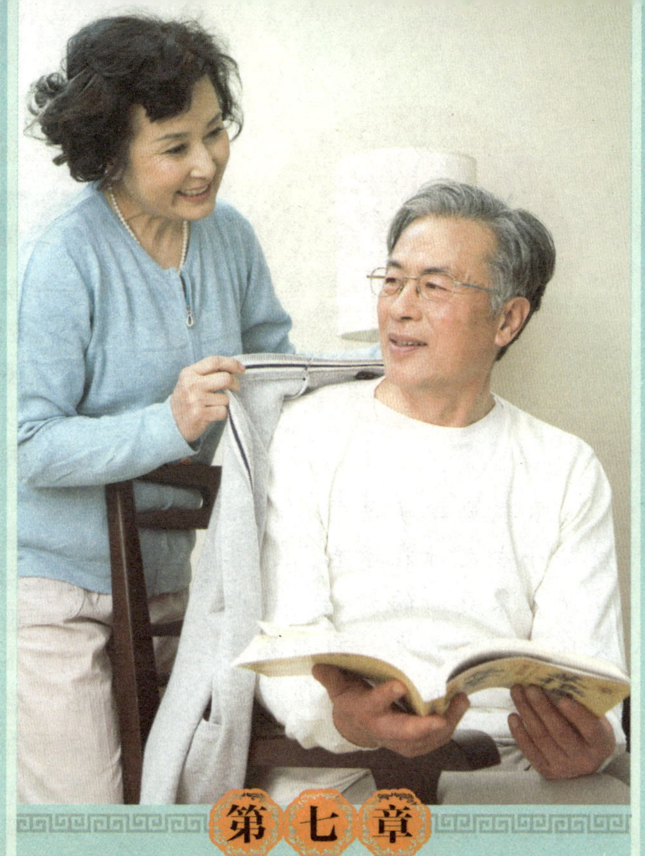

第七章

四季养生保健宜忌须知

一年四季的温度变化会给人体带来不同程度的影响。因此，人体的营养结构要随季节的变化而调整。应注意各个季节的科学饮食，合理安排一日三餐，从而增强人体适应季节与气候变化的能力，以保证身体健康，减少疾病的发生。

春季养生

春季是四季之首，俗话说“一年之计在于春”，春季是万象更新的开始，春归大地，阳气升发，自然界生机勃勃、欣欣向荣。所以，春季养生在精神、饮食、起居方面，都必须顺应春天阳气升发、万物始生的特点，更要注意的是春季虽暖，却有春寒。所以，春三月，须避春寒，适应自然气候。

多发疾病 流行性感冒、麻疹、水痘、风疹、猩红热、腮腺炎等。

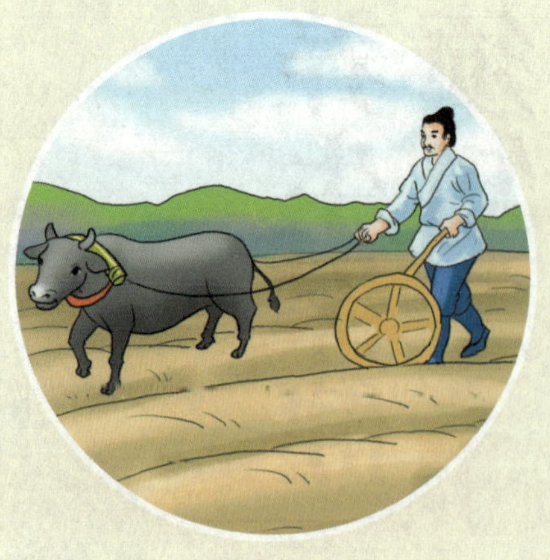

饮食宜忌

宜

- 饮食宜清淡，在食物的烹煮调味上，应以简单、原味为原则。
- 宜多摄取富含维生素A、维生素E及矿物质的绿色蔬菜，如小白菜、油菜、胡萝卜、南瓜、圆白菜、菜花和菠菜等，增强人体的免疫功能。
- 注意饮食均衡。除了新鲜蔬菜外，还应多吃些低蛋白、低脂肪的食物。
- 适量摄入胡萝卜，能够预防腹泻。胡萝卜最好用油炒熟后食用，因为β－胡萝卜素是脂溶性物质，只有溶解于油脂中，才容易被人体吸收。
- 要多饮春茶，春茶含茶多酚，可以去油腻、保护血管壁、预防冠心病；春茶含咖啡因，可以提神醒脑、预防春困；春茶含维生素E，可以抗氧化、抗衰老；春茶含茶氨酸，可降血氨、助解毒、利二便。
- 春天比较干燥，人体容易因缺水而出现口干舌燥、皮肤粗糙、咽痛等现象，因此宜多食具有生津润燥功效的食物，如蜂蜜、梨等。
- 宜多喝水，补充人体所需的水分。
- 体弱者、平素易感冒者，可适当服用玉屏风散。
- 阳虚体弱者，特别是怕冷、腰以下发凉者，应适当温中补阳，可经常食用干姜炖鸡汤，或按医嘱适量服用金匮肾气丸。
- 体质较差的人可选用莲了、核桃、燕窝、猪肝、芡实等平补食物。

忌

❌少吃鸭肉、黄鳝等易“动风”的食物。

❌少吃鱼、虾、公鸡肉、辣椒等动风上火之品，少喝酒，多吃蔬菜和水果。

❌不宜多吃羊肉、鹌鹑、炒花生等热性食物，油炸和炖补等烹调方式也应尽量避免。

❌不宜多吃黄瓜、茄子、冬瓜、绿豆芽等寒性食材。

❌有过敏气喘体质的人，春天应少吃冰冷或寒性的食物，以免引发过敏。

❌酸味入肝，且具收敛作用，不利于阳气的生发和肝气的疏泄，且会影响脾胃的运化功能，因此春季不宜多吃味酸的食物。

日常宜忌

◎要避春寒，穿衣要讲究“春捂”，不要脱棉衣过早。

◎要避风。春季风大，若通于肝，则易引动内风，会促使肝气亢盛，引起血压大波动。

◎要调养精神，避免过分紧张、焦虑、抑郁。

◎要预防腹泻。立春风寒还易侵袭肠胃，使人易患腹泻，故要注意预防。

◎儿童应及时接种疫苗，预防流行性脑膜炎，如发现儿童高热、头痛、喷射性呕吐，皮肤出现紫红瘀血点等症状，应立即到医院就诊。

◎因为春天气温升高，腠理疏松，脑血流量相对减少，所以常常会感到疲劳乏困，故应多到户外呼吸新鲜空气，多做深呼吸。

◎春季干燥多风、乍暖乍寒，受风后，容易引起游走性的关节肌肉酸痛，特别是肩、腰、颈部关节疼痛，故要注意保暖。

◎春分时期风多、风大，要防止受凉、受风，大风天气时应减少到户外活动的次数。

◎过敏性体质的人在户外要少接触花蕊、树芽。如果皮肤出现红、痒和斑疹等症状，应立即前往医院，服用抗过敏药；如出现气粗、呼吸困难、过敏性哮喘等症状要立即抢救。可适当服用维生素C和钙片，两者合用有预防过敏的作用。

◎要预防肝炎，朋友聚餐时注意多用公筷，不到卫生差的饭馆吃饭。

◎少熬夜，不要过度疲劳。

◎春季桃红柳绿，阳光时出时没，敏感或个性脆弱的年轻人，易因内分泌失调而出现精神不正常的情况，俗称花癫、花痴，有这样病史或家族史的人应尽早就医，避免精神刺激。

◎春季雨水增多，湿度加大，气温增高，有利于病毒、细菌繁殖，所以易发生流行性感冒、流行性脑膜炎等疾病。这些疾病流行时，要少到公共场所活动，要多开窗，多锻炼身体。

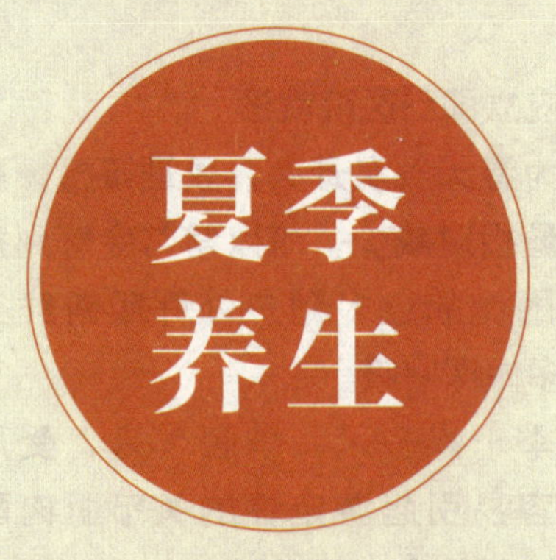

夏季养生

夏季是从立夏到立秋之间的三个月，包括立夏、小满、芒种、夏至、小暑、大暑六个节气。夏季烈日炎炎，雨水充沛，万物成实，所以，夏季养生要顺应夏季阳盛于外的特点，注意养护阳气。

多发疾病 中暑、腹泻、热伤风、皮肤病、头痛、肠炎、食物中毒等。

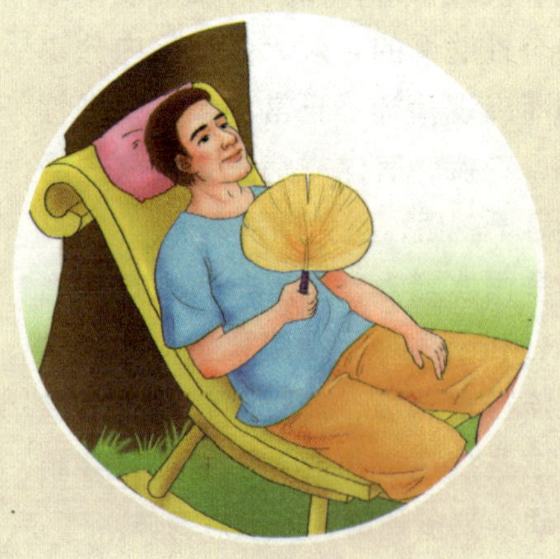

饮食宜忌

宜

- 夏季天气炎热，人易乏力倦怠、食欲不振，应以新鲜、清淡、滋阴的食物为主，如莲子、百合、芹菜、苦瓜、黄瓜、西红柿、绿豆等。
- 适合吃些健脾、祛暑、化湿的食物。如苦瓜、丝瓜、西红柿、茶叶、香蕉、花生、海带、毛豆、桃子等。
- 夏季气温高，病原菌滋生蔓延快，是肠道传染病的多发季节，这时应多吃些“杀菌”蔬菜。这类蔬菜包括大蒜、洋葱、青蒜等。其中，作用最突出的是大蒜，其有效成分大蒜素可抑制痢疾杆菌、伤寒杆菌的繁殖，对葡萄球菌、肺炎球菌等亦有明显的抑制灭杀作用。
- 要避免气津两伤，多喝淡盐水，适当补充凉茶、绿豆汤等，因为夏至气温高，人体水分丧失较多，而中医认为“气随津脱”，也就是随着水分的流失，会耗气，易出现乏力、疲劳及口渴等症状。
- 宜适当饮用酸奶。夏季气候炎热，酸奶是比较理想的饮品。早上适当地饮用酸奶，可以补充蛋白质和能量；晚上喝酸奶时，最好加两勺麦片，可以促进生长激素的产生。生长激素可以分解脂肪，促进肌肉生长。另外，酸奶中含有的乳酸菌，能够促进肠道菌丛的生长，从而进一步增强人体的抵抗力。

忌

❌忌辛辣之品，如姜、辣椒等，否则易患皮肤湿疹、口舌生疮等症。

❌忌辛热之品，如白酒、羊肉等。中医认为心与小肠相表里，从芒种开始，湿热重，如湿热内积，心火重，小肠积热，就会出现小便黄短、舌红苔黄、大便秘结等症，食辛热之品会加重此症。

❌忌过度吃冷饮或喝冰镇啤酒。

日常宜忌

◎要会静养，注意调养心脏。立夏之后，人体气血更加外向开张，出汗增多，心跳逐渐加快，易心烦，所以要避免过度劳累。

◎要注意肠胃疾病的发生，如肠炎、痢疾等。因为春夏之交，天气已热，各种细菌开始繁殖。饮食要卫生，少吃隔夜饭菜，碗筷要干净。体虚的人少吃生冷食物。

◎睡眠要充足，早睡早起，顺其自然。失眠的人，可用莲肉10克、桂圆肉5克、百合15克，加适量冰糖、小米和红枣煮粥食用。

◎保持小便通利、大便通畅，多喝水。

◎要多注意个人卫生，尤其是女性，要勤换内裤，预防泌尿系统感染，因为病毒、细菌易滋生于私处。

◎避免暴怒生气、过劳，中午要睡午觉或静养。因为暑热易伤心气，有冠心病、甲亢、心率快及动脉硬化等病症的人，或心气弱的人，要注意调养精神、适当休息。

◎房屋要通风，不穿紧身衣，外出时要戴凉帽，打遮阳伞，避免阳光直晒，预防中暑。

◎要早睡早起。避免熬夜，注意休息。

◎预防中暑。避免阳光下暴晒，要戴凉帽，撑遮阳伞，用冷湿毛巾擦头面，工作尽量调整在早晚，中午在树荫等处纳凉或午睡，室外劳动者应下午三点以后再干活。适当饮用绿豆汤、冷饮、绿茶和淡盐水，不要贪凉。

◎睡觉时腹部不要受凉，避免脾胃虚弱引起脾胃病。

◎预防苦夏。三伏天因天热下降，地湿上升，湿热交争困于脾，易引起食欲不振、不思饮食、恶心、头昏乏力、倦怠思睡、小便少、汗多等症状，应适当服用藿香正气丸以养脾胃。

◎夏日炎热，容易受到风寒湿邪的侵袭，睡觉时不要开风扇，更不能夜晚露宿，有空调的房间，室内外温差不能过大。

◎不可铺薄席于潮湿及冰凉的石板或地上睡卧，以图凉快，否则湿气透入筋脉以后，在上则面目黄肿，在下则大腿关节、膝关节肿痛；深入内脏则胀满泄泻，滞留体外肌肉皮肤层则头重身疼；体内亢热不能排出易生痈疽疔疮，体内凉湿不能排出则变成寒性痰涎，易患各类风湿性关节炎。

秋季养生

秋季是从立秋到立冬之间的三个月，包括立秋、处暑、白露、秋分、寒露、霜降六个节气。秋季是万物成熟收获的季节，人体的阴阳代谢也开始阳消阴长，因此，秋季养生时要注意顺应阳和之气渐退、阴寒之气渐生的自然规律，精神情志、饮食起居、运动锻炼，都要以养收为原则，保养体内的阳气。

多发疾病 慢性咽炎、支气管哮喘、心脑血管疾病、流感等。

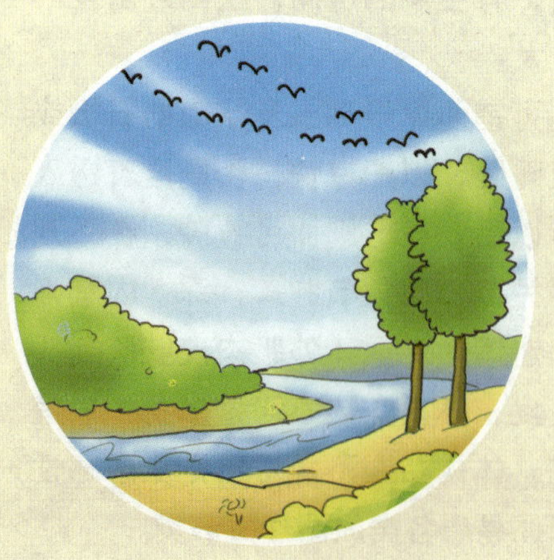

饮食宜忌

宜

- 秋天阳气渐收，阴气渐生，气候由热转寒，故应多吃养阴润肺的食物。如红枣、柑橘、苹果、梨、板栗、白萝卜、冬瓜、南瓜、丝瓜、油菜等。
- 应多食一些坚果类食物，这是因为坚果类含有必需脂肪酸和纤维，也含有大量的维生素B_6与B_{12}。它们是缓解秋乏必不可少的营养素。
- 多吃润肺生津之品。秋天的主气是燥，燥气通于肺，所以从立秋开始就应该重点养肺。初秋，热气未退，肺燥者要开始吃一些清凉养肺润燥之品，如白果、枸杞子、荸荠、银耳等。
- 立秋之后，雨水渐少，气候渐燥，大肠与肺气通于秋令，所以燥气也常伤肠津而易导致便秘，要多喝水，早晨5～7点大肠经“值班”时一定要喝一杯水，并多吃有润肠通便作用的蔬菜水果，如莴笋、西瓜、银耳等。
- 患有气管炎的人，进入处暑后如出现痰少干咳的症状就要注意保养，可以吃秋梨膏、枇杷等清凉润肺之品。
- 宜多吃粥。初秋时节，天气仍然较热，空气潮湿，闷热蒸人，并且秋季瓜果成熟，人们容易贪食过度，这些都会损伤脾胃，所以秋天早晨应多吃些粥，既可健脾养胃，又可带来一日清爽。秋天常食的粥有鸭梨粳米粥、兔肉粳米粥、山楂粳米粥、白萝卜粳米粥、杏仁粳米粥、橘皮粳米粥、柿饼粳米粥等。

✅ 宜补充健身汤。秋季饮食以滋阴润燥为基本原则。在此基础上，每日中、晚餐应喝些健身汤，一方面可以渗湿健脾、滋阴防燥，另一方面还可以进补营养、强身健体。秋季常食的汤有百合冬瓜汤、猪皮西红柿汤、山楂排骨汤、鲤鱼山楂汤、鲢鱼汤，鳝鱼汤、鸭架豆腐汤、枸杞叶豆腐汤、平菇豆腐汤、平菇鸡蛋汤和冬菇紫菜汤等。

✅ 多喝水，多吃皮冻等，保养皮肤，预防皮肤干裂、起皱。

✅ 多饮菊花茶。菊花是秋天的一大宝，常用菊花泡水喝，可明目清肺治燥咳。

✅ 深秋气温下降，可吃羊肉炖萝卜，养肺益气，预防感冒；体虚气弱者可用燕窝炖肉，或用灵芝炖鸡，增强正气，防病入侵。

忌

❎ 秋后燥热易伤肺络而出现鼻干出血，要少吃辛辣燥热之品，如酒和辣椒等。

日常宜忌

◎寒露凉燥，早晚较凉，老年慢性支气管炎患者易在此阶段病情发作，要注意保暖。

◎从立秋开始，早晚虽然开始有凉意，但中午温度依然很高，所以，要注意避热纳凉，以免乍热乍凉而导致感冒。

◎立秋之后，燥热耗阴，人容易感觉秋困、乏力，因此应早睡早起，保证睡眠时间，避免秋燥引起的精神状态不佳。

◎秋天之后，阴气渐长，阳气渐消，如果是阴虚体质的人，就会表现出咳嗽、咽干、面部发红、低热、乏力和手心足心发热甚至咳血等症状，因此许多肺结核患者秋分时病情会加重，因此要提早就医，预防疾病复发。

◎过敏体质者不要去郊外。因为青草渐枯，有的人会因过敏而出现干咳、皮肤搔痒，甚至发热症状，所以过敏体质者要避免和枯草接触。

◎多做运动，锻炼身体，增强体质。

◎要避开公共场所，预防流感。老人和儿童流感患者更要预防流感转为肺炎；体虚抵抗力弱者要预防流感转变为鼻窦炎。

◎深秋哮喘主要是对冷空气过敏，因此属于寒哮，应随时注意保暖防寒，出外时最好要戴口罩。

◎秋高气爽，但是气候逐渐干燥，气温下降，容易产生烦躁、忧郁等情绪。因此，秋季养生首先要培养乐观的情绪，保持神志安宁，调节好精神和情绪，可以经常选择站立位，挺胸收腹，目视正前方，以鼻徐徐吸气，以口缓缓呼气。

冬季养生

冬季是从立冬到立春之间的三个月，包括立冬、小雪、大雪、冬至、小寒、大寒六个节气。寒冬乃闭藏之季，冰天雪地，万物收藏，是一年中最寒冷的季节。冬天人体的阴阳代谢处于相对缓慢的水平，因此，养生要着眼于保藏阳气，顺应闭藏之气，以迎冬季阳光，防避寒冷、养精蓄锐，为下一个春季做好准备。

多发疾病 冻疮、雪盲症、感冒、肾炎、肺炎、气管炎、心肌梗死等。

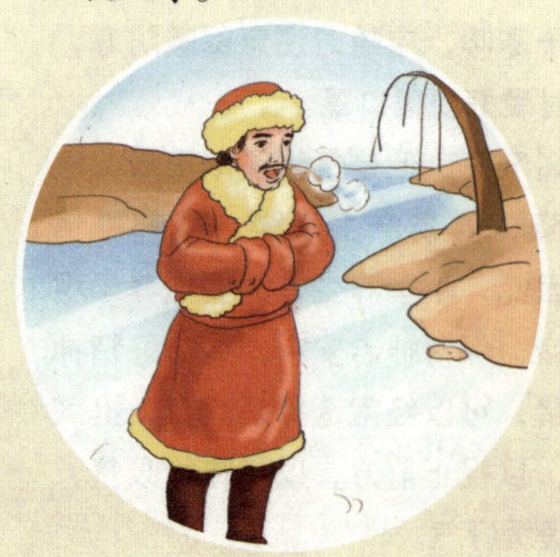

饮食宜忌

宜

- 冬季是养精蓄锐的日子，可选择温阳性的食物进补，如羊肉、牛肉、鳝鱼等。
- 冬季多吃山楂益处多。寒冷的天气人们总觉得吃饱了才能御寒，可过饱会加重肠胃负担，因此多吃山楂可以促进脂肪的分解，有利于消化，并且山楂对预防动脉硬化、心脑血管等疾病也有很好的作用。但是需注意的是不要空腹吃山楂。
- 冬天，人们的活动量降低，出汗量减少，水分补充也较少，容易导致手脚冰凉，因此宜多吃一些海带、紫菜等温性食物。另外，胡萝卜、甘薯、莲藕、土豆等根茎类蔬果中含有大量矿物质，经常食用也可增强人体的抗寒能力。
- 冬季进补应根据自身情况有选择地进行，一般来说经过了春、夏、秋季的消耗，脏腑的阴阳气血会有所偏衰，合理进补可及时补充气血津液，抵御严寒侵袭，又能使来年少生疾病。冬季进补应食补、药补相结合，以温补为宜。但需注意，青年人机体代谢旺盛，所需蛋白质和热量较老年人多，故青年人应保证足够的饭量，注意粗细粮的比例搭配，并摄入适量的脂肪。
- 冬季应养肾为先。冬季，人体阳气内敛，人体的生理活动也有所收敛。此时，肾既要为维持冬季热量的支出准备足够的能量，又要为第二年贮存一定的能量，所以此时养肾至关重要。饮食上就要时刻关注肾的调养，注意热量的补充，要多吃些动物性食品和豆类，补充维生素和无机盐。鹅肉、鸭肉、黄豆、核桃、板栗、黑木耳、芝麻、白萝卜等均是冬季适宜食物。

✔ 饮食宜增苦少咸。冬季肾的功能偏强，如果再多吃一些咸味食品，肾气会更旺，从而可能影响心脏，使心脏功能减弱，影响人体健康。因此，冬季要少食用咸味食品，以防肾气过旺；多吃些苦味食物，以补益心脏，增强肾脏功能。

忌

✖ 温食忌硬。黏硬、生冷的食物多属阴，冬季吃这类食物易损伤脾胃。而食物过热易损伤食道，进入肠胃后，又容易引起体内郁热而致病；食物过寒，容易刺激消化道的血管，使血流不畅，而血量减少将严重地影响其他脏腑的血液循环，有损人体健康。

日常宜忌

◎**调节睡眠。**冬季作息应“早睡晚起”，起床的时间最好在太阳出来之后。因为早睡可以保养人体阳气，保持身体的温热，而迟起可养人体阴气。等到日出再起床，就能躲避严寒。睡觉时不要因贪暖而蒙头睡。被窝里的空气不流通，氧气会越来越少，时间一长，空气变得浑浊不堪。人在这样的环境中睡觉，就会感到胸闷、恶心或从睡梦中惊醒、出虚汗，第二天会明显感到疲劳。

◎**坚持耐寒锻炼。**耐寒锻炼对人体的心血管系统、呼吸系统、消化系统、运动系统、内分泌系统都有帮助，能减少冠心病、脑血管疾病、感冒、咳嗽、关节炎、肥胖病的发病率。同时，耐寒锻炼能使人长寿，对于年轻人来说，耐寒锻炼可以锻炼人的坚强意志和顽强精神，尤应提倡。

◎**不要用过热的水洗手。**寒冬时，裸露在外的面部、手部表面血管收缩、温度较低。此时突然用热水洗手，热量不能及时被人体吸收，很容易被烫伤。最终会因为被烫伤，皮肤血液循环变差而诱发冻疮。

◎**热水泡脚。**要注意保暖防寒。预防风寒骨病，每晚必用热水泡脚，泡脚时间不得短于20分钟，如果天冷水凉，要随时添加热水。

◎**注意保暖措施的安全性。**冬季人们为了抵抗严寒，会采取种种保暖措施。但要注意的是保暖的方法一定要得当，保暖的措施一定要安全，才能实现健康养生的目的。

◎**室内温度要适宜。**冬天，外界寒冷，室内外温差较大，室内一般保持在16℃～20℃比较合适，以18℃为最理想。若室温过高，会令人感到闷热或干热而导致头昏脑涨、委靡不振，时间长了，还会引起口干舌燥、眼睛干涩等症状，久而久之，会打破人体的生理平衡，引发疾病。尤其是在北方，室温过高特别容易外感风寒。而室内温度过低，则会大量消耗人体的热能，令人感到寒冷；身体虚弱者会引起寒颤；胃肠虚弱者会引起腹胀、胃肠痛，甚至引起关节炎等。

◎**室内保持适宜湿度，一般以30%～70%为宜。**室内湿度过高，人体散热就比较困难，令人憋闷难耐，时间长会引起关节炎等。室内湿度过低，空气干燥，人就会感到口干舌燥、呼吸道干涩难受。

◎**注重精神调养。**严寒的冬季，寒风凛冽，草木凋零，阳气潜藏，阴气旺盛，人体的阴阳消长代谢也处于一种相对缓慢的水平。所以，冬季精神调养要着眼于“藏”，也就是要保持精神安静。此外，要防止季节性情感失调症。这是指一些人在冬季出现情绪抑郁、懒散嗜睡、昏昏沉沉等症状，这些症状主要是由于寒冷的气候所致。但单纯保暖不能达到预防的目的，正确的方法是多晒太阳。同时要加强体育锻炼，尽量避免因植物神经功能失调而引起紧张、易怒、抑郁等情绪波动。

◎**多晒宝贵的太阳。**上班族中午可离开办公室，到户外晒半小时太阳。不上班者晨练应在上午10～11点，或下午3～4点。

◎**做好冻疮的预防和治疗。**入冬以后，天气寒冷，往往容易生冻疮。冻疮预防应从秋末冬初开始，容易发生的部位要提早保暖，可在皮肤上涂些油脂，以减少皮肤的散热；同时要增加手脚的活动量，加速血液循环，鞋子穿得不应该过紧。平时可用冷水洗脸、洗手、洗脚，以增强抗寒能力。如果已发生冻疮，就不妨多按摩手脚以促进血液循环，使血不瘀滞，从而加速冻疮的痊愈。

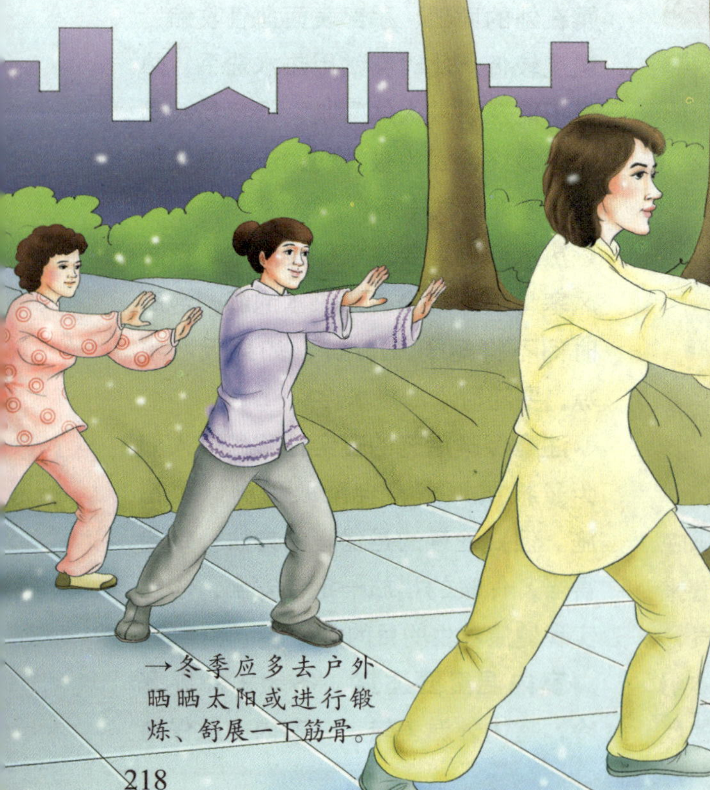

→冬季应多去户外晒晒太阳或进行锻炼、舒展一下筋骨。

附录1

器具与食物搭配禁忌须知

忌与铁器配伍的食物

◎**富含鞣质的食物：**山楂、果汁、红糖制品、茶、咖啡、可可等富含鞣质的食物与饮料，不可用铁锅烹煮。因为这些食物中的鞣质会与铁元素化合生成不溶解物质，不仅难以消化，且对人体有害。

◎**酸性食物：**酸性食物及饮料、醋等，均不得在铁锅中加热烹煮。因为铁在酸性环境中加热，易生成亚铁盐类。有的亚铁盐具有一定毒性，有的会使蛋白质迅速凝固而影响食物的吸收，降低食物的营养价值。

忌与铜器配伍的食物

◎**酸性饮料：**因为铜与酸性饮料（如汽水、各种酸果汁等）中的二氧化碳作用会产生碱式碳酸铜，与柠檬酸作用会产生柠檬酸铜，这些都是有毒物质，饮料被污染后，味觉苦涩。人饮用后会中毒，出现舌苔变黑，恶心、呕吐等症状。

◎**含维生素C的蔬菜：**因为维生素C对氧很敏感，二价铜有促进抗坏血酸（即维生素C）氧化的作用，从而破坏其营养价值。故烹煮、炒蔬菜时，应忌用铜锅。

忌与镀锌容器配伍的食物

镀锌容器主要是指将锌镀于铁或钢的表面以抗腐蚀，而制成各种瓶子和罐（罐头）器皿，如白铁皮或马口铁（锌铁）瓶、罐装饮料及罐头等。

◎**酸性饮料（柠檬汁、酸梅汤等）：**锌不溶于水，但易溶于酸性溶液中，即使在弱酸性溶液中也容易溶解。如柠檬酸、酸梅汤、醋酸对锌的溶解度相当大。锌被溶解后会以有机酸盐的形式存在，食用后，就会中毒。

◎**含有机酸的水果：**海棠果、苹果和山楂等水果，皆含有大量有机酸，在加热炖煮的情况下，锌会大量溶解，混入食物，引起中毒。

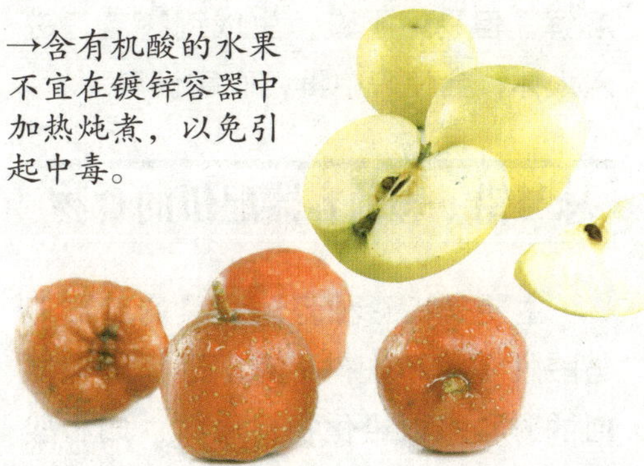

→含有机酸的水果不宜在镀锌容器中加热炖煮，以免引起中毒。

忌与铝器配伍的食物

◎**醋（加热）、酸性食物**：铝是典型的两性元素，遇酸遇碱都会起反应，生成相应的铝盐或铝酸盐，这些可溶性铝化物（如醋酸铝、氯化铝等）有毒。另外，如将酸性饮料放入铝器内加热或贮存，以及用铝锅炒菜时加醋都会释出更多的离子污染食品，长期使用有害健康。

◎**碱（加热）**：如在铝锅里用豆类加碱煮粥，因铝与碱性溶液起反应，生成铝酸盐，铝酸盐溶解后，释放出的铝离子可随食物进入人体，危害人体健康，尤其是肾功能衰竭或肠道功能紊乱的人。

忌与锡、白釉容器配伍的食物

主要是指搪瓷、白釉容器具与碱性溶液、食物及饮料相克。因制作搪瓷、白釉的原料主要为二氧化锡，是一种不溶于水的白色粉末，是两性氧化物，其耐酸性强，在一般情况下不溶解，但易溶于碱，生成锡酸盐，进入人体，会使人中毒，有害健康。

忌与铅、彩釉容器配伍的食物

主要是指彩釉瓷器食具的容器皿与酸性食物和饮料相克。因为陶瓷器皿的彩釉多以铅化物作原料，如将酸性食物或饮料长期放在彩釉瓷器皿中贮存，其中的铅会被释放出来，污染食物，而引起人体慢性铅中毒，导致贫血、乏力、厌食、腹胀、头痛、失眠、肝肿大、黄疸等。

忌与不锈钢容器配伍的食物

当今出售的不锈钢的炊具主要有两类，一是铬不锈钢，二是铬镍不锈钢。它们的基本材料都是金属铁，加入铬、镍元素。

由于加入铬、镍，在高温干热条件下会使器皿表面呈现黑褐色，烹煮食物会使食物变性，危害健康，并破坏了食物的营养价值。

尤其是使用不锈钢炊具高温烹炒菜肉时使用料酒，乙醇可将铬、镍游离溶解，铬和镍具有致癌作用，随食物大量进入人体，会危害健康。另外大量的铬盐会对人体肝肾功能造成损害，引起代谢紊乱；镍盐对神经系统的影响是先兴奋后抑制和麻痹。

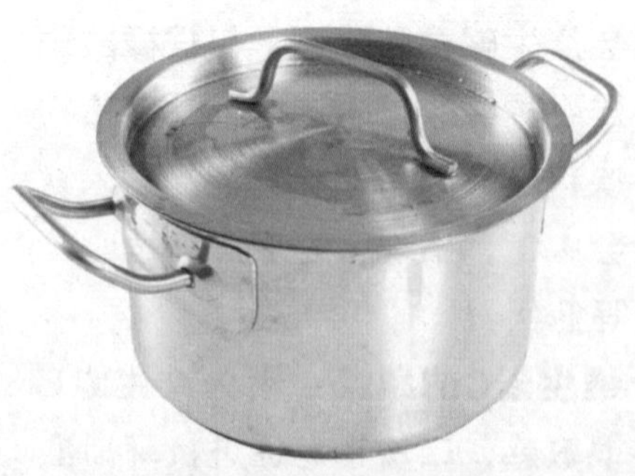

→加料酒烹炒菜肉时不宜使用不锈钢炊具。

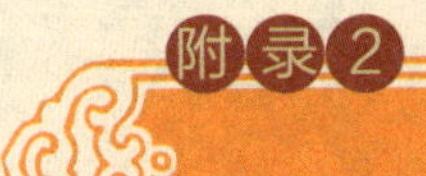
附录2

常用6种维生素补充宜忌

维生素A

又名 视黄醇、抗干眼病维生素

功效解码 保护眼睛，预防和改善夜盲症，抗老化、维持健康皮肤，促进脑发育，预防癌变。

适用人群 夜盲症患者及儿童。

相宜搭配

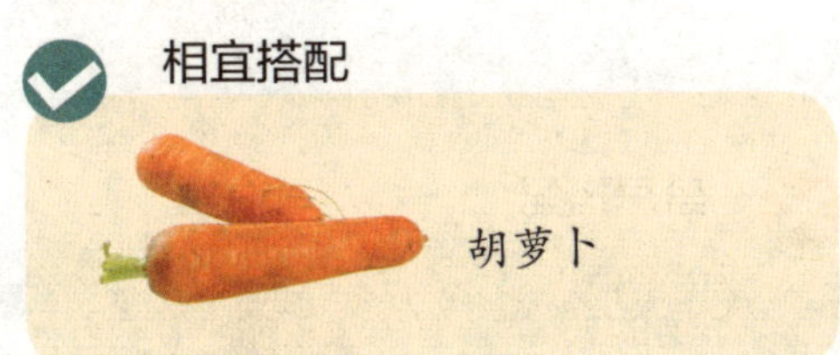

禁忌搭配

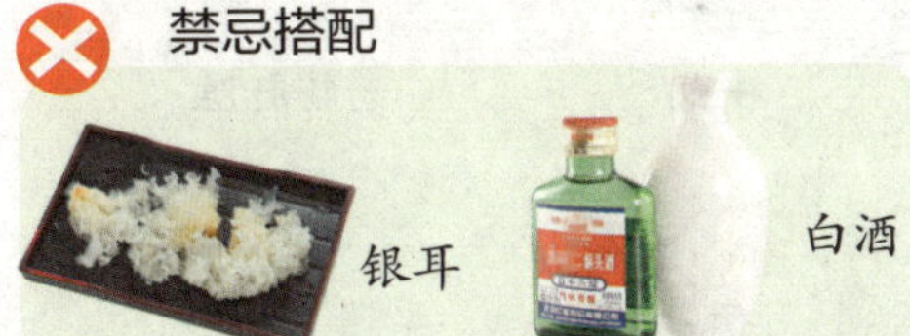

适量摄取维生素A

维生素A缺乏可使眼睛干燥、视觉模糊，严重者还会导致儿童生长迟滞、发育不良等，但切不可摄入过多，因为维生素A是脂溶性维生素，无法经肝脏排出，若过量服用则会引发头痛、头晕、食欲不振等。

维生素B_1

又名 硫胺素、抗神经炎素、抗神经炎维生素

功效解码 维持脑部和神经健康，消除疲劳。

适用人群 脚气病及多发性神经炎患者。

相宜搭配

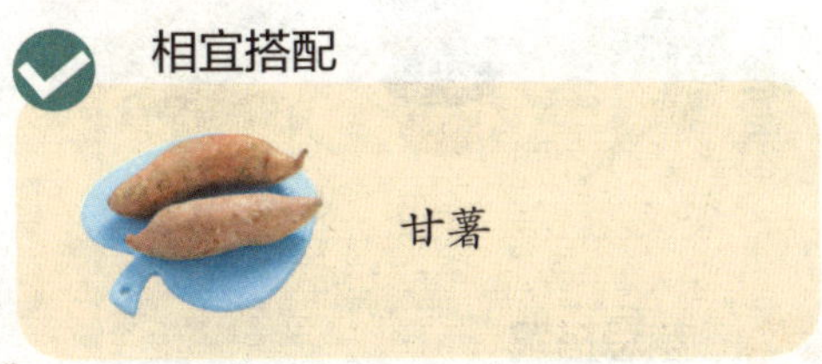

禁忌搭配

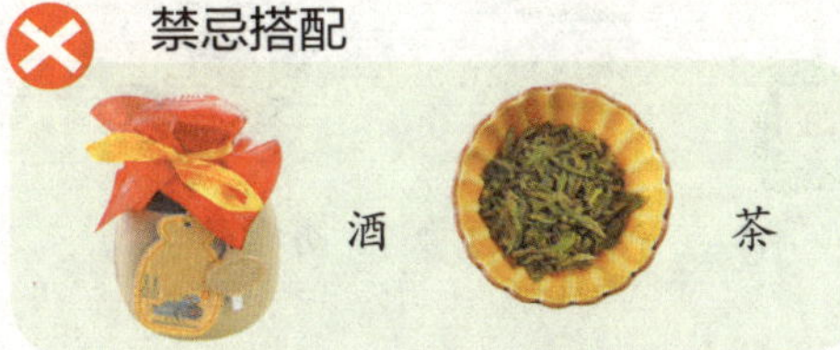

口服维生素B_1的注意事项

◎**不宜饭前服。**因为维生素B_1是水溶性的，空腹服用后会被快速吸收入血，在人体利用之前会经肾脏等排出体外，不能充分发挥作用。

◎**不宜饮酒。**酒精会损伤胃肠道黏膜，妨碍肠黏膜运转机能，减少对维生素B_1的吸收利用。

维生素B_2

又名 核黄素

功效解码 维持皮肤、指甲和头发的健康，消除口腔炎症，减轻眼睛疲劳，改善视力，代谢脂肪，保持身材。

适用人群 孕妇、皮肤炎患者、动脉粥样硬化患者、哺乳期女性、经常精神紧张者、神经衰弱者。

相宜搭配

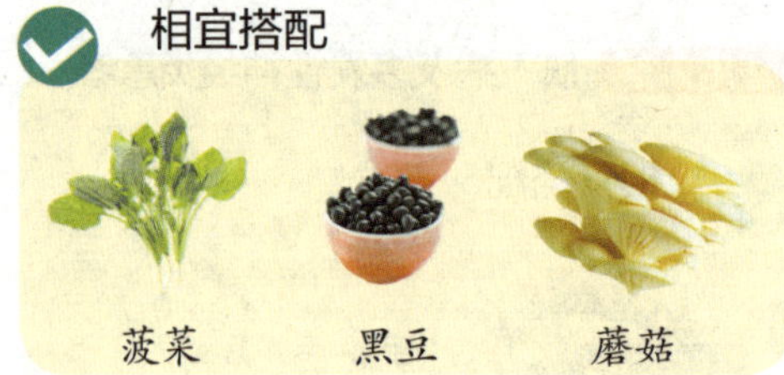

菠菜　黑豆　蘑菇

禁忌搭配

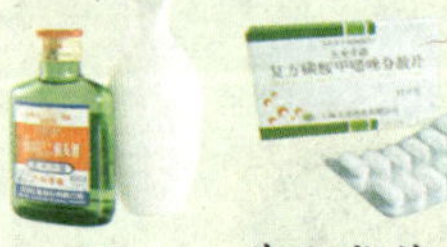

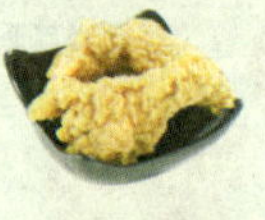

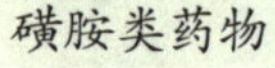

酒　磺胺类药物　高脂肪食物

如何正确摄取维生素B_2

◎多余的维生素B_2在体内不容易停留，比较容易流失，所以应该保持补充维生素B_2的习惯。

◎维生素B_2最好与维生素B_6、维生素C搭配服用。

◎维生素B_2经常会受紫外线破坏，所以忌将含有维生素B_2的食物直接放在阳光下暴晒。

维生素C

又名 抗坏血酸

功效解码 抗氧化，保护细胞，美白肌肤，预防和缓解坏血病。

适用人群 孕妇、老年人、心脑血管病患者、儿童、脸上有色斑的人。

相宜搭配

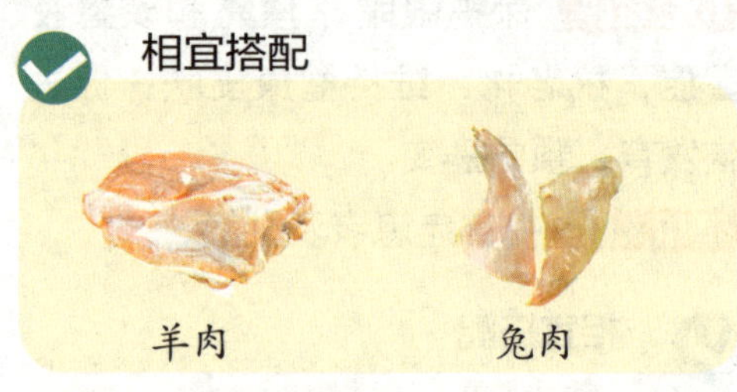

羊肉　兔肉

禁忌搭配

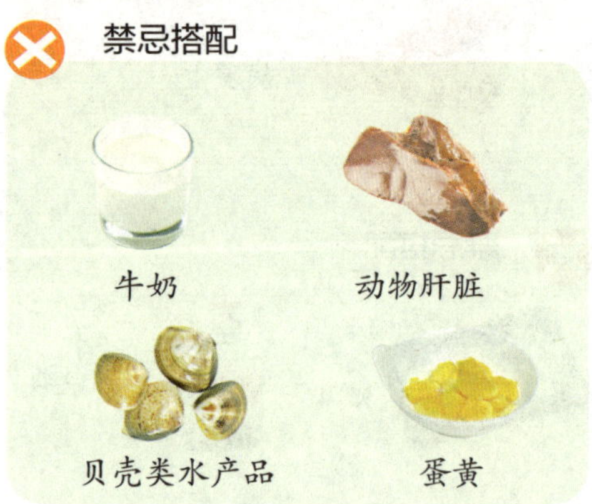

牛奶　动物肝脏

贝壳类水产品　蛋黄

预防食材中维生素C的流失

维生素C是水溶性的，洗菜时很容易丢失。另外，烹调时温度过高或加热时间过长亦会流失。

维生素C还容易被空气中的氧气氧化，蔬菜、水果存放的时间越长，维生素C受到损失就越大。

维生素D

又名 钙化醇

功效解码 促进钙质的吸收，强健骨骼，预防骨质疏松症，延缓衰老，预防大脑老化造成的智力衰退。

适用人群 老年人和儿童。

相宜搭配

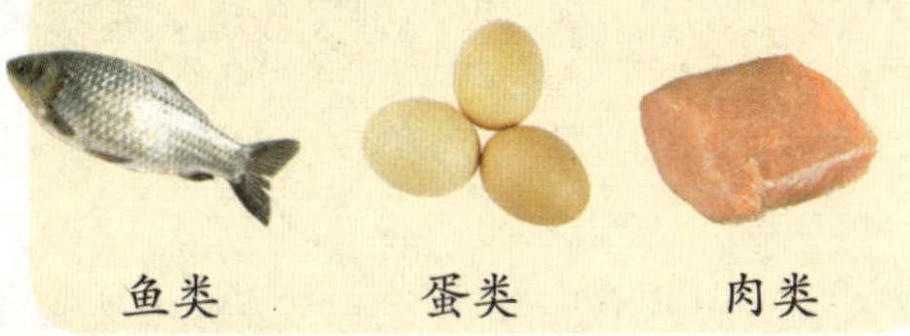

鱼类　蛋类　肉类

禁忌搭配

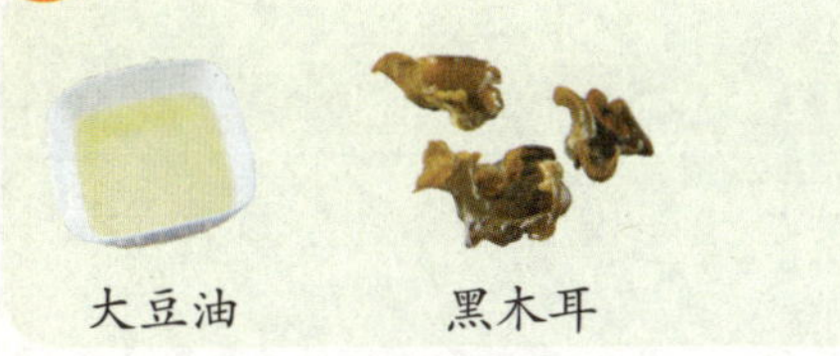

大豆油　黑木耳

维生素D的来源

一是通过饮食摄取，如鱼肝油、鲔鱼、鲱鱼、沙丁鱼、小鱼干、动物肝脏、蛋类、添加了维生素D的奶制品等，其中，鱼肝油是最丰富的来源。

二是通过日光浴获得，太阳的紫外线可使皮肤中的胆固醇转变成维生素D，因此维生素D也被称为“阳光维生素”。这与季节、纬度、紫外线强度和年龄有关。

维生素K_3

又名 亚硫酸氢钠甲萘醌

功效解码 凝血作用。

适用人群 经期女性，痔疮患者。

相宜搭配

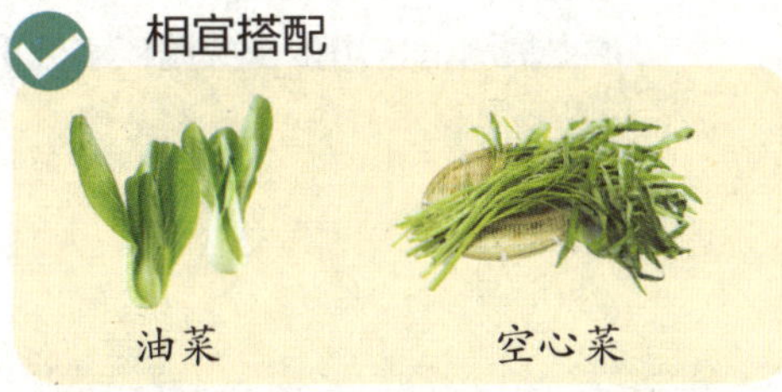

油菜　空心菜

禁忌搭配

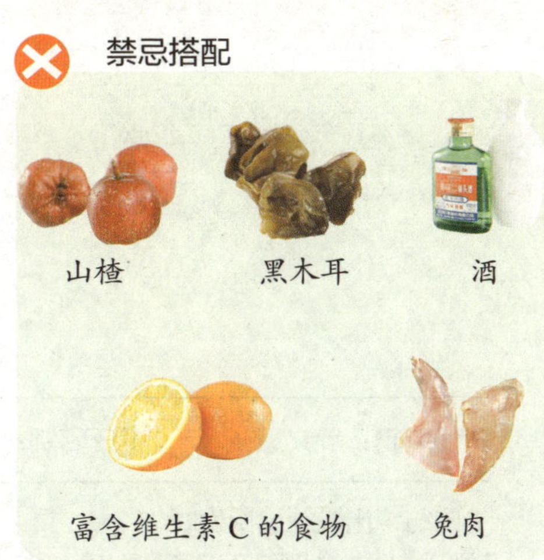

山楂　黑木耳　酒

富含维生素C的食物　兔肉

服用维生素K_3的注意事项

口服本品时，一般每次2～4毫克，每日3次。阻塞性黄疸术前治疗，每日10～20毫克，连用1周。分娩前1周开始服用以预防新生儿出血，每日5～10毫克。

图书在版编目(CIP)数据

新编饮食宜忌随手查/《生活彩书堂》编委会编著.—
北京：中国纺织出版社，2010.10（2024.4重印）
（生活彩书堂）
ISBN 978-7-5064-6872-5

Ⅰ.①新… Ⅱ.①生… Ⅲ.①饮食-禁忌 Ⅳ.
①R155

中国版本图书馆CIP数据核字(2010)第184917号

责任编辑：舒文慧　　　责任印制：王艳丽

中国纺织出版社出版发行
地址：北京市朝阳区百子湾东里A407号楼　邮政编码：100124
邮购电话：010-67004461　传真：010-87155801
http://www.c-textilep.com
E-mail:faxing@c-textilep.com
唐山富达印务有限公司印刷　各地新华书店经销
2010年10月第1版　2024年4月第2次印刷
开本：787×1092　1/16　印张：14
字数：200千字　定价：39.80元